康复医学经典译著丛书

加速外科康复

过去、现在和未来

编辑　〔美〕丹尼尔·I.楚（Daniel I. Chu）

顾问编辑　〔美〕罗纳德·F.马丁（Ronald F. Martin）

主译　朱　毅　纪美芳　辛　蔚

河南科学技术出版社

·郑州·

本书简体中文版由 Elsevier (Singapore) Pte Ltd. 和河南科学技术出版社合作出版。此版本经授权仅限在中华人民共和国境内（不包括香港特别行政区、澳门特别行政区和台湾）销售。

备案号：豫著许可备字 –2021–A–0032

图书在版编目（CIP）数据

加速外科康复：过去、现在和未来/（美）丹尼尔·I. 楚（Daniel I. Chu）编；朱毅，纪美芳，辛蔚主译. —郑州：河南科学技术出版社，2023.12

ISBN 978–7–5725–1263–6

Ⅰ. ①加… Ⅱ. ①丹… ②朱… ③纪… ④辛… Ⅲ. ①外科手术—康复 Ⅳ. ①R610.9

中国国家版本馆CIP数据核字（2023）第150193号

出版发行：河南科学技术出版社
　　　　　地址：郑州市郑东新区祥盛街27号　　　邮编：450016
　　　　　电话：（0371）65788629　　　65788858
　　　　　网址：www.hnstp.cn
策划编辑：李　林
责任编辑：李　林
责任校对：崔春娟
封面设计：李小健
责任印制：朱　飞
印　　刷：河南瑞之光印刷股份有限公司
经　　销：全国新华书店
开　　本：720 mm×1 020 mm　　1/16　　印张：13.5　　字数：247千字
版　　次：2023年12月第1版　　2023年12月第1次印刷
定　　价：78.00元

ELSEVIER

Elsevier (Singapore) Pte Ltd.
3 Killiney Road, #08-01 Winsland House I, Singapore 239519
Tel: (65) 6349-0200; Fax: (65) 6733-1817

编辑和作者

顾问编辑

RONALD F. MARTIN, MD, FACS
Colonel (ret.), United States Army Reserve, Chair, Department of Surgery, York Hospital, York, Maine, USA

编辑

DANIEL I. CHU, MD, FACS, FASCRS
Associate Professor, Division of Gastrointestinal Surgery, Department of Surgery, The University of Alabama at Birmingham, Birmingham, Alabama, USA

作者

THOMAS A. ALOIA, MD
Department of Surgical Oncology, The University of Texas MD Anderson Cancer Center, Houston, Texas, USA

GABRIELE BALDINI, MD, MSC
Department of Anesthesia, McGill University Health Centre, Montreal, Quebec, Canada

JAI BIKHCHANDANI, MD
St Elizabeth Physicians, Department of Surgery, St Elizabeth Hospital, Edgewood, Kentucky, USA

DARAN BROWN, MBA, RN
Manager, Department of Quality and Patient Safety, UAB Hospital, Birmingham, Alabama, USA

FRANCESCO CARLI, MD, MPhil
Department of Anesthesia, McGill University Health Centre, Montreal, Quebec, Canada

DANIEL I. CHU, MD, FACS, FASCRS
Associate Professor, Division of Gastrointestinal Surgery, Department of Surgery, The University of Alabama at Birmingham, Birmingham, Alabama, USA

JEFFREY B. DOBYNS, DO, MSHA, CMQ
Associate Professor of Anesthesiology and Perioperative Medicine, Associate Medical Director of Preoperative Assessment, Consultation, and Treatment Clinic, The University of Alabama at Birmingham School of Medicine, Birmingham, Alabama, USA

W. JONATHAN DUNKMAN, MD
Assistant Professor, Department of Anesthesiology, Duke University, Duke University Medical Center, Durham. North Carolina, USA

LIANE S. FELDMAN, MD

Professor of Surgery, Chief, Division of General Surgery, McGill University Health Centre, Steinberg–Bernstein Centre for Minimally Invasive Surgery and Innovation, Montreal, Québec, Canada

VANESSA FERREIRA, MSc

Department of Anesthesia, McGill University Health Centre, Department of Kinesiology and Physical Education, McGill University, Montreal, Québec, Canada

AMANDA HAYMAN, MD, MPH

Colon and Rectal Surgeon, Division of Gastrointestinal and Minimally Invasive Surgery, The Oregon Clinic, Affiliate Assistant Professor, Department of Surgery, Oregon Health & Science University, Portland, Oregon, USA

DAVID W. LARSON, MD, MBA

Division of Colon and Rectal Surgery, Mayo Clinic, Rochester, Minnesota, USA

CHARLES A. LEATH Ⅲ , MD, MSPH, FACS

Professor, Division of Gynecologic Oncology, Department of Obstetrics and Gynecology, The University of Alabama at Birmingham, Birmingham, Alabama USA

LAWRENCE LEE, MD, PhD

Assistant Professor of Surgery, McGill University Health Centre, Steinberg–Bernstein Centre for Minimally Invasive Surgery and Innovation, Montreal, Québec, Canada

HEATHER A. LILLEMOE, MD

Department of Surgical Oncology, The University of Texas MD Anderson Cancer Center, Houston, Texas, USA

DAVID LISKA, MD, FACS, FASCRS

Assistant Professor of Surgery, Department of Colorectal Surgery, Digestive Disease and Surgery Institute, Cleveland Clinic, Cleveland, Ohio, USA

JESSICA Y. LIU, MD, MS

Clinical Scholar in Residence, American College of Surgeons, Division of Research and Optimal Patient Care, Chicago, Illinois, USA; General Surgery Resident, Department of Surgery, Emory University, Atlanta, Georgia, USA

MICHAEL W. MANNING, MD, PhD

Assistant Professor, Department of Anesthesiology, Duke University, Duke University Medical Center, Durhamn, North Carolina. USA

ISABEL C. MARQUES, MD

Department of Surgery, The University of Alabama at Birmingham, Birmingham, Alabama, USA

ROBIN S. McLEOD, MD, FRCSC, FACS

Vice Chair, Quality and Best Practices, Department of Surgery, University of Toronto, Vice President, Clinical Programs and Quality Initiatives, Cancer Care Ontario, Toronto, Ontario, Canada

AMIT MERCHEA, MD

Division of Colon and Rectal Surgery, Mayo Clinic, Assistant Professor of Surgery, Mayo Clinic College of Medicine, Jacksonville, Florida, USA

JEFFREY WELLS NIX, MD
Assistant Professor, Department Urology, The University of Alabama at Birmingham, Birmingham, Alabama, USA

JUHAN PAISTE, MD, MBA
Vice Chair and Executive Medical Director of Anesthesia Services, Associate Professor, Department of Anesthesiology and Perioperative Medicine, The University of Alabama at Birmingham School of Medicine, Birmingham, Alabama, USA

EMILY A. PEARSALL, MSc
Manager, Best Practice in Surgery, Department of Surgery, University of Toronto, Toronto, Ontario, Canada

AVA SAIDIAN, MD
Resident Physician, Department Urology, The University of Alabama at Birmingham, Birmingham, Alabama, USA

JEFFREY W. SIMMONS, MD
Co–Director of Colorectal Enhanced Recovery After Surgery Program, Medical Director of Preoperative Assessment, Consultation, and Treatment Clinic, Associate Professor, Department of Anesthesiology and Perioperative Medicine, The University of Alabama at Birmingham School of Medicine, Birmingham, Alabama, USA

HALLER JSMITH, MD
Fellow/Clinical Instructor, Division of Gynecologic Oncology, Department of Obstetrics and Gynecology, The University of Alabama at Birmingham, Birmingham, Alabama, USA

JOHN MICHAEL STRAUGHN Jr, MD
Professor, Division of Gynecologic Oncology, Department of Obstetrics and Gynecology, The University of Alabama at Birmingham, Birmingham, Alabama, USA

JULIE THACKER, MD, FACS, FASCRS
Associate Professor of Surgery, Duke University, Durham, North Carolina, USA

JIM P. TIERNAN, MD, PhD, FRCS
Fellow, Department of Colorectal Surgery, Digestive Disease and Surgery Institute, Cleveland Clinic, Cleveland, Ohio, USA

TYLER S. WAHL, MD, MSPH
Department of Surgery, The University of Alabama at Birmingham, Birmingham, Alabama, USA

ELIZABETH C. WICK, MD
Associate Professor of Surgery, Division of General Surgery, University of California, San Francisco, San Francisco, California, USA

ANISA XHAJA, MHA, MSHQS
Manager of Quality Improvement, Quality, Patient Safety and Clinical Effectiveness, UAB Hospital, Birmingham, Alabama, USA

翻译人员名单

主　译　朱　毅　纪美芳　辛　蔚

副主译　叶伟胜　汤智伟　沈龙彬　曹　妍

译　者　（按姓氏笔画排序）

马　奔　马茜茜　叶伟胜　白子荣

朱　毅　汤智伟　纪美芳　李宝金

吴　澄　辛　蔚　沈龙彬　张　宏

张春虹　陈培荣　侯伟倩　徐乐义

郭雪园　曹　妍　靳亚鲁

秘　书　白子荣

扫码观看
《加速康复外科——康
复治疗理论与实践》
视听教程

序

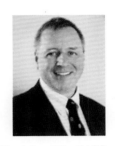

Ronald F. Martin, MD, FACS

顾问编辑

　　有人曾经告诉我，在她小的时候，她认为自己的父母无所不知；然而当她十几岁时，她却认为自己的父母很无知。然后她接着说道，当她在离开家独自生活以后，她又对父母掌握的知识感到震惊。我们似乎都经历过这样一个理解与认识的过程。我们大多数人在开始学习某样事物时，首先意识到对它的了解很少；然后，我们慢慢认为我们对其已经有了很好的理解；然而，通过进一步的深入学习后，我们又会逐渐意识到，我们所了解的并不像我们想象的那样多。

　　当我刚开始学习医学时，我们国家正在进入从"市场"的角度来看待医疗工作的时代。一次只治疗一个患者而不考虑经济因素的想法正在消亡。起初讨论的是关于成本认识和成本控制的内容，但几年后，话题开始转向"生命全周期"和"每个人每年"的成本。

　　曾几何时，许多人对我们将如何从"第一阶段"市场转向"第四阶段"市场的预测进行了非常认真的幻灯片演示（后来被Power Point取代）。据预测，随着市场力量的侵入，医生/医院将从全球保险基金中收取每个人的医疗保健费。提供医疗服务的实体将从承担无成本风险发展到分担成本风险，再到承担所有成本风险。就好像国会通过了一项"顾问充分就业"法案一样，无数的时间被花在了召开董事会议上。

　　我们所得到的某些信息实际上是有帮助的，特别是如果人们从未真正将所谓的"系统"视为真实系统的话。随着与现实的接触，那些对于令人震惊的信息的猜测和警告逐渐消失。但是，透过现象看本质，就像"丰田管理模式"和"精益六西格玛管理"讲座中讲的那样，有一项内容似乎不受反驳：没有也不可能有足够的资源来让每个人去做任何事情。因此在某种程度上，我们必须做出经济决策，来进行定量分配……

一开始，这似乎是难以理解的，因为这与我们医治患者的誓言背道而驰。然而，随着时间的推移，我认为我找到了一个答案，或者说至少是一个可以缓和利益冲突的答案。无论是在一次一付医疗费用制度的第一阶段，还是在按费用补偿制度的第四阶段，都无关紧要。答案是，你只需要在提供医疗服务方面做得更好、更快、更便宜就可以。要么比以前更好、更快、更便宜，要么至少比你的竞争对手更好、更快、更便宜。抛开经济学和风险考虑，效率的提高将使我们保持长久竞争力，并让我们能够在不影响患者治疗的情况下，在降低成本曲线的经济体中生存下来。这个想法看似非常简单，但也无可挑剔。

但这却是大错特错的。

实际上，错误的原因有很多。即使效率如我们所希望的那样可以提高，但未来需求量的增加却抵消了效率带来的收益。科技和电子病历并不能实现以低成本获得高生产力的预期结果。对效率谬论更有贡献的是，美国医疗保健市场虽然在某种程度上是自给自足的，但它依旧离不开其他经济体系的支持，这使问题进一步复杂化。然而，怀疑提高效率会降低成本的最大理由是它很可能会损害某些大集团的利益。

换句话说，当一个人只需要去做而不需要理解"这件事"就可以拿到薪水时，你让他理解这件事就会很困难。我们为医疗保健支付的"成本"大致相当于每个为该系统工作或提供商品和服务的人的工资，再加上扣除的利润。降低成本的意愿取决于节省下来的资金如何分配，这也是问题所在。从经济学的角度来看，创造经济效率的人想要获得经济利益，更好、更快、更便宜才是最理想的状态。我们的医疗保健系统很少以这种方式运作，因为医疗保健市场的每个部门都有保护其收入来源的需求和理由。

对于外科和内科从业者，除了经济利益，我们还需要考虑患者的治疗。对我们这些给患者做手术的人来说，患者的健康是一个非常真实的收益。我们所能做的非常有价值的事情就是尽可能减轻他们的痛苦、降低复杂性、改善他们的生活质量。制定和实施"加速外科康复（enhanced recovery after surgery，ERAS）"就是为了达到这个目的。（附带说明，"加速外科康复"在本书中被用作通用术语。我们已达成一致：在任何以专有含义使用该术语的情况下，都要明确地将其识别为专有名词。）

我们都有一个共同的专业目标，即最大限度地降低手术治疗对患者的不利影响。我们都应该尽可能地减轻患者身体和经济上的痛苦。Chu博士和他的团队为我们提供了全面的信息资料和流程，以帮助患者为手术做充足的准备，从而能够更好地康复。加速外科康复不但可以通过减少不必要的成本来提供更高价值的医疗服务，而且还可以改善患者的健康状况。我们非常感谢所有为本书撰稿的工作人员，感谢他们出色的工作。

当我继续努力去深入理解我们在做什么以及为什么要这样做的时候，说明我们还有很多未知的东西要去探讨。生活和工作在这个复杂的时代中，我会一直对未来我们将如何克服前进道路上的阻碍充满好奇，但我并不会变得愤世嫉俗。我仍然乐观地认为，我们前进的轨迹将朝着为患者和社区做正确的事情的方向发展。如果我对这一观点产生了犹豫，我便会提醒自己，我们有数百名同事，他们正以一种最无私的方式为加速外科康复做出贡献。并且，我认为想要解决问题的人是多于想要制造问题的人的。如果我的猜想是正确的，那么我们就有理由相信，未来的道路将会更加宽广和明亮。

Ronald F. Martin

MD, FACS, Colonel (ret.) United States Army Reserve

Department of Surgery York Hospital 16 Hospital Drive, Suite A

York, ME 03909, USA

邮箱：rmartin@yorkhospital.com

前 言

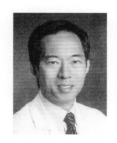

Daniel I. Chu, MD, FACS, FASCRS
编辑

　　我认为这是一项迫在眉睫的工作。单纯的知晓并不够，我们必须应用。简单地停留在想法上也是不够的，我们必须躬身入局其中。

——Leonardo da Vinci

　　加速康复方案是外科史上最具革新的进展之一。从Henrik Kehlet教授于20世纪90年代开创加速康复工作，至21世纪加速康复原理在全世界范围内得到广泛传播，无数患者从中受益。加速康复的魅力在于它的精简整合及以患者为中心，为患者提供具有最佳临床证据的外科治疗。在丰富如山的证据支持下，这些加速康复原理已以加速康复方案（enhanced recovery programs，ERPs）和加速外科康复的形式得到应用，并从单个学术机构扩展至整个医疗保健系统。加速外科康复所需外科文化的必然转变，为外科工作带来巨大惊喜和无限价值。

　　阅读和学习由专家作者们所撰写的每一篇重要文章都受益匪浅。本书所收录的文章主题丰富多彩，内容涵盖了加速康复方案的过去、现在和未来。这些作者代表了许多在加速康复方案方面具有丰富经验的机构，他们就加速康复及其原理提供了广泛的重要观点。内容均体现了加速康复对患者和医疗保健系统双方的益处，不仅体现在评估（如住院时间）指标的提高，还体现在其他领域，如基于患者报告临床结局、住院费用、临床差异以及结直肠外科以外的其他学科方面。简言之，加速康复不仅是一种高质量的治疗模式，更是一种高价值的治疗模式。

　　展望未来，加速康复模式充满了光明。仅在本书完成之际，很多领域如心脏外科、新生儿科和胸外科又取得了新进展。术后加速康复协会（ERAS® Society）和美国加速康复协会（American Society of Enhanced Recovery，ASER）等重点学术组织将继续引领和推动前沿。技术也成了中心，用以确保更好地实现和监测恢复过程。未来的医疗保健工作者，从外科医生、麻醉师到护理人员和专职医疗保健人员将会有更加坚实的基础去缔造一个更加有效的康复模式。

在此感谢为本书做出重要贡献的每一位作者，让我们努力以最好的加速康复模式造福于更多的患者和家庭，期待许多美好事情的发生。

您真诚的

Daniel I. Chu

MD，FACS，FASCRS

Division of Gastrointestinal Surgery

Department of Surgery

The University of Alabama at Birmingham

KB427

1720 2nd Avenue South

Birmingham，AL 35294，USA

邮箱：dchu@uab.edu

目 录

加速康复常被定义为运用基于循证的围手术期管理要素来改善手术的疗效。通过外科手术技术的创新，减少患者手术应激反应，同时降低医疗成本，已发展成为美国独特的围手术期医学模式。但它并没有引起美国政府的重视，因此既没有绩效指标，也没有参与要求，当然更没有资金奖励来促进最佳围手术期方案的实施。最广义的"加速康复"是融合了行业创新、以患者为中心的医疗保健，同时注重控制成本效益，是一个旨在实现最佳围手术期管理目标而共同协作的综合概念。

加速外科康复是循证治疗方案，旨在减少手术后的生理应激反应，维持术后生理功能。通过改善重要质量指标，如住院周期、医院获得性感染、再次入院比例和患者体验等，进一步提升手术疗效。在改善质量指标时，应将加速外科康复质量管理指标视为一个有机整体，而非孤立内容，并且只有通过监测与多学科合作的数据驱动信息来改善质量指标。

作为一种改善患者术后康复的方法，加速康复方案集合了多种方法，其中包括围手术期的几种干预措施。已有充足的文献证据表明，加速康复方案可以缩短结肠直肠手术后的住院时间。但是，这些成功的治疗方案对基于患者报告临床结局（如功能恢复、回归基线生活质量）的影响尚不明确。

医疗保健的价值是指以最低的成本获取患者最佳的治疗效果。因此，一项有价值的干预措施要么以相同的成本取得更好的结果，要么以较低的成本取得相同的结果，或者最理想状态——以较低的成本取得更好的结果。加速康复方案就属于不增加成本又能改善临床结果的治疗方法。即使考虑其运行和维护成本，加速康复方案的总成本也没有增加。然而，我们仍然需要对基于患者报告临床结局和加速康复方案的其他下游效应进行更多的研究，进一步研究其实际运用价值。

5.加速外科康复的术前准备：预康复的作用 / 42

Gabriele Baldini　Vanessa Ferreira　Francesco Carli

只有在允许随后针对性地优化患者护理的情况下，术前风险评估才有价值。术前风险评估对于优化患者后续的治疗方法有很大价值。高风险的手术患者必须进行早期评估，有利于改善患者的治疗结果。术前评估和优化的实现需要多学科合作，除了关注患者的并发症，还应关注营养评估、功能能力和有利于改善手术结果的健康生活方式/习惯（如指导患者戒烟）。

6.加速外科康复与多模式镇痛策略 / 64

W. Jonathan Dunkman　Michael W. Manning

加速外科康复需要对围手术期患者采用循证多模式方法。多模式是为了减轻手术的应激反应，促进术后的恢复。镇痛是其中一个重要组成部分，因为镇痛方案的效果决定着患者术后是否能尽早起来活动，同时它还可以预防感染和血栓栓塞等并发症。传统的大型手术镇痛方案严重依赖阿片类药物，常会引起一系列严重的副作用，延缓术后的恢复。加速康复方案是以最小化阿片类药物的使用达到最优化镇痛效果的多模式策略。

7.加速外科康复：术中输液管理策略 / 80

Jeffrey W. Simmons　Jeffrey B. Dobyns　Juhan Paiste

合理的输液管理是加速外科康复方案的重要组成部分，应该在围手术期全程统筹安排。术前输液管理是为了确保患者的血红蛋白水平达到手术要求。术中输液管理是为了维持血容量，并通过静脉注射晶体溶液最大限度地减少盐和水的重吸收。术后，在患者可采用口服的方式补充液体后，应立即停止静脉输液。只有当临床治疗需要时，才考虑重新运用静脉输液。本文回顾了循证医学的最佳范例，旨在为加速外科康复方案中手术患者的术中输液管理提供参考。

8.加速外科康复：实施策略、限制和促进因素 / 98

Emily A. Pearsall　Robin S. McLeod

大量文献已证明，加速外科康复方案可有效促进康复、降低并发症发病率和缩短住院时间。然而，越来越多的证据表明，加速外科康复指南难以落实，还需要围手术期团队所有成员的共同协作。医院资源配置（经费、人员、空间和教育宣传）、围手术期团队成员的主动性、数据和加速外科康复教育观念的缺乏等因素都限制了加速外科发展。因此，加速外科康复指南需要一个合理的实施策略来提高依从性。

域。此外，也会讨论一些不常涉及的内容，包括基于患者报告临床结局、恢复评估、成本和监测。

14.加速外科康复：泌尿外科 / 166

Ava Saidian　Jeffrey Wells Nix

加速外科康复方案是由一种标准化的循证围手术期护理方案发展而来的。临床护理途径的必要性和益处并不是泌尿外科的新现象，它们已经成为泌尿外科患者护理发展的重要组成部分，特别是在泌尿外科肿瘤学方面。本文讨论了泌尿外科手术中循证围手术期护理的关键组成部分。这些方案已被证明可以缩短住院时间、减少并发症并降低成本。

15.加速外科康复在外科专科的应用：妇科肿瘤学 / 177

Haller J. Smith　Charles A. Leath III　John Michael Straughn Jr

许多最初为结直肠手术制定的加速外科康复原则可以成功地应用于妇科肿瘤，并使围手术期护理得到显著改善。2016年发表的妇科肿瘤加速外科康复指南为规范性方案的发展和实施提供了框架。为了确定哪些原则最适合在特定机构中实施，并且确保方案成功，确定关键人员和多学科方法至关重要。在此，我们回顾了我们在妇科肿瘤服务中制定和实施方案的经验。

16.加速外科康复及未来的发展方向 / 189

Amit Merchea　David W. Larson

尽管加速外科康复方案的应用越来越普遍，但是依从性和执行方面仍然存在问题。通过坚持加速外科康复的核心要素来限制新兴加速外科康复方案的复杂化，随着补充方案（预康复、围手术期外科之家和远程医疗）的发展，可能会改善患者总体接受的加速外科康复措施和随后的治疗效果。加速外科康复未来的发展方向应集中在提高实践推广与扩大患者在医院外的护理范围方面。

1. 加速外科康复概述：

北美加速外科康复的发展和应用

Julie Thacker, MD

关键词

ERAS，加速外科康复，围手术期医学，最佳手术效果，美国，医疗成本，加速康复

要点

- 加速康复常被定义为运用基于循证的围手术期管理要素来改善手术的疗效。
- 通过外科手术技术的创新，减少患者手术应激反应，同时降低医疗成本，已发展成为美国独特的围手术期医学模式。
- 但它并没有引起美国政府的重视，因此既没有绩效指标，也没有参与要求，当然更没有资金奖励来促进最佳围手术期方案的实施。
- 最广义的"加速康复"是融合了行业创新、以患者为中心的医疗保健，同时注重控制成本效益，是一个旨在实现最佳围手术期管理目标而共同协作的综合概念。

　　永远追求最优化的手术方案和围手术期护理是每个外科医生的天性。我们为什么要坚持洗手、消毒和无菌技术原则？为什么要讨论外科帽的有效性？为什么要进行标准化考核、对比、竞争来求证最佳护理方式？为什么要准备结肠切除术或挑战患者术后立即进行肠道饮食[1-4]？

　　所有这些问题的答案，都印证了外科医生不断寻求最佳治疗的动因。在过去的25年中，这种动因推动了围手术期质量、手术管理水平和治疗效果的发展。"加速康复"已成为为实现最佳的手术效果而采用的围手术期护理原则的专有名词[5]。

定义和历史

加速康复被定义为围手术期护理的持续改进，主要研究围手术期医学领域的内容。在美国，关于采用加速康复的讨论贯穿了整个外科手术的历史。本篇文章仅限于加速康复相关工作领域的内容，而且为了完整性，我们会从定义、历史和美国的外科护理等方面入手，这些内容为采用医疗系统独有的加速康复技术提供了支撑。

在美国，"加速康复"一词的使用与国际上截然不同，但又相互交织。从具体情况来看，加速康复被定义为在外科手术过程中，为了达到最佳手术效果而采用的围手术期护理原则。当美国外科医生在探索外科手术中出现的应激和创伤反应时，美国麻醉师尝试血液管理理论和术中补液策略。欧洲也在并行研究，积极探讨合作。具体而言，加速康复的许多原则都是基于波士顿外科医生 Doug Wilmore 和丹麦外科医生 Henrik Kehlet 的工作研究。他们共同研究了手术应激的生理反应，思考了围手术期的管理、应对或治疗方法，以及积极减轻手术应激所带来的潜在好处。在研究过程中，他们提出手术管理可以促进术后恢复并减少复杂的生理反应，换句话说，可以加速康复[6-11]。

1999 年，Kehlet 和 Mogensen[12]将减轻手术压力的原则运用到他们负责的结直肠手术中，并发表了结肠切除术后只住院 23 小时的惊人结果。Kehlet 和 Mogensen[12]特意采用由外科医生推动的最小化的胰岛素抵抗和最少时间禁食的方法，并结合了优化活动。研究显示，结肠切除术后，恢复肠道功能的时间缩短。结肠切除术后住院时间主要取决于围手术期肠功能恢复的时间。随后，Kehlet 将住院时间的缩短与一系列值得注意的外科手术结果的改善联系起来，包括手术及并发症。最初，传统外科杂志拒绝发表 Kehlet 的文章，后来他发表在了《英国麻醉学杂志》上，因此该文章没有引起美国外科学术界的关注[13]。

加速外科康复

然而，邻国的斯堪的纳维亚人注意到了他的研究，他们分享了他关于手术应激反应和新陈代谢的研究。在 21 世纪初期，加速外科康复（enhanced recovery after surgery，ERAS）研究小组成立，并尝试在他们自己的医疗机构（包括 Karolinska 和 Tromso）中采纳 Kehlet 教授的工作模式[14]。尽管最初未能成功复制 Kehlet 教授的成果，但意义重大——清晰地报告了该治疗模式本土化应用、包容性护理范式和持续监测的需求。此后的 10 年中，ERAS 工作和研究组成立了 ERAS® 协会，专注于围手术期护理的通用原则，重点是减少手术应激和改善手术预后[15-17]。他们的经验和指南（2010—2013 年）著作，促进了专业术语 "ERAS" 的普及应用。Enhanced Recovery After Surgery 和 ERAS 是 ERAS® 协会拥有的商标术语；当涉及这项工作的原理时，这些术语经常在围手术期的相关文献中使用[18-22]。

围手术期循证医学

在 ERAS® 协会之前，围手术期循证医学（Evidence-based Perioperative Medicine，EBPOM）组织定义了英国围手术期在麻醉方面的护理，召开了医疗和教育会议以推进围手术期医学的科学实施。自 1997 年以来，英国和多家国际学术机构之间的非营利性围手术期循证医学合作项目，促进了基于证据的围手术期护理的应用、探讨和思考（EBPOM.org）。他们的目标是引导获得技能和采用最佳的实践操作，他们的工作内容包括应用更广泛的医学范畴来促进麻醉后的苏醒。最近，在与美国加速康复协会（American Society for Enhanced Recovery，ASER）的密切合作下，EBPOM–ASER 更加全面地探讨了围手术期医学的连续性，并通过更广阔的视野来关注手术的效果。

美国的加速康复

前面提到了代谢、手术应激和术中输液[23，24]，有两个相关的因素推动了美国围手术期护理模式的改变，即质量成果和技术创新。它们为美国许多外科手术的改进工作奠定了不可或缺的基础，加速康复也不例外。手术技术的进步，以及与患者护理流程、监测和强制改进策略相关的技术对于实施加速康复的时机和成功也非常重要[25-28]。

美国腹腔镜手术对加速康复的影响

自 20 世纪 80 年代中期以来，从腹腔镜技术用于妇科和简单的胆道手术开始，到最大限度减小腹部、盆腔手术的生理应激，一直是美国外科手术创新的重点，甚至在培训计划中也反映了腹腔镜胆囊切除术和阑尾切除术的陡峭采纳曲线，这使美国外科医生大开眼界，开始期待获得不同的术后恢复模式。患者所需的镇痛药显著减少，住院时间的缩短同样令人印象深刻。由于美国大多数腹腔、盆腔手术是由繁忙的、非学术性的普外科医生和妇科医生进行的，因此节省时间的护理原则得到了广泛应用。如接受腹腔镜胆囊切除术的患者在术后第一天可以经口进食，那么腹腔镜结肠切除术的患者也可以在术后第一天经口进食吗？结肠切除术后患者护理的理念在腹腔镜外科医生之间传播开来，包括那些报告了结肠切除术后 23 小时出院的医生，如 Henrik Kehlet[29]。然而，美国人的不同之处在于他们将更好结果的原因定义为手术方法，而不是围手术期护理。在 20 世纪 90 年代和 21 世纪初期，先进的腹腔镜手术医生报告称镇痛需求减少、住院时间缩短、伤口并发症减少，并且为了反驳反对者，他们最终宣布降低了腹腔镜手术的成本。这些报告将手术应激的降低归功于患者随后耐受性，以及术后早期饮食和行走的自定义过程[20-22]。

　　在欧洲，鼓励接受传统手术方式（开腹手术）的患者术后尽早进食和活动的原则，产生了加速外科康复。出于同样的目标，美国在没有提出标志性的口号也没有进行护理运动的背景下，不断推动腹腔镜术后患者尽早进食和活动。

成本效应和系统影响

　　欧美之间在采用"加速康复"方面最显著的不同之处在于护理模式的改变。美国与世界上其他任何国家之间在支付系统和国民生产总值用于医疗保健的金额存在差异，并且这些差异可以解释我们系统的发展和不足，但实际上，英国和美国在ERAS 方面所做的努力是一致的。正如英国国家医疗服务系统的首席麻醉师 Monty Mythen 所描述的，英国陷入了医疗保健预算危机[30]。这场危机迫使该国的医疗保健系统进入了最低支出模式；Mythen 及其外科医生同行 Alan Horgan 被指控降低了围手术期费用。起初关注住院时间，后来更复杂但也更重要的是，他们更专注于减少手术并发症。在 2009 年到 2011 年期间，加速康复合作计划鼓励英国国家医疗服务系统的大多数外科单位采用基本的加速康复原则。通过这种方式，传播了运用策略和成功经验，并确认和报告了这样可以节约医疗成本。基于循证的协同护理能够有效降低手术应激反应，并被确立为标准化管理。在英国国家医疗服务系统中，不实施加速康复管理原则是不符合标准的。在英国，通过保持连续策略、质量审查和改进计划，有意将基于最佳循证的围手术期实践捆绑在一起[31]。尽管 ERAS 工作组的报告和美国的腹腔镜医生已经认识到围手术期疼痛对康复的影响，但是外科医生主导的工作并没有很好地与镇痛专家联系起来，直到英国多学科团队建立了他们的工作模式。英国的工作基础是通过减少并发症来节省成本，重点既不是科学发现或报告，也不是创新。随着丹麦在 20 世纪 90 年代建立的持续管理和护理指南，外科和麻醉小组之间的关系就是当前美国加速康复工作的努力方向。认识到外科手术过程中每个团队成员的每一个行为都会影响最终的结果，这是令人敬畏并具有指导意义的。从与学术机构科学合作的创新发展到以营利为目的的系统医疗保健管理策略，加速康复成为美国的医疗术语，指更好地完成围手术期的一切工作。比什么更好？这没有很好的定义。比谁更好？至少比竞争对手或学术竞争对手更好。不过，对谁更好？无论发表地点、作者来源或感兴趣的人群如何，加速康复被证明是提供围手术期护理的更好方法。

美国外科医师协会，美国外科医师协会国家手术质量改进计划，美国麻醉医师协会 – 围手术期外科之家，美国胃肠和内窥镜外科医师协会以及医学会的影响

美国胃肠和内窥镜外科医师协会（The Society of American Gastrointestinal and Endoscopic Surgeons，SAGES）最近报告，有30％接受调研的美国外科医生回答说他们不了解"加速康复"这一术语。显然，至少从名称上讲，加速康复并不普及。但是，在过去的10年中，美国医院有关实施加速康复的报告却呈爆炸式增长。正如美国外科医师协会国家手术质量改进计划（Surgeons National Quality Improvement Program，NSQIP）大会所报道的那样，美国学者发表的有关加速康复的出版物在全球出版物中的数量和所占百分比都急剧上升。与英国的情况类似，从2009年至2012年，美国的出版物侧重于住院天数和医疗费用，通常涉及一个多学科团队。与外科医生主导的斯堪的纳维亚医院不同，美国出于对腹腔镜检查的关注，多学科团队至少由一名外科医生、麻醉师、主管护士或协调员以及一名管理人员组成，这对加速康复工作至关重要，已然成为一种标配。美国麻醉医师协会创建了"围手术期外科之家（Perioperative Surgical Home，PSH）"，以应对不良的支付方案，倡导公认的绩效支付方式。围手术期外科之家在一份旨在为麻醉师确定所有可能的收入来源的报告中，声称其围手术期护理原则是以患者为中心的。由于外科医生在术前和术后护理中处理围手术期医疗问题方面有强大的基础，且普外科医生从诊断到治疗再到康复都是独自管理患者，导致围手术期外科之家未能获得大多数外科医生进行的腹部盆腔手术信息。尽管围手术期外科之家有许多很好的骨科患者围手术期优化方案，但这种多学科合作的失败影响了围手术期外科之家的努力。同样，个别机构也记录了他们在缺乏服务参与方面的困扰。在美国，管理改革一个独特的挑战就是协作动力。论量计酬的医疗费用结构不支持按时计费。如果一项建议需要花费更多金钱或时间，那么在执行和维护方面将会面临重大的挑战。从根本上说，我们都想做对患者最有利的事情；但是，我们的医疗系统又希望因付出努力而得到回报。如果麻醉、手术和护理工作的报酬不均等，则很难激励每个团队平等参与。另外，同

样具有挑战性的是加速康复的实施，更重要的是可持续发展，都需要这样的动机。麻醉师需要激励并帮助确定加速康复方案中的麻醉护理的部分。外科医生需要互相激励，而护士是推动手术途径、健康教育和护理推广的关键[25]。

为了创建加速康复"工具箱"，美国外科医师协会主导的手术质量改进项目提出了加速康复"ERIN"计划，用于研究医院在结肠手术中加速康复理念的实施改进情况。结果显示，参与的中心均有效改善，但是这项研究背后的一个有趣细节是未参与的中心。在最初创建该计划时，46个学科表示感兴趣。研究启动会议要求来自各个学科（护理、麻醉、手术）和行政管理的代表参与中心加速康复计划的创建。在启动会议之前，减少到24个学科；在上线之前减少到19个学科。这是种免费向参与者提供的加速康复指导和实施方案，通过所在医院提供服务来实施。超过一半的感兴趣的团队因为无法确保每个专科的参与而退出。更深入的研究显示，缺乏支持的要么是手术，要么是麻醉。护理和行政管理部门都愿意参加会议并努力支持该项目。

国家层面的共同挑战

国家级的多学科团队协会也意识到管理和专业协作上的困难。外科专业协会很少邀请麻醉师或护理人员举办讲座。麻醉学会依靠麻醉学提供术前优化工作，在传统麻醉团队遇到待手术者之前，大部分工作是通过外科诊所进行的。同样，护理协会提出了围手术期护理相关的主题，而外科医生、麻醉师、患者治疗成效研究没有发挥很大作用。

美国加速康复协会：学会合作

美国加速康复协会（ASER）引起了人们对多学科促进最佳围手术期结果的兴趣。凭借强制性多元化的委员会和轮流担任主席的专业地位，美国加速康复协会尝试研究并提供以患者为中心的围手术期护理。美国加速康复协会对促进制定指导方针及规程的学科特别感兴趣，其与外科手术、麻醉、注册麻醉护士（CRNA）和护理学会进行互动来强化多学科的影响，以取得最佳效果。美国加速康复协会成立于2014年，表明了加速康复在美国的广泛应用，并希望通过合作推广最佳的实践。

美国加速康复协会和围手术期循证医学的领导者们在学术上提出了一项著名的倡议，即围手术期质量计划（the PeriOperative Quality Initiative，POQI）。围手术期质量计划源自急性透析质量计划（the Acute Dialysis Quality Initiative，ADQI）。该模型是一种改良的 Delphi 方法，用于就外科患者的日常护理的重要主题征求专家意见。16 篇手稿（其中 10 篇已发表，6 篇同行评议中）均由护士、注册护理麻醉师以及外科手术和麻醉方面的学者共同撰写。特别是意识到美国的医疗保健策略，作者了解了美国的医疗成本结构、各利益相关方之间的相互作用，以及在没有共享资源的情况下共享结果。致力于专业的多学科合作以获得最佳效果的围手术期指南是独特且有意义的。

美国采用加速康复的国际利益

如前所述，在美国，加速康复已成为围手术期质量改进的重点，在许多方面都模仿了 2009—2011 年的英国合作计划的做法。值得注意的是，美国的这一尝试没在全国开展。没有政府合作，会缺少财政支持。不过，通过学术和第三方付款人的支持，我们的合作已初见成效。随着加速康复协会与围手术期循证医学组织之间关系的成熟，围手术期循证医学于 2018 年在美国各地开设了硕士学位培训课程。ERAS® 协会在美国也有一个始于 2017 年的分会。与此同时，基于美国的进展，欧洲也在他们的基础医疗服务中推行外科项目，即有目的地整合加速康复协会、围手术期循证医学组织。

当前方向

与影响腹腔镜手术应用的因素类似，影响加速康复实施的因素也包括行业支持、第三方付款人参与以及以患者为导向的服务。但是，值得注意的是，美国政府对这一点没有表现出兴趣。没有绩效指标，没有参与要求，当然也没有报酬来激励实施加速康复。小额学术资助和社会支持推动了这项研究的进展。美国医疗保健研究与质量管理局给予了加速康复专家团队很大的资金支持（2017—2020），目的是为美国数百家医院提供加速康复实施指南。我们希望获得更多的资金支持，让围手术期医学在美国持续发展并科学实施。

除了缺乏研究支持，政府缺少激励措施，使得美国不太可能制定全国统一的"加速康复计划"。通过大量的、没有资金支持的学术努力，最终采用加速康复作为我们新的常规护理是困难的。通过将加速康复纳入针对医生、麻醉师、麻醉护士和护士的培训计划甚至认证计划中，新一代的医疗服务人员正在孕育。例如，过去的 5 年，继续教育和结直肠外科认证考核均纳入了加速康复相关内容。在美国，围手术期医学麻醉奖学金也推动了这种教育。与美国创伤系统管理部门以及外科医生主导的腹腔镜手术发展不同，加速康复的采用在很大程度上由质量评估系统和少数医生或医疗保健系统的推动而来。然而，随着我们认证流程的不断加强，将原则纳入实践的趋势正在不断发展，并且将是可持续的。

在美国，围手术期生理学的明晰和伴随外科技术创新而改变的围手术期生理学和手术应激反应，以及医疗成本压力的降低，使加速外科康复成为美国特有的围手术期医学。从广义上讲，"加速康复"是一种行业创新，一种以患者为中心并兼具成本效益的策略，旨在实现最佳手术结果为目的的共同协作的综合概念。尽管加速康复的确是从洗手开始的，但我们希望加速康复能够普及为日常的医疗工作。

参考文献

［1］ Statement on Operating Room Attire,ACS position statement.2016.Available at: www.facs.org/about-acs/statements/87-surgical-attire. Accessed August 4,2016.

［2］ Klinger AL, Green H,Monlezun DJ, et al. The role of bowel preparation in colorectal surgery: results of the 2012-2015 ACS-NSQIP data. Ann Surg 2017.https://doi.org/10.1097/SLA.0000000000002568.

［3］ Evidence-based Practice Center Systematic Review Protocol.Project Title: Oral Mechanical Bowel Preparation for Colorectal Surgery. Available at: http: effectivehealthcare. ahrq.gov.Accessed March 26, 2013.

［4］ Fujii T,Morita H, Sutoh T, et al.Benefit of oral feeding as early as one day after elective surgery for colorectal cancer: oral feeding on first versus second postoperative day. Int Surg 2014; 99(3): 211-215.

［5］ Lemanu DP, Singh PP, Stowers MD, et al. A systematic review to assess cost effectiveness of enhanced recovery after surgery programmes in colorectal surgery. Colorectal Dis 2014; 16(5): 338-346.

［6］ Basse L, Hjort Jakobsen D, Billesbølle P, et al. A clinical pathway to accelerate recovery after colonic resection.Ann Surg 2000; 232(1): 51-57.

［7］ Kehlet H, Wilmore Dw. Evidence-based surgical care and the evolution of fast-track surgery.Ann Surg 2008; 248(2): 189-198.

［8］ Wilmore DW. Today in surgical practice: a conversation with Prof. Henrik Kehlet. Bull Am Coll Surg 2001; 86(8): 27-28,31.

［9］ Kehlet H, Wilmore DW.Fast-track surgery.Br J Surg 2005;92(1):3-4.

［10］ Kehlet H, Wilmore DW. Multimodal strategies to improve surgical outcome.Am J Surg 2002; 183(6): 630-641.

［11］ Wilmore DW, Kehlet H. Management of patients in fast track surgery.BMJ 2001; 322(7284): 473-476.

［12］ Kehlet H,Mogensen T. Hospital stay of 2 days after open sigmoidectomy with a multimodal rehabilitation programme. Br J Surg 1999; 86(2): 227-230.

［13］ Kehlet H. Surgical stress: the role of pain and analgesia. Br J Anaesth 1989;63(2):

189-195.

[14] Ljungqvist O, Young-Fadok T. Demartines N. The history of enhanced recovery after surgery and the ERAS society. J Laparoendosc Adv Surg Tech A 2017; 27(9): 860-862.

[15] Lassen K, Hannemann P, Ljungqvist O, Enhanced Recovery After Surgery Group. Patterns in current perioperative practice: survey of colorectal surgeons in five northern European countries. BMJ 2005; 330(7505): 1420-1421.

[16] Fearon KC, Ljungqvist O, Von Meyenfeldt M,et al.Enhanced recovery after surgery: a consensus review of clinical care for patients undergoing colonic resection.Clin Nutr 2005; 24(3): 466-477.

[17] Nygren J, Hausel J, Kehlet H, et al.A comparison in five European centres ol case mix,clinical management and outcomes following either conventional or fast-track perioperative care in colorectal surgery. Clin Nutr 2005; 24(3): 455-461.

[18] Varadhan KK,Lobo DN,Ljungqvist O. Enhanced recovery after surgery: the future of improving surgical care. Crit Care Clin 2010; 26(3): 527-547.

[19] Gustafsson UO, Scott MJ, Schwenk W, Enhanced Recovery After Surgery Society. Guidelines for perioperative care in elective colonic surgery: Enhanced Recovery After Surgery (ERAS®)Society recommendations. Clin Nutr 2012; 31(6); 783-800.

[20] Nygren J, Thacker J, Carli F, et al, Enhanced Recovery After Surgery (ERAS) Society, for Perioperative Care;European Society for Clinical Nutrition and Metabolism (ESPEN); International Association for Surgical Metabolism and Nutrition(IASMEN). Guidelines for perioperative care in elective rectal/pelvic surgery:Enhanced recovery after surgery (ERAS®) Society recommendations. World J Surg 2013; 37(2): 285-305.

[21] Gustafsson UO, Scott MJ,Schwenk W, et al, Enhanced Recovery After Surgery (ERAS) Society,for Perioperative Care; European Society for Clinical Nutrition and Metabolism (ESPEN); International Association for Surgical Metabolism and Nutrition (IASMEN). Guidelines for perioperative care in elective colonic surgery: Enhanced Recovery After Surgery (ERAS®) Society recommendations.World J Surg 2013; 37(2): 259-284.

[22] Lassen K, Coolsen MM,Slim K, et al,Enhanced Recovery After Surgery (ERAS) Society, for Perioperative Care; European Society for Clinical Nutrition and Metabolism (ESPEN); International Association for Surgical Metabolism and Nutrition(IASMEN). Guidelines for perioperative care for pancreaticoduodenectomy: Enhanced Recovery After Surgery (ERAS®)Society recommendations. World J Surg 2013; 37(2): 240-258.

[23] Roche AM，Miller TE, Gan TJ. Goal-directed fluid management with trans-oesophageal Doppler.Best Pract Res Clin Anaesthesiol 2009; 23(3): 327-334.

[24] Moretti EW, Robertson KM，El-Moalem H, et al. Intraoperative colloid administration reduces postoperative nausea and vomiting and improves postoperative

outcomes compared with crystalloid administration.Anesth Analg 2003; 96(2): 611−617.

[25] London MJ, Shroyer AL,Jernigan V, et al.Fast−track cardiac surgery in a Department of Veterans Affairs patient population.Ann Thorac Surg 1997; 64(1): 134−141.

[26] Kehlet H,Büchler MW,Beart RW Jr, et al. Care after colonic operation—is it evidence−based? Results from a multinational survey in Europe and the United States. J Am Coll Surg 2006; 202(1): 45−54.

[27] Kariv Y, Delaney CP, Senagore AJ, et al.Clinical outcomes and cost analysis of a "fast track" postoperative care pathway for ileal pouch−anal anastomosis: a case control study.Dis Colon Rectum 2007; 50(2): 137−146.

[28] Bosio RM, Smith BM,Aybar PS, et al. lmplementation of laparoscopic colectomy with fast−track care in an academic medical center: benefits of a fully ascended learning curve and specialty expertise.Am J Surg 2007; 193(3): 413−415 [discussion:415−416] .

[29] Augestad KM,Delaney CP.Postoperative ileus: impact of pharmacological treat−ment, laparoscopic surgery and enhanced recovery pathways. World J Gastroenterol 2010; 16(17): 2067−2074.

[30] Mythen MG. Enhanced Recovery in the NHS. Presented at the ASER World Congress. Washington DC.April 24, 2014.

[31] Simpson JC,Moonesinghe SR, Grocott MP,National Enhanced Recovery Part−nership Advisory Board. Enhanced recovery from surgery in the UK: an audit of the enhanced recovery partnership programme 2009−2012.Br J Anaesth2015; 115(4): 560−568.

2. 加速外科康复及其质量标准管理

Jessica Y. Liu, MD, MS   Elizabeth C. Wick, MD

关键词

加速外科康复，质量标准，依从性，院内感染，基于患者报告临床结局，再入
院

要点

- ERAS 体系减少了患者对手术的生理应激反应，并维持了术后的生理功能。
- ERAS 通过改善质量指标（如住院周期、医院获得性感染、再次入院比例和
  患者体验等）进一步提升手术疗效。
- ERAS 是一个有机整体，较好的依从性可改进质量标准。
- 监测和多学科合作是成功实施 ERAS 的重要组成部分。

简介

　　随着医疗保健的发展和护理质量的改善，手术效果不佳不再被认为是术后不可
避免的结果。目前主要采用质量标准评估医疗保健的质量，质量标准也用于比较不
同医疗机构的质量水平[1]。质量标准在医疗卫生和医疗费用报销中也发挥着重要作
用，通过绩效工资激励计划，鼓励医生提高他们的医疗水平[2]。质量标准的定义范
围很广泛，以多纳伯迪安（Donabedian）于 1966 年提出的质量标准模型最为著名，
现在被称为多纳伯迪安模型。多纳伯迪安模型通过结构、过程和结果 3 类质量标准
来描述医疗机构质量评估[3]。结构是指提供医疗服务所需的物力、人力资源以及组
织结构；过程是指为了提供或接受医疗措施而采取的行动；结果是指医疗措施对患
者的健康状况所产生的影响[3]。以多纳伯迪安模型观点来说，基于独立循证要素的
ERAS 方案是过程指标，它旨在减少手术产生的生理应激反应和维持术后生理功能，
从而改善结果指标和提高手术质量。

病理生理学

ERAS 对质量标准的影响得到了很好的研究，并且已产生显著的效益。一些系统评价已将 ERAS 与传统围手术期护理在死亡率、发病率、住院周期（length of stay，LOS）和再入院率方面进行了比较[4-6]。虽然在死亡率方面没有显著的统计学差异，但术后并发症发病率降低了 48%[相对风险率（RR）=0.52；95% 置信区间（95%CI）为 0.38～0.71][6] 和 47%（RR=0.53；95%CI 为 0.41～0.69）[7]。此外，住院周期下降了 2.94 天（–3.92～–2.19）[6] 和 2.51 天（–3.54～–1.47）[7]，且其发病率和住院周期的降低与再入院率的增加无关（3.3%～4.4% vs 4.2%～5.7%）[6, 7]。

ERAS 的病理生理学

已知的手术影响之一是术后免疫抑制，此外还有机体对手术产生的生理应激反应[8, 9]。这些结果指标的改善可归因于 ERAS 的病理生理学。在手术产生组织损伤后，全身炎症反应被激活，导致炎症高反应状态[10]。ERAS 已被证实能够显著降低炎症标志物白细胞介素（IL）–6 和 C 反应蛋白（C-reactive protein，CRP），并且与传统患者相比，ERAS 可能具有改善体液免疫和细胞免疫的作用[2]。设置各类 ERAS 要素旨在预防应激、减少手术应激反应、保护生理功能，并促进各项功能快速恢复到基线状态[11]。将这些作用结合起来可有效减少并发症并改善预后。

降低高血糖和减少胰岛素抵抗

手术应激反应的结果之一是其对术后胰岛素抵抗和高血糖的影响，二者已被证实与并发症及住院周期延长有关[12]。术前使用碳水化合物负荷法与减少隔夜禁食的策略，可以提高胰岛素敏感性，减少术后胰岛素抵抗[13]。此外，ERAS 的其他部分，如通过止吐预防减少术后恶心、呕吐（postoperative nausea and vomiting，PONV）来改善经口进食，通过区域阻滞和硬膜外麻醉减少阿片类药物的使用以降低肠梗阻发生率和应激反应，以及维持足够的液体状态以支持肠道功能，以上都有助于降低高血糖[14]。一项系统评价发现，住院周期与术前血糖预处理之间存在相关性，使用术前血糖预处理方法能将住院周期减少 1～1.5 天[15]。

住院周期

院内总的住院周期是 ERAS 最有显著影响意义的质量指标之一。采用 ERAS 体系可以显著缩短患者的住院周期[16]。ERAS 有助于缩短住院周期的因素众多，且广泛分布于所有护理阶段。术前，利用入院前咨询和教育，告知患者及其家属术后预期以及他们需要积极面对的重要事件，从而帮助患者更快达到出院的标准[14]。术中，以目标导向进行的补液和减少鼻饲管（nasogastric tube，NGT）的使用有利于缩短住院周期。术后，重点预防术后恶心、呕吐和减少禁食时间均有助于缩短住院周期。另外，减少使用阿片类药物和增加多模式镇痛也可能有助于这一指标的改善，因为 ERAS 的许多步骤与优化疼痛管理以及减少阿片类药物的使用相关。ERAS 缩短住院周期不仅在结肠直肠癌患者中得到了证实，而且也在其他各种不同的手术中得到了证实[16]。

术后恶心、呕吐

延迟出院的主要原因之一是术后恶心、呕吐。有研究显示，其在术后患者中的发生率高达 70%[17]。因此，在 ERAS 中使用预防性止吐治疗和其他麻醉技术，可最大限度地减少术后恶心、呕吐对住院周期的影响[18]。阿片类药物的使用和术后恶心、呕吐存在相关性，ERAS（如使用硬膜外麻醉并通过多模式镇痛减少阿片类药物的使用）有助于减少术后恶心、呕吐，并缩短住院周期。此外，减少术前禁食时间、术前血糖预处理和维持患者充足的水分都有助于减少术后恶心、呕吐[19]。

减少肠梗阻的发生

术后肠梗阻会致患者延期出院，进而增加住院周期。在一篇系统评价中，与阿片类药物治疗相比，硬膜外局麻药物平均减少 17.5 小时的胃肠道功能恢复的时间，且疼痛控制效果更好[20]。另一项荟萃分析发现，使用硬膜外麻醉可以平均减少 36 小时的肠梗阻[21]。ERAS 中，术中、术后目标导向的液体管理已被证明可以减少术前、术中肠梗阻，对患者进行更严格的液体管理已被证实可以减少肠梗阻，促进排气（平均快 1 天）和排便（平均快 2 天）的恢复[22, 23]。那些没有严格执行液体管理的患者，平均住院周期延长了 3 天[23]。在 ERAS 中取消鼻饲管的常规放置与早期肠功能恢复显著相关，并与减少术后禁食时间的效果一致[24-26]。

医院内感染

ERAS 已被证实对不良事件（预防性伤害）的发生率有影响，如医院内感染［又称医院获得性感染（hospital-acquired infections，HAIs）］。据统计，美国每年用于医院内感染的费用为 98 亿美元，因此，减少医院内感染不仅可以降低患者的发病率，还能为医院带来经济效益，并且是许多价值型采购计划的组成部分，这也是公众关注的焦点[2]。出现一个部位的医院内感染，如外科手术部位感染（surgical site infection，SSI），会更容易导致患者并发其他部位医院内感染，如导尿管相关尿路感染（catheter-associated urinary tract infection，CAUTI），并可能导致多发感染。通过 ERAS 不仅可减少医院内感染的发生，也可降低发生医院内感染时的滚雪球效应[2]。

手术部位感染

在一项评估 ERAS 与传统护理疗效的荟萃对比分析中，发现 ERAS 显著降低了手术部位感染的发生率（RR=0.75；95%CI 为 0.58 ~ 0.98；P=0.04）[2]。为了降低术后手术部位的感染，ERAS 推荐术前静脉注射抗生素和备皮[14, 27]。一项对结直肠手术患者预防性使用抗生素的综述显示，有高质量的证据表明预防性使用抗生素，可使手术部位感染的发生率降低 75%[28]。此外，低体温与伤口感染率增高相关，因此，维持正常体温（ERAS 内容的另一部分）是降低手术部位感染发生率的重要因素。在 ERAS 中减少禁食时间和避免营养不良状态，也可以减少炎症和生理应激反应，并能够改善伤口愈合和降低手术部位感染发生率[4, 29]。此外，最近发布的大多数手术部位感染预防指南都将预防作为一种干预措施。ERAS 为手术部位感染预防体系融入外科治疗路径并促进体系标准化和规范化提供了很好的机会。

肺部感染

在一项系统回顾和荟萃分析中，与传统围手术期护理相比，ERAS 可显著降低肺部感染发生率（RR=0.38；95%CI 为 0.23 ~ 0.61；$P < 0.001$）[2]。已发现使用硬膜外麻醉可以通过提高血氧饱和度和肺功能来预防肺部感染的发生[30]。此外，硬膜外麻醉的应用最大限度地降低了对阿片类药物的依赖，从而可以降低肺部并发症和肺部感染的发生率[31, 32]。减少阿片类药物的使用有助于进行早期活动训练，ERAS 的另一组成部分也被证实与降低胸部并发症发生率有关[33]。

尿路感染

多项荟萃分析发现，尽早拔除导尿管可降低导尿管相关尿路感染发生率[34]。应用提示或停止指令训练可有效地减少导尿管留置时间[35]。欲成功实施 ERAS，需将如提示或停止尿导管插入术等干预措施整合到日常医疗工作中。一般来说，外科手术都存在发生尿路感染的机会，手术开始前应用抗感染治疗可降低尿路感染和其他医院内感染的概率，反之，其他医院内感染（如手术部位感染）的减少也会导致尿路感染（可继发于其他院内获得性感染）的减少[2]。

再入院

通常认为术后非计划再入院可能是与手术相关的早期术后并发症的结果。再入院率也是医疗保险付款的依据之一[36]。提高医疗质量评分应优先考虑其质量标准：减少非计划的再入院率。人们误认为 ERAS 在缩短住院周期的同时增加了再入院率。在一项荟萃分析中，ERAS 患者与接受常规术后护理的患者相比，再入院率保持相似的同时，ERAS 组显著缩短了住院周期[4]。一项观察性研究评估了 ERAS 术后再入院的原因，表明随着 ERAS 的术后伤口感染发生率的下降，因术后伤口感染的再入院率也随之降低（7.3% vs 16.6%；$P=0.01$）[16]。评估再入院的预测因素时发现，术前放化疗和 ERAS 的依从性下降与非计划再入院相关[37]。最常见的再入院原因是术后肠梗阻[16, 37]。有趣的是，Fabrizio 及其同事发现[16]，再入院患者的住院总周期（首次住院周期与再入院周期之和）与没有参加过 ERAS 的患者的平均住院周期相比，ERAS 不仅可以缩短住院周期，还可以为在不增加总住院天数的情况下重新入院的患者降低住院成本。

此外，利用术前患者咨询及对患者的宣教来讨论患者预期的出院需求，可以让患者有更多的时间确保一个合理的出院计划，并为患者的成功痊愈提供所需的帮助，避免再次入院。Fredericks 和 Yau 的一项研究表明[38]，与标准化的宣教相比，个体化的宣教可以降低心脏病患者的再入院率。除了针对特定患者的宣教外，针对特定程序宣教也是降低再入院率的另一种有针对性的宣教策略。对在 Beth Israel Deaconess 医疗中心接受回肠造口术的患者进行回肠造口术的定向教育，可以显著减少再入院率，尤其是脱水导致的再入院率[39]。

就医体验

目前比较流行的一项质量标准是通过就医满意度评估（Hospital Consumer Assessment of Healthcare Providers and Systems，HCAHPS）来衡量患者的就医体验。患者的就医体验是美国医疗保险和医疗补助服务中心（Centers for Medicare and Medicaid Services，CMS）对患者安全指标评分的重要组成部分。尽管住院周期缩短，但尚未发现使用 ERAS 对患者出院和护理转型有消极影响[16]。一个可能有助于改善患者体验的关键因素是 ERAS 关注了对患者的宣教和患者入院前的咨询。通过对患者及家属的术前教育让患者及家属了解手术过程及术后预期，并在住院期间反复宣教，强化这些概念，这样更有可能提高患者住院期间满意度。此外，新出现的证据表明，如果患者得到的护理是协调一致的团队合作，并且护理团队表现出强大的团队合作精神，患者则会以一种更正面的方式去认识和理解他们所得到的护理。多学科间的 ERAS 实施团队是外科团队合作的最佳范例。此外，标准化和规范化护理有助于所有的团队成员保持一致，提供标准化的医疗服务，这更容易被患者接受。

事实上，研究发现 ERAS 对患者的住院体验产生了积极的影响。在弗吉尼亚大学利用 Press Ganey 进行的一项调查研究中，Thiele 及其同事发现[40]，在 ERAS 实施后，他们的总体调查评分从 29% 上升到 59%。更多的患者觉得他们可以出院（从 41% 增加到 99%），对控制疼痛的满意度显著提高（从 43% 增加到 98%）；此外，患者更愿意将该医院推荐给其他人（从 32% 增加到 89%）[40]。ERAS 的核心是减少阿片类药物的使用，随着护士疼痛管理责任、服务态度以及全周期的护理管理水平的提高，患者对疼痛护理的认识也对他们产生了积极的影响[40]。ERAS 的理念侧重于将患者作为健康管理团队的一员，致力于帮助患者康复，并且这种 ERAS 带来的理念变化使得患者对护理有更好的认识。

依从性

到目前为止，本文关注的是 ERAS 中有助于改善质量标准的各个因素。然而，需要强调的是，ERAS 是一套贯穿所有护理阶段的最佳实践指南，其成功的一个重要因素是将其作为一个整体来实施，而不是单独地应用 ERAS 部分内容。许多证实 ERAS 有效的研究局限于不能说明单个实施过程和结果之间的因果关系，因为 ERAS 通常是作为一个整体来实施的。强有力的证据表明，良好的依从性是 ERAS 提高医疗质量的先决条件。ERAS 依从性小组研究了 ERAS 依从性对大型国际患者队列的影响，发现 ERAS 依从性增加与并发症发生率降低之间存在相关性（OR：0.69；$P < 0.001$）[41]。同样，美国外科医师协会国家手术质量改进计划的数据发现，较高的 ERAS 依从性与更少的并发症、更快的恢复速度和更短的住院周期相关[42]；较差的 ERAS 依从性是再入院的独立预测因素[37]。

监测 ERAS 的依从性，并找出不足或失败之处，是成功实施 ERAS 的关键手段。将这些信息反馈给一线医务人员是促使所有团队成员致力于提高护理质量的重要步骤[43]。ERAS 的实施应是一个不断重复和完善的过程，为了成功地实施 ERAS，采取一些适当的应变措施是必要的[43]。提高对 ERAS 的依从性不能孤立地进行，为提高 ERAS 的依从性以及更好地实施 ERAS，多学科间的合作是必需的。外科医生、麻醉师、护士和所有医疗服务人员需要从术前到出院后的所有护理阶段共同努力，以提高 ERAS 的依从性。研究表明，提倡医疗安全的医疗机构在减少医院内感染问题上更成功[44-46]。同样，一个医疗机构的医疗安全是 ERAS 的重要组成部分，并且对改进质量标准有重大意义。

总结

　　ERAS 是一种循证治疗方案，旨在减少手术后的生理应激反应，维持术后生理功能。这个最佳实践系统通过影响住院周期、医院内感染、再入院和患者体验等重要的质量标准，在提高手术质量方面发挥了重要作用。ERAS 整体的依从性比独立的成分在提高质量标准方面更重要，并且这只能通过监测和多学科合作以数据驱动的信息来实现。

参考文献

［1］Types of quality measures. 2018. Available at: http://www.ahrq.gov/professionals/quality-patient-safety/talkingquality/create/types.html. Accessed March 15, 2018.

［2］Grant MC, Yang D, Wu CL, et al. Impact of enhanced recovery after surgery and fast track surgery pathways on healthcare-associated infections: results from a systematic review and meta-analysis. Ann Surg 2017; 265(1): 68-79.

［3］Donabedian A. The quality of care. How can it be assessed? JAMA 1988; 260(12): 1743-1748.

［4］Greco M, Capretti G, Beretta L, et al. Enhanced recovery program in colorectal surgery: a meta-analysis of randomized controlled trials. World J Surg 2014; 38(6): 1531-1541.

［5］Varadhan KK, Neal KR, Dejong CH, et al. The enhanced recovery after surgery (ERAS) pathway for patients undergoing major elective open colorectal surgery: a meta-analysis of randomized controlled trials. Clin Nutr 2010; 29(4): 434-440.

［6］Spanjersberg WR, Reurings J, Keus F, et al. Fast track surgery versus conventional recovery strategies for colorectal surgery. Cochrane Database Syst Rev 2011; (2): CD007635.

［7］Varadhan KK, Lobo DN, Ljungqvist O. Enhanced recovery after surgery: the future of improving surgical care. Crit Care Clin 2010; 26(3): 527-547, x.

［8］Hogan BV, Peter MB, Shenoy HG, et al. Surgery induced immunosuppression. Surgeon 2011; 9(1): 38-43.

［9］ Kadosawa T, Watabe A. The effects of surgery-induced immunosuppression and angiogenesis on tumour growth. Vet J 2015; 205(2): 175-179.

［10］ Scott MJ, Baldini G, Fearon KC, et al. Enhanced Recovery After Surgery (ERAS) for gastrointestinal surgery, part 1: pathophysiological considerations. Acta Anaesthesiol Scand 2015; 59(10): 1212-1231.

［11］ Fearon KC, Ljungqvist O, Von Meyenfeldt M, et al. Enhanced recovery after surgery: a consensus review of clinical care for patients undergoing colonic resection. Clin Nutr 2005; 24(3): 466-477.

［12］ Jackson RS, Amdur RL, White JC, et al. Hyperglycemia is associated with increased risk of morbidity and mortality after colectomy for cancer. J Am Coll Surg 2012; 214(1): 68-80.

［13］ Svanfeldt M, Thorell A, Hausel J, et al. Effect of "preoperative" oral carbohydrate treatment on insulin action - a randomised cross-over unblinded study in healthy subjects. Clin Nutr 2005; 24(5): 815-821.

［14］ Gustafsson UO, Scott MJ, Schwenk W, et al. Guidelines for perioperative care in elective colonic surgery: Enhanced Recovery After Surgery (ERAS((R))) Society recommendations. World J Surg 2013; 37(2): 259-284.

［15］ Smith MD, McCall J, Plank L, et al. Preoperative carbohydrate treatment for enhancing recovery after elective surgery. Cochrane Database Syst Rev 2014; (8): CD009161.

［16］ Fabrizio AC, Grant MC, Siddiqui Z, et al. Is enhanced recovery enough for reducing 30-d readmissions after surgery? J Surg Res 2017; 217: 45-53.

［17］ Chatterjee S, Rudra A, Sengupta S. Current concepts in the management of postoperative nausea and vomiting. Anesthesiol Res Pract 2011; 2011: 748031.

［18］ Gan TJ, Meyer TA, Apfel CC, et al. Society for Ambulatory Anesthesia guidelines for the management of postoperative nausea and vomiting. Anesth Analg 2007; 105(6): 1615-1628［Table of contents］.

［19］ Ljungqvist O. Insulin resistance and outcomes in surgery. J Clin Endocrinol Metab 2010; 95(9): 4217-4219.

［20］ Guay J, Nishimori M, Kopp S. Epidural local anaesthetics versus opioid-based analgesic regimens for postoperative gastrointestinal paralysis, vomiting and pain after abdominal surgery. Cochrane Database Syst Rev 2016; (7): CD001893.

［21］ Marret E, Remy C, Bonnet F. Meta-analysis of epidural analgesia versus parenteral opioid analgesia after colorectal surgery. Br J Surg 2007; 94(6): 665-673.

［22］ Nisanevich V, Felsenstein I, Almogy G, et al. Effect of intraoperative fluid management on outcome after intraabdominal surgery. Anesthesiology 2005; 103(1): 25-32.

［23］ Lobo DN, Bostock KA, Neal KR, et al. Effect of salt and water balance on recovery of gastrointestinal function after elective colonic resection: a randomised controlled trial. Lancet 2002; 359(9320): 1812-1818.

［24］Rahn DD, Mamik MM, Sanses TV, et al. Venous thromboembolism prophylaxis in gynecologic surgery: a systematic review. Obstet Gynecol 2011; 118(5): 1111−1125.

［25］Nelson R, Tse B, Edwards S. Systematic review of prophylactic nasogastric decompression after abdominal operations. Br J Surg 2005; 92(6): 673−680.

［26］Semerjian A, Milbar N, Kates M, et al. Hospital charges and length of stay following radical cystectomy in the enhanced recovery after surgery era. Urology 2018; 111: 86−91.

［27］Poggio JL. Perioperative strategies to prevent surgical−site infection. Clin Colon Rectal Surg 2013; 26(3): 168−173.

［28］Nelson RL, Gladman E, Barbateskovic M. Antimicrobial prophylaxis for colorectal surgery. Cochrane Database Syst Rev 2014; (5): CD001181.

［29］Nicholson A, Lowe MC, Parker J, et al. Systematic review and meta−analysis of enhanced recovery programmes in surgical patients. Br J Surg 2014; 101(3): 172−188.

［30］Popping DM, Elia N, Marret E, et al. Protective effects of epidural analgesia on pulmonary complications after abdominal and thoracic surgery: a meta−analysis. Arch Surg 2008; 143(10): 990−999［discussion: 1000］.

［31］Levy BF, Scott MJ, Fawcett WJ, et al. Optimizing patient outcomes in laparoscopic surgery. Colorectal Dis 2011; 13(Suppl 7): 8−11.

［32］Ballantyne JC, Carr DB, deFerranti S, et al. The comparative effects of postoperative analgesic therapies on pulmonary outcome: cumulative meta−analyses of randomized, controlled trials. Anesth Analg 1998; 86(3): 598−612.

［33］Castelino T, Fiore JF Jr, Niculiseanu P, et al. The effect of early mobilization protocols on postoperative outcomes following abdominal and thoracic surgery: a systematic review. Surgery 2016; 159(4): 991−1003.

［34］Ban KA, Gibbons MM, Ko CY, et al. Surgical technical evidence review for colorectal surgery conducted for the AHRQ safety program for improving surgical care and recovery. J Am Coll Surg 2017; 225(4): 548−557.e3.

［35］Meddings J, Rogers MA, Macy M, et al. Systematic review and meta−analysis: reminder systems to reduce catheter−associated urinary tract infections and urinary catheter use in hospitalized patients. Clin Infect Dis 2010; 51(5): 550−560.

［36］Merkow RP, Ju MH, Chung JW, et al. Underlying reasons associated with hospital readmission following surgery in the United States. JAMA 2015; 313(5): 483−495.

［37］Francis NK, Mason J, Salib E, et al. Factors predicting 30−day readmission after laparoscopic colorectal cancer surgery within an enhanced recovery programme. Colorectal Dis 2015; 17(7): O148−154.

［38］Fredericks S, Yau T. Educational intervention reduces complications and rehospitalizations after heart surgery. West J Nurs Res 2013; 35(10): 1251−1265.

［39］Nagle D, Pare T, Keenan E, et al. Ileostomy pathway virtually eliminates readmissions for dehydration in new ostomates. Dis colon rectum 2012; 55(12): 1266−1272.

[40] Thiele RH, Rea KM, Turrentine FE, et al. Standardization of care: impact of an enhanced recovery protocol on length of stay, complications, and direct costs after colorectal surgery. J Am Coll Surg 2015; 220(4): 430−443.

[41] ERAS Compliance Group. The impact of enhanced recovery protocol compliance on elective colorectal cancer resection: results from an international registry. Ann Surg 2015; 261(6): 1153−1159.

[42] Berian JR, Ban KA, Liu JB, et al. Adherence to enhanced recovery protocols in nsqip and association with colectomy outcomes. Ann Surg 2017. [Epub ahead of print] .

[43] Stone AB, Yuan CT, Rosen MA, et al. Barriers to and facilitators of implementing enhanced recovery pathways using an implementation framework: a systematic review. JAMA Surg 2018; 153(3): 270−279.

[44] Wick EC, Hobson DB, Bennett JL, et al. Implementation of a surgical comprehensive unit−based safety program to reduce surgical site infections. J Am Coll Surg 2012; 215(2): 193−200.

[45] Pronovost PJ, Berenholtz SM, Goeschel C, et al. Improving patient safety in intensive care units in Michigan. J Crit Care 2008; 23(2): 207−221.

[46] Huang DT, Clermont G, Kong L, et al. Intensive care unit safety culture and outcomes: a US multicenter study. Int J Qual Health Care 2010; 22(3): 151−161.

3. 加速外科康复及其对基于患者报告临床结局的影响

Jai Bikhchandani, MD

关键词

基于患者报告临床结局，整体康复，生活质量的特定康复

要点

- 加速康复计划可有效改善结直肠术后患者的预后。
- 加速外科康复计划的评估注重于早期康复。
- 长期康复取决于基于患者报告临床结局。
- 多个工具可以用来评测基于患者报告临床结局，但需要临床应用证实。
- 研究基于患者报告临床结局是发展加速外科康复最初成功的必要条件。

前言

在新千禧年初期，快通道外科进展（fase-track surgery，FTS）的概念第一次被引入[1]，随后，逐渐演化成 ERAS，重点强调以患者围手术期治疗为中心的原则。加速康复方案（enhanced recovery protocols，ERPs）的主要目标是改善患者预后结果并促进康复[2]。在过去的 20 年，外科学团队已经对不利于早期恢复的因素有了很好的认识。胃肠道外科手术与术后疼痛、精神压力、恶心、呕吐相关。另外，缺少早期活动、麻醉药的应用和肠道摄入的不足，导致手术后肠梗阻。肠梗阻是延缓腹部手术后恢复的首要因素。识别和避免所有这些因素是让患者进入加速恢复的第一步。然而，出院并不是意味着痊愈。外科手术后应立即开始康复治疗，只有当患者完全恢复到术前身体状态时才是完全康复[3]。康复的核心包括身体、生理、症状、功能的康复和良好的情绪[4]。迄今为止，已发布的加速外科康复的数据只关注住院时间和并发症。研究者们在很大程度上忽视了整体恢复情况，特别是患者对术后治疗结果的看法。本文叙述了基于患者报告临床结局在评估加速外科康复项目成效中

的重要性[5]。本研究的目的是强调基于患者报告临床结局在加速度康复方案中的中心作用。

基于患者报告临床结局

结果是对干预效果的客观测量[6]。毫无疑问，加速外科康复方案的应用可以让结直肠术后患者提早出院[7]。然而，将住院时间作为康复的唯一指标是有缺陷的。住院时间取决于多个因素，如患者家庭、患者的期望、保险状况和出院后的去处（如回家或去康复机构）[8]，外科团队已经充分认识到手术后真正的康复不是单纯通过出院反映的。康复是指在疾病或损伤以后行为变得健康的过程。康复始于医院内，并且在患者出院后持续很长时间。图 3-1 把手术后的康复大致分成三个时期——早期、中期和晚期[9]。患者术后的感觉要恢复到术前的基线水平可能需要几周到几个月的时间[10]。这里的康复指的是患者没有任何病症且能够进行日常活动或重返工作岗位。因此，引入了基于患者报告临床结局这一术语，从字面而言，基于患者报告临床结局指的是由患者直接报告的任何临床结局[11]。康复涉及多维度的评估，最好是由患者自己直接完成。所以，加速外科康复评估的自然过程必须包含基于患者报告临床结局。迄今为止，有关加速外科康复成功的文献中，最可用的数据集中在住院期间的康复过程，加速外科康复项目中缺少基于患者报告临床结局的文献[5]。这有可能缘于来自医院和保险提供者的因素，他们主要强调减少住院时间。也有可能缘于这样一个事实，即与保险提供者直接影响家庭患者护理的有效性相比，患者在住院环境中实施加速外科康复方案简单得多。在对 2000 年到 2013 年间评估加速康复方案在腹部外科手术中应用的 38 项研究的荟萃分析中，有 24 项研究评估

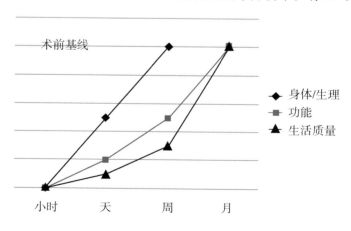

图3-1 术后恢复的阶段和评估项目

了术后 30 天内的恢复结果[5]，只有 2 项研究报告了 60 天的结果，1 项研究报告了 90 天的结果。

基于患者报告临床结局的评测工具

基于患者报告临床结局的分类

1. 患者自述症状报告。

2. 手术后功能状态。

3. 整体健康的状态。

症状恢复

在所有基于患者报告临床结局中，患者症状可能是最容易评测和报告的。几位作者已发布了基于症状控制的加速外科康复项目评估[12-15]。基于症状的结果分类反映患者对身体或情绪状态异常的感知。患者报告的症状有可能是疼痛、疲劳、恶心、呕吐、食欲下降、焦虑或抑郁。每一种症状应由患者自述其身体或情绪状况来精确确定，而不是由观察者来确定。腹部术后典型的症状是术后疲劳。病因可能是多方面的，而且对生活质量的影响往往是长期的，一般持续 1～3 个月[16]。在 Zargar-Shostrri 和同事们进行的一项研究中[17]，作者应用围手术期疲劳评测量表（ICFS）延伸到术后 60 天多个时间段。这个量表包括 5 个部分——疲劳感（5 个问题），活力感（4 个问题），对注意力的影响（5 个问题），对精力的影响（6 个问题），工具性日常生活活动能力（11 个问题）。研究结论表明，就术后 30 天最后 2 个组成部分（对精力的影响、工具性日常生活活动能力）得分而言，实施加速外科康复方案的分数明显低于传统康复计划。从术后第 30 天到第 60 天，无统计学差异。其他作者也报道过类似的结果[18]。

功能恢复

功能恢复包含患者满足身体、经济和心理承受的能力。自由行走和恢复基本身体活动的能力是功能独立的指标。重返工作和/或休闲活动的时间也被记录用来评估功能状态（表 3-1）。评估日常生活活动能力和工具性日常生活活动能力有助于判断恢复程度[19]。6 分钟步行试验是一种评估手术后患者功能的客观方法。它是对患者运动耐力的一个简单测试。在平地上，患者用自己较快的速度行走 6 分钟。患者行走的总距离用米作为测量单位。该测试已被证实是测量结直肠术后 6～9 周恢复情况的有效方法[20]。6 分钟步行试验的最小临床重要差异为 14 米[21]。另外一个评估老年患者术后身体活动水平的工具是老年人社区健康活动示范计划（the Community Healthy Activities Model Program for Seniors，CHAMPS）。CHAMPS 是由 41 个项目组成的问卷调查表，报告过去 1 周内进行一系列体育和社交活动所花费的时间[22]。这些活动被适当加权，以计算每周的总热量消耗。CHAMPS 评估胆囊切除术后恢复的有效性已被初步证实，8 千卡/周为其最小的临床重要差异[21]。客观评估躯体功能有几个优势，它不完全依赖患者的主观感觉，具有一定客观性。连续时间间隔的连续测量是可行的，并且有充分的把握将结果应用于临床。另外，还能有效量化出院后恢复情况。最近美国国家卫生研究院（National Institutes of Health，NIH）赞助开发了一个工具名为基于患者报告临床结局测量信息系统（Patient-Reported Outcomes Measurement Information System，PROMIS）[23]。该系统的主要目的是建立一个广泛的项目库，以评估从自我护理到剧烈活动的身体功能。作者描述了 4 个可以用于任何疾病过程的领域来评测身体功能。它们是工具性日常生活活动能力、移动或下肢运动功能、背部和颈部（中心）功能、上肢运动功能。这个测试包括 168 项身体功能项目。基于患者报告临床结局测量信息系统是全世界最大的致力于提高基于患者报告临床结局评估和评估精准度的系统之一。

表3–1 目前用于测量术后基于患者报告临床结局的工具和仪器	
功能状态	6分钟步行试验 计步器 日常生活活动能力，工具性日常生活活动能力 围手术期疲劳评测量表 老年人社区健康活动示范计划 握力 下肢功能测试 回归工作 基于患者报告临床结局测量信息系统
生活质量评估工具	健康调查量表36（SF–36） 胃肠生活质量指标 克利夫兰临床生活质量评分 欧洲癌症研究与质量组织生活质量评分 恢复质量评分 术后恢复质量量表 腹部手术影响量表 外科恢复量表

　　已发布的文献中关于记录ERAS后功能状态的数据并不多见。仅很少文献指出，通过计算行走时间和/或计步器的记录来对患者活动情况进行评估[24-25]。Jakobsen和同事[18]注意到患者的早期功能恢复是建立在基本的日常生活活动能力和工具性日常生活活动能力的加速康复方案之上的。实施加速康复方案对认知功能的加速度恢复也有描述[26-27]。

健康状态和生活质量

　　目前为止，对健康和幸福的感知是所有基于患者报告临床结局里最主观的因素，但也可能是影响患者康复的最高层级因素。多数指标已被应用于术后生活质量的评测（表3-1）。常用的问卷调查表包括恢复质量评分（QoR9，15，40）、世界卫生组织残疾评估量表（World Health Organization Disability Assessment Schedule，WHODAS）、健康调查量表（SF-36）和PROMIS。在恢复期间，最好的测量工具需测量身体、心理和社会领域。该工具应经过验证并且对术后恢复具有一定有效性和灵敏性[28]。SF-36有36项，并分为8个区域评估身体（身体功能、身体作用、身体疼痛），心理（活力、情绪作用、心理健康）和社会（社会功能）领域，以及总体健康（一般健康）。每一个区域的分值为0~100分。最近的一项研究已经证实，SF-36可作为结直肠术后恢复的评价指标[29]。然而，开腹手术后和腹腔镜手术后SF-36得分相似，表明它不是一个理想的指标，还需要一个能够区别两种外科手术方式的指标[30]。像胃肠生活质量指标这样的调查也被设定为特定状况[31]。一篇关于康复特定生活质量工具的系统评价文章指出，有2个量表有待进一步讨论[32]。出院后手术恢复量表记录了15个指标来评估门诊手术后恢复情况，包括活动、疲劳、工作准备情况、期望和健康状态[33]。40项恢复质量评分量表（QoR-40）从身体舒适度、心理支持、身体独立、情感状态和疼痛5个方面进行评估[34]。QoR-40已被科学的方法证实有效[35]。结直肠手术后第一天QoR-40评分显著降低，术后第6天恢复到术前基线[36]。较新的工具如术后恢复质量量表和腹部手术影响量表也有报道[9]。PROMIS是NIH开发的一种评价指标，已被证明其在15种不同的手术术后评测中灵敏且有效[37]。无论使用何种工具，都必须在手术后第一天评测基于患者报告临床结局，然后在出院时评测，术后30天和90天也是理想的评测时间[28]。

总结

完美的基于患者报告临床结局评价工具仍有待讨论和研究。目前可用量表最主要的局限性包括让正在康复的患者提供信息会增加患者负担并且评估工具缺乏精准度。最终的目标是开发一种全面但同时又足够简单的评估工具，以应用于临床环境。迄今为止，这两个目标之间的平衡难以实现，要达到这个目标，讨论各种可用的评估工具是前提。在不同评估工具中设计出一个包含相关评估要点的单一的评估工具仍需要做进一步研究。专家讨论是使核心成果达成共识的必要条件。每一个康复领域都应进行基于患者生活及其特殊需要相对重要性的评估。

结论

加速外科康复方案减少了住院时间、术后并发症及住院费用。尽管如此，这些项目对基于患者报告临床结局的影响到目前为止尚不太清楚，特别是功能恢复和生活质量指标。在评估 ERAS 路径的有效性时，记录基于患者报告临床结局是必要的。研究评估恢复特定生活质量的仪器是评估各种加速康复计划进一步成功的方式。

参考文献

[1] Wimore DW, Kehlet H. Managements in fast track surgery. BMJ 2001; 322:473-476.

[2] Varadhan KK,Lobo DN, Ljungqvist O. Enhanced recovery after surgery: the future of improving surgical care. Crit Care Clin 2010; 26: 527-547.

[3] Mayo NE,Feldman L, Scott S, et al. Impact of preoperative change in Physical function on postoperative recovery: argument supporting prehabilitation for colorectal surgery. Surgery 2011; 150: 505-514.

[4] Bowyer A, Jakobson J, Ljungavist O, et al. A review of the scope and measurement of postoperative quality of recovery. Anesthesia 2014; 69(11): 1266-1278.

[5] Neville A, Lee L, Antonescu I, et al.Systematic review of outcomes used to evaluate enhanced recovery after surgery. Br J Surg 2014; 101: 159-170.

[6] Macefield RC, Boulind CE,Blazeby JM. Selecting and measuring optimal outcomes for randomized controlled trials In surgery. Langenbecks Arch Surg 2014; 399: 263-272.

[7] Lv L, Shao YF, Zhou YB.The enhanced recovery after surgery (ERAS) pathway for patients undergoing colorectal surgery: an update of meta-analysis of randomized controlled trials. Int J Colorectal Dis 2012; 27: 1549-1554.

[8] Maessen JM,Dejong CH, Kessels AG. Enhanced Recovery After Surgery (ERAS) Group. Length of stay: an inappropriate readout of the success of enhanced recovery programs. World J Surg 2008; 32: 971-975.

［9］ Feldman LS, Lee L, Fiore J Jr. What outcomes are important in the assessment of Enhanced recovery after surgery (ERAS) pathways? Can J Anaesth 2015; 62: 120−130.

［10］ Blazeby JM, Soulsby M, Winstone K, et al. A qualitative evaluation of patient's experiences of an enhanced recovery programme for colorectal cancer. Colorectal Dis 2010; 12: e236−242.

［11］ Washington AE, Lipstein SH. The patient−centered outcomes research institute−promoting better information, decisions,and health. N Engl J Med 2011; 365: e31.

［12］ Delaney CP,Zutshi M, Senagore AJ, et al. Prospective, randomized, controlled trial between a pathway of controlled rehabilitation witn early ambulation and diet and traditional postoperative care after laparotomy and intestinal resection. Dis Colon Rectum 2003; 46: 851−859.

［13］ lonescu D, lancu C, lon D, et al. Implementing fast−track protocol for colorectal surgery: a prospective randomized clinical trial. World J Surg 2009; 33: 2433−2438.

［14］ Jones C, Kelliher L, Dickinson M, et al.Randomized clinical trial on enhanced recovery versus standard care following open liver resection. Br J Surg 2013; 100: 1015−1024.

［15］ Raue W, Haase O, Junghans T, et al. 'Fast−track' multimodal rehabilitation program improves outcome after laparoscopic sigmoidectomy: a controlled prospective evaluation.Surg Endosc 2004; 18: 1463−1468.

［16］ Paddison JS, Booth RJ, Fuchs D, et al. Peritoneal inflammation and fatigue experiences following colorectal surgery: a pilot stuay. Psycnoneuroendocrinology 2008; 33: 446.

［17］ Zargar−Shostari K, Paddison J, Bcoth RJ, et al.A prospective study on the influence of a fast track program on postoperative fatigue and functional recovery after major colonic surgery.J Surg Res 2009; 154: 330−335.

［18］ Jakobsen DH, Sonne E, Andreason J, et al. Convalescence after colonic surgery with fast track vs conventional care. Colorectal Dis 2006; 8: 683.

［19］ Lawrence VA, Hazuda HP, Cornell JE, et al. Functional independence after major abdominal surgery in the elderly.J Am Coll Surg 2004; 199: 762−772.

［20］ Moriello C, Mayo NE, Feldman L, et al. Validating the six minute walk test as a measure of recovery after elective colon resection surgery. Arch Phys Med Rehabil 2008; 89: 1083−1089.

［21］ Antonescu I, Scott S, Tran TT, et al. Measuring postoperative recovery : what are clinically meaningful differences? Surgery 2014; 319: 19−27.

［22］ Feldman LS, Kaneva P, Demyttenaere S, et al. Validation of a physical activity questionnaire (CHAMPS) as an indicator of postoperative recovery after laparoscopic cholecystectomy. Surgery 2009; 146: 31−39.

［23］ Rose M, Bjorner JB, Gandek B, et al. The PROMIS physical function item bank was calibrated to a standardized metric and shown to improve measurement ef−

ficiency. J Clin Epidemiol 2014; 67: 516−526.

[24] Vug MS, Wind J, Hollmann MW, et al. Laparoscopy in combination with fast track multimodal management is the best perioperative strategy in patients undergoing colonic surgery: a randomized clinical trial (LAFA−study).Ann Surg 2011; 254: 868−875.

[25] Henriksen MJ,Jensen MB, Hansen HV, et al. Enforced mobilization, early oral feeding,and balanced analgesia improve convalescence after colorectal surgery. Nutrition 2002; 18: 147−152.

[26] Basse L, Raskov HH, Hjort Jakobsen D, et al.Accelerated postoperative recovery programme after colonic resection improves physical performance, pulmonary function and body composition. Br J Surg 2002; 89: 446−453.

[27] Brazier JE, Harper R, Jones NM, et al. Validating the SF−36 health survey questionnaire: a new outcome measure for primary care. BMJ 1992; 305: 160−164.

[28] Abola RE, Bennett−Guerrero E, Kent ML, et al.American society for enhanced recovery and perioperative quality initiative joint consensus statement on patient−reported outcomes in an enhanced recovery pathway. Anesth Analg 2018; 126(6): 1874−1882.

[29] Antonescu I,Carli F,Mayo NE, et al. Validation of the SF−36 as a measure of postoperative recovery after colorectal surgery. Surg Endosc 2014; 28(11): 3168−3178.

[30] Lee L,Mata J,Augustin BR, et al. A comparison of the validity of two indirect utility instruments as measures of postoperative recovery.J Surg 2014; 190: 79−86.

[31] Eypasch E, Williams JI, Wood−Dauphinee S, et al.Gastrointestinal quality of life index: development，validation and application of a new instrument. Br J Surg1995; 82: 216−222.

[32] Kluivers KB, Riphagen I, Vierhout ME, et al.Systematic review on recovery specific quality−of−life instruments. Surgery 2008; 143: 206−215.

[33] Kleinbeck SV. Self−reported at−home postoperative recovery.Res Nurs Health 2000; 23: 461−472.

[34] Myles PS, Weitkamp B.Jones K, et al. Validity and reliability of a postoperative quality of recovery score: the QoR−40. Br J Anaesth 2000; 84: 11−15.

[35] Gornall BF, Myles PS, Smith CL, et al. Measurement of quality of recovery using the QoR−40: a quantitative systematic review. Br J Anaesth 2013; 111: 161−169.

[36] Shida D, Wakamatsu K, Tanaka Y, et al.The postoperative patient−reported quality of recovery in colorectal cancer patients under enhanced recovery after surgery using QoR−40.BMC Cancer 2015; 15: 799−805.

[37] Jones RS, Stukenborg GJ. Patient−reported outcomes measurement information system (PROMIS)use in surgical care: a scoping study.J Am Coll Surg 2017; 224: 245−254.

4. 加速外科康复的经济作用与价值

Lawrence Lee, MD, PhD   Linae S . Feldman, MD

关键词

价值，成本，经济评价，管理文化，基于患者报告临床结局

要点

- 医疗保健的价值可定义为，每花费一元钱所取得的健康成果。
- 与传统医疗相比，加速康复方案（enhanced recovery pathways, ERPs）以相同或更低费用来提高疗效，从而增加了医疗价值。
- 探讨经济价值的文献主要集中在结直肠手术的 ERPs，但关于 ERPs 在非结直肠手术中经济价值的讨论正在增多。
- ERPs 的长期价值尚未被完全定义。

引言

医疗保健支出正以不可持续的速度增长[1]。截至 2014 年，17.1% 以上的美国国内生产总值（GDP）被用于医疗保健[2]，医疗保健支出的增长率已经超过 GDP 的增长率[1]；在加拿大，10.4% 的 GDP 用于医疗保健，这一比例在过去几十年里有所增加[3]。所有医疗保健系统的参与者都面临着提高质量和降低成本的巨大压力。在这样的环境下，可以采用 ERPs 进行经济论证。人们普遍认为，ERPs 通过缩短住院时间和减少并发症降低了成本[4]。

然而，ERPs 对成本的影响错综复杂。首先，通过 ERPs 节省的住院时间属于住院最后阶段，或许并不能节约资源，因为 40% 的手术入院可变成本发生在前三天[5]。其次，术后并发症是手术住院的主要成本驱动因素[6]，与传统围手术期管理的随机试验相比，并没有明确的证据表明术后加速康复可降低并发症的发生率[7]。同样，ERPs 对严重术后并发症（费用最高的并发症）的发生率无影响。最后，护理路径可能与关键的设计、实施和维护成本有关，但这些都没有得到很好的描述[8]。负责 ERPs 的外科医生应该对这些问题有清晰的认识，以便为特定环境

设计有效的方案，包括制定一个可行的最初可能需要资源投资的"商业方案"。本文定义了 ERPs 在医疗保健中的价值，总结了有关 ERPs 对经济影响的文献，并讨论了 ERPs 的实施成本和以患者为中心的益处，以帮助外科医生争取实施和维持 ERPs 所需的资源。

更低的成本还是更高的价值？

越来越多的文献表明，ERPs 在结直肠手术[9]和非结直肠手术[10]中的应用改善了手术效果并降低了成本。显而易见，降低成本是非常重要的，尤其是在当今的医疗保健环境中。然而，成本只是价值方程的一部分。颇具影响力的哈佛大学经济学家 Michael Porter 将医疗保健的价值定义为"每花费一元钱所取得的健康成果"[11]。更重要的是，Porter 认为医疗价值"应该始终围绕患者来定义"。换句话说，医疗价值就是让患者用最低的费用获得最好的治疗效果。因此，一种有价值的干预措施是以相同的成本获得更好的疗效，或者以更低的成本获得同样的疗效，最好是以更低的成本获得更好的疗效。

因此，为了提高医疗保健质量和成本效益，可采取以下两个措施：减少或除去无益的医疗措施，或提供物超所值的干预措施[12]。ERPs 通过消除围手术期禁食和术后长期卧床等不良操作，并在单一围手术期策略中使用多种循证医学的干预手段来替代它们，进而减少浪费和意外，最终改善治疗结果，从而实现上述两个措施。

已有的经济文献

大量已发表的文献表明，ERPs 的成本较低。一篇关于 ERPs 应用于结直肠手术的经济评价的系统性综述，分析了 10 项关于成本数据的研究[9]，其中 8 项研究表明 ERPs 组成本较低（表 4-1）。尽管这些数据是肯定的，但目前经济相关的数据中仍有很大的局限性，大多数研究是从学术机构角度出发，没有考虑生产力损失或照护者负担等社会成本，术后出院的情况也很少被提到。有研究提出，由于患者提早出院，医疗负担转移到门诊，如果仅仅计算住院的直接医疗成本，门诊这些不可忽视的成本将无法计入。此外，这些研究的成本核算方法并不完美，大部分统计学分析也不够恰当。

为了应对 ERPs 经济评价存在的局限性，有研究采用适当的成本核算方法并基于患者报告临床结局进行了正式的成本效益分析[13]。该研究从加拿大机构、医疗保健系统和社会方面出发研究了成本。结直肠 ERPs 与平均住院时间缩短相关，结

表4-1　研究报告的结直肠手术中ERPs与传统医疗费用数据

研究	费用	ERPs	传统医疗	P或95% CI
Archibald等[51], 2011	住院总费用（直接+日常）	11 662[a]美元	21 037[a]美元	P<0.0001
Bosio等[52], 2007	直接住院费用	4993[a]美元	11 383[a]美元	P<0.001
Folkerson等[53], 2005	直接医疗费用	17 521丹麦克朗	21 340丹麦克朗	无
	间接费用	18 649丹麦克朗	24 134丹麦克朗	
	总费用	36 170丹麦克朗	45 474丹麦克朗	
Jurowich等[54], 2011	术后前五天直接住院费用	1628欧元	2391欧元	P=0.001
Kariv等[55], 2007	直接住院费用	5692[b]美元	6672[b]美元	P=0.001
King等[56], 2006	总费用	6545.29[a]英镑	7216.00[a]英镑	95%CI为-1033.89~2433.53
	间接费用	534.39[a]英镑	1061.50[a]英镑	95%CI为54.00~986.67
Ren等[57], 2012	手术总费用	15 997[a]人民币	17 763[a]人民币	P<0.001
	术后费用	3594[a]人民币	5268[a]人民币	P<0.001
Sammour等[23], 2010	住院总费用（包括方案的制定及研究人员的薪水）	16 052[a]新西兰元	22 939[a]新西兰元	无
Stephen等[58], 2003	住院总费用（外科费用除外）	7070[a]美元	9310[a]美元	P=0.002
Vlug等[59], 2011	直接住院费用（大学医院）	10 594(lap)[b]欧元 12 805(open)[b]欧元	11 967(lap)[b]欧元 10 497(open)[b]欧元	P=0.56
	直接住院费用（教学医院）	5768(lap)[b]欧元 5497(open)[b]欧元	6228(lap)[b]欧元 5650(open)[b]欧元	P=0.41

1丹麦克朗=0.1573美元；1欧元=1.2647美元（2010），1.3499美元（2011）；1英镑=1.7460美元；1人民币=0.1506美元；1新西兰元=0.7260美元；货币汇率公布日期来自www.xe.com

[a]：平均费用；[b]：中位数费用；lap：laparoscopic surgery，腹腔镜手术；open：open surgery，开腹手术

来源：Lee L, Li C, Landry T' et al. A systematic review of economic evaluations of enhanced recovery pathways for colorectal surgery. Ann Surg 2014;259:673. 已授权。

直肠 ERPs 组［（6.5±6.0）天］比传统医疗组［（9.8±12.2）天］更少，P=0.017，但术后 60 天内的并发症无显著差异。然而，ERPs 组患者的生产力丧失更少，照护者负担更轻，门诊资源占用率更低。患者报告治疗结果中，传统医疗组和 ERPs 组之间也没有显著差异。ERPs 的实施和运行成本，约为每名患者 153 美元（在 2013 年，1 加元 =0.81 美元）。从机构（平均差 –1150 加元；95%CI 为 –3487，905）和医疗保健系统（平均差 –1602 加元；95%CI 为 –4050，517）来看，ERPs 和传统医疗之间的差异没有统计学意义。然而，ERPs 组的机构、医疗保健系统和社会成本的总费用显著较低（平均差 –2985 加元；95%CI 为 –5753，–373）。这项研究的结果证实，术后加速康复既可有效降低成本又能保持相同的治疗效果。另一项关于经济成果的研究表明，在加拿大阿尔伯塔省实施 ERPs 后，加拿大接受结直肠手术患者的住院时间、并发症和再入院时间显著减少，每位患者节约了 2806～5898 加元的医疗成本，两年研究期间花费了 464 518 美元[14]。

但应该注意的是，这些经济评价是从加拿大的角度进行的，考虑到单位成本的差异，可能不完全适用于美国的医疗健康系统。在对经济系统的评价中，有 4 项研究来自美国（表 4–1）[9]。在所有这些研究中，ERPs 与总住院费用降低有关。这些研究都没有报告医疗保健系统或社会成本。此后，美国又发表了几项研究，但结果都模棱两可[15-17]。在采用更严格经济评估方法的研究中，Miller 和他的同事[15]没能发现未经校正（平均差 –2161 加元；95%CI 为 –6353，2030）或校正后（平均差 –1854 加元；95%CI 为 –6072，2363）在 ERPs 和传统医疗之间的医疗费用差异有统计学意义。该研究报告了 ERPs 有望在至少 85% 未校正费用样本和 82% 校正后费用样本中减少费用。另外两项研究中，对经济评价发现了同样的局限性，表明 ERPs 方案降低了直接医疗费用[16-17]。这些数据表明了成本分析的复杂性，值得注意的是，所有这些研究都表明 ERPs 有更高护理价值，即以相同成本提供了更好的疗效，或以更低的成本获得更好的疗效。

尽管大多数证据来自结直肠手术方面的文献，但越来越多的证据支持 ERPs 在非结直肠手术中的经济效益。由于文献过于广泛，本篇综述无法穷尽所有。表 4–2显示了调查 ERPs 在非结直肠手术中影响的系统性综述，其中包括经济数据。尽管在医疗保健系统、患者群体和研究设计方面存在显著的差异，但证据的总体权重显示，ERPs 成本更低。

表4-2　系统性综述中报告的ERPs应用在非结直肠手术的费用数据			
研究	人群	研究数量（人）	结果/效应值
Beamish等[60]，2015	胃癌手术	10	标准化均方差-1.02；95%CI为-1.59，-0.45
Xiong等[61]，2016	胰腺切除术	4	4项研究均表明采用ERPs降低了费用
Wang等[62]，2017	肝脏手术	5	标准化均方差-0.31；95%CI为-0.47，-0.14
Miralpeix等[63]，2016	妇科肿瘤手术	3	3项研究均表明采用ERPs降低了费用
Fiore JF Jr等[64]，2016	肺切除术	3	2项研究表明采用ERPs降低了费用
Galbraith等[65]，2018	关节置换术	1	该研究表明采用ERPs降低了费用
Visioni等[10]，2018	非结直肠腹部胃肠手术	8	加权均方差-5109.1美元（2016）；95%CI为-5852.2，-4365.8

实施成本

ERPs 中一项重要的成本投入是设计、运行和维护这些方案所需的资源费用。虽然前期费用预算可能高得让人望而却步，但这些总费用可以根据与 ERPs 相关的需求进行调整，而且可以分摊到所有患者中，进而使每名患者产生很少的额外成本（可以忽略不计）。在我们机构中，通过由外科医生、麻醉师、护理人员及其他重要的相关卫生专业人员（外科手术组）组成的多学科小组（外科康复工作组）来制定以患者康复为重点的发展方案。该小组拟定了复杂的多资源整合的 ERPs，包括结直肠科、胸外科、泌尿外科、肝胆外科、减肥科、妇科和骨科在内的专科。与该工作组有关的费用明细见表 4-3。虽然总成本看起来很高，但 708 个患者由外科康复工作组开发的 ERPs 管理，每位患者的平均治疗成本约为 154 加元。所有方案都被证明可有效地节省成本，节省的成本已经足够抵消投资/实施成本[18-20]。另一项研究

表4-3　麦吉尔大学健康中心术后康复小组一年的费用明细	
	费用（2013年，加元）
全职ERPs护理协调员（年薪）	81 225
ERPs指导小组的时间成本（每次会议1小时，26次）	14 320
护理专家和管理人员、营养学家、物理治疗师、图书管理员、外科和麻醉科临床带头人（一次会议550美元）	—
患者教育材料（医疗信息中心工作的运行成本）	13 225
总计	108 770

来源：Lee L, Li C, Landry T, et al. A systematic review of economic evaluations of enhanced recovery pathways for colorectal surgery. Ann Surg 2014;259:670-676.

估计，整个地区医院网络实施 ERPs 需要在两年内投资 528 459 加元（2014 年）[21]。这项研究还估算了节省的成本大于实施成本的"盈亏平衡点"，即 93～236 次癌症切除或 38～80 次非癌症切除。根据这些数据进一步估计，每投资 1 美元，大约会产生 3.8 美元（2.4～5.1 美元）的回报[22]。

描述 ERPs 运行成本的研究不多。新西兰[23]和瑞士[24]的两项研究报告了运行成本，但没有详细说明所包含的细节。一项美国研究估算了四级学术医疗中心实施 ERPs 的费用（表 4-4）[25]，这项分析包括人力、材料、设备和工作人员培训的费用。此外，费用的分解是基于这样的假设：第一年的前期费用会更高，随着 ERPs 干预的彻底实施而逐渐减少。每名患者的费用也是基于不同的病例量而定的。根据他们自己的经验，平均减少 1.9 天的住院时间，运行成本可通过所有分析过的患者数量（每年 100、250 和 500 例）来进行统筹。目前还没有关于非结直肠手术的研究。这些数据表明，前期实施成本不只是由节约下游成本和增加 ERPs 提供的价值构成。

表4-4 美国的四级学术医疗中心实施ERPs的费用

项目	费用		
	每年ERAS病例数 100	每年ERAS病例数 250	每年ERAS病例数 500
实施费用（美元）	10 000	10 000	10 000
网站访问/培训课程	0	73 700	135 839
外科医生/麻醉师/护理领导时间	0	25 000	50 000
人均费用、设备（美元）			
年度费用（美元）			
人事			
项目管理者	100 875	100 875	126 094
急性疼痛护士	0	56 950	113 900
术前支持	0	28 475	56 950
材料（美元）			
教育材料	2000	5000	10 000
碳水化合物饮料/营养补充剂	5000	12 500	25 000
与液体治疗监控仪或者其他与ERAS设备相关的一次性材料	0	12 500	25 000
第一年总费用（美元）	117 875	32 500	552 783
每年维护费用（美元）	107 875	32 500	552 783
每个患者第一年的费用（美元）	1179	1300	1106
每个患者非第一年的费用（美元）	1079	865	714

来源：Stone AB MC, Pio Roda C, et al. Implementation costs of an enhanced recovery after surgery program in the United States: a financial mode and sensitivity analysis based on experiences at a quaternary academic medical center. J Am Coll Surg 2016;222:221.

对患者重要的治疗结果——价值等式的另一边

如前所述，Porter 指出，医疗价值"应该始终围绕患者来定义"。这一定义对于提高患者的医疗保健质量和价值有着重要的意义。因此，那些能够改善对患者最重要方面结果的措施才是"有价值"的干预措施。然而，医疗服务提供者认为重要的结果与患者最关心的结果之间往往存在巨大的差异[26]。如果 ERPs 的目标确实是"加速康复"，那么必须从患者的角度来定义康复。患者认为康复就是没有症状及可以恢复到手术前的活动能力[27]。术后康复可以进一步通过一种遵循自然轨迹且相对标准的多维结构图（图 4-1）（达到手术前或前提条件的基线）来进行描述[28]。

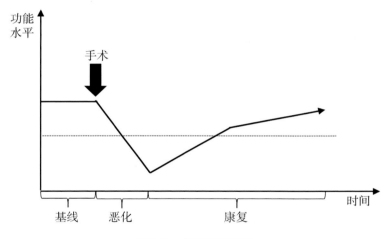

图4-1　术后康复轨迹

来源：Lee L, Tran T, Mayo NE, et al. What does it really mean to "recover" from an operation? Surgery 2013;155:212.

然而，大多数详细说明 ERPs 临床有效性的证据集中于传统的监测方法，如住院时间和并发症。很少有研究调查这些方案对基于患者报告临床结局的影响[29]。监测结果成为康复的替代衡量指标，由于住院时间可能受社会经济、文化和制度等外部因素的影响[30]，并发症和死亡率相对少见，而且评估结果通常会不一致[31]。这些措施强调康复的最早阶段（刚入院阶段），而大型手术后的完全康复通常需要几个月[32]。

ERPs 对患者报告结局测量工具（PROMs）的影响不太清晰。一篇关于术后康复过程中用了 PROMs 的系统性综述，包含被 35 项不同研究使用的 22 种不同的 PROMs[33]。这些研究方法的质量大多较低，而所使用的 PROMs 的效度证据有限。其他使用以患者为中心的结果［但不一定采用"患者报告"对功能能力进行客观评估，如心肺运动试验（CPET）的握力测试属于这一类］来比较 ERPs 与传统医疗的研究，结论也是模棱两可[34]。因此，对 ERPs 的真正"价值"进行更彻底的评估，除了传统的监测方法外，未来还需要进行更多以患者和以康复为中心的研究[35]。

加速康复和微创手术——增加价值的机会

普遍认为，ERPs 不会增加腹腔镜以外的附加利益。ERPs 可以进一步提高腹腔镜手术患者的护理的质量和价值。相关荟萃分析表明，在 ERPs 组，腹腔镜结肠切除术与开腹手术相比，其住院时间更短、并发症更少[36, 37]。美国胃肠和内窥镜外科医师协会已经建立了外科手术多模式加速康复方案，促进 ERPs 的应用，最大化管理信息系统的效果[38]。

体制价值——文化转变

研究表明，许多 ERPs 方案与传统围手术期护理有很大的不同。教条主义在外科文化中根深蒂固，尽管有高水平的相反证据，但在很大程度上这种文化仍然存在[39]。ERPs 的一项要求是各专业之间的多学科协作，并且开放以前可能不存在的交流渠道。这涉及对传统护理模式的挑战，也可能对改善体制文化具有重要的积极下游效应[40, 41]。抵制这种改变也是实施 ERPs 的主要障碍之一[42]，然而，通过加强多学科协作和沟通，以及医院管理部门的支持，可以慢慢消除这种障碍。虽然难以准确地量化这种影响，但会随着服务部门和工作人员之间的协调及沟通水平的提高而变得越来越好[43]。

未来的方向

ERPs 可能还有其他增值的方法。ERPs 对患者术后接受辅助治疗能力的影响是一个尚未得到充分研究的方面。据推测，在减少手术的负面影响方面，ERPs 的作用可能会帮助患者更快恢复到预期的肿瘤治疗水平[44, 45]。及时的辅助治疗可以提高生存率，尤其是结直肠癌患者[46]。改善癌症护理可以显著降低长期的花费。另一个悬而未决的问题是 ERPs 拥有开放式床位的估值（即与不使用 ERPs 而占用床位的机会成本相反）。多项随机试验一致证明了 ERPs 可以缩短住院时间[7]。因此，医院病床数量可能会增加，可以直接归因于实施了 ERPs。但尚未明确阐明这种提高效率的后续效应。一方面，提高床位周转效率，可以提高手术能力并减少急诊科等待时间。手术等待时间的减少与癌症的长期生存率和生活质量的改善有关[47, 48]，虽然并不是所有的肿瘤都如此[49]。真正影响预算的是当地因素，如周转效率和支付系统。持续满负荷运作的机构可能会从床位供应的增加中获益最多。采用前瞻性预付制（即根据诊断确定金额）或总额预付制的医院，如果可用床位被高费用急性患者占用，而不是被手术住院末期患者（这对医院资源使用和费用的贡献最小[5]）使用，则可能会增加总费用。相反，更高的业务量也可能会增加收入，因为更短的住院时间可能有更高的床位周转率，进而带来更高的营业额[50]。今后的研究应考虑所有这些变量，以确定和挖掘 ERPs 的真正成本和效益。

参考文献

[1] Emanuel EJ. Where are the health care cost savings? JAMA 2012; 307(1): 39−40.

[2] Health expenditure, total (% of GDP). 2018. Available at: http://data.worldbank. org/indicator/SH.XPD.TOTL.ZS. Accessed February 11, 2018.

[3] Health expenditure, total (% of GDP). 2014. Available at: http://data.worldbank. org/indicator/SH.XPD.TOTL.ZS. Accessed July 14, 2014.

[4] Kehlet H, Wilmore DW. Multimodal strategies to improve surgical outcome. Am J Surg 2002; 183(6): 630−641.

[5] Taheri PA, Butz DA, Greenfield LJ. Length of stay has minimal impact on the cost of hospital admission. J Am Coll Surg 2000; 191 (2): 123−130.

[6] Dimick JB, Pronovost PJ, Cowan JA, et al. Complications and costs after high−risk surgery: where should we focus quality improvement initiatives? J Am Coll Surg 2003; 196(5): 671−678.

[7] Zhuang CL, Ye XZ, Zhang XD, et al. Enhanced recovery after surgery programs versus traditional care for colorectal surgery: a meta−analysis of randomized controlled trials. Dis Colon Rectum 2013; 56 (5): 667−678.

[8] Lee L, Li C, Landry T, et al. A systematic review of economic evaluations of enhanced recovery pathways for colorectal surgery. Ann Surg 2013; 261(5): e138.

[9] Lee L, Li C, Landry T, et al. A systematic review of economic evaluations of enhanced recovery pathways for colorectal surgery. Ann Surg 2014; 259(4): 670−676.

[10] Visioni A, Shah R, Gabriel E, et al. Enhanced recovery after surgery for noncolor−ectal surgery?: a systematic review and meta−analysis of major abdominal surgery. Ann Surg 2018; 267(1): 57−65.

[11] Porter ME. What is value in health care? N Engl J Med 2010; 363(26): 2477−2481.

[12] Owens DK, Qaseem A, Chou R, et al. Clinical guidelines committee of the American College of P. High−value, cost−conscious health care: concepts for clinicians to evaluate the benefits, harms, and costs of medical interventions. Ann Intern Med 2011; 154(3): 174−180.

[13] Lee L, Mata J, Ghitulescu GA, et al. Cost−effectiveness of enhanced recovery versus conventional perioperative management for colorectal surgery. Ann Surg 2015;

262(6): 1026-1033.

[14] Nelson G, Kiyang LN, Crumley ET, et al. Implementation of enhanced recovery after surgery (ERAS) across a provincial healthcare system: the ERAS alberta colorectal surgery experience. World J Surg 2016; 40(5): 1092-1103.

[15] Miller TE, Thacker JK, White WD, et al. Reduced length of hospital stay in colorectal surgery after implementation of an enhanced recovery protocol. Anesth Analg 2014; 118(5): 1052-1061.

[16] Thiele RH, Rea KM, Turrentine FE, et al. Standardization of care: impact of an enhanced recovery protocol on length of stay, complications, and direct costs after colorectal surgery. J Am Coll Surg 2015; 220(4): 430-443.

[17] Jung AD, Dhar VK, Hoehn RS, et al. Enhanced recovery after colorectal surgery: can we afford not to use it? J Am Coll Surg 2018; 226(4): 586-593.

[18] Paci P, Madani A, Lee L, et al. Economic impact of an enhanced recovery pathway for lung resection. Ann Thorac Surg 2017; 104(3): 950-957.

[19] Lee L, Li C, Robert N, et al. Economic impact of an enhanced recovery pathway for oesophagectomy. Br J Surg 2013; 100(10): 1326-1334.

[20] Abou-Haidar H, Abourbih S, Braganza D, et al. Enhanced recovery pathway for radical prostatectomy: implementation and evaluation in a universal healthcare system. Can Urol Assoc J 2014; 8(11-12): 418-423.

[21] Nelson G, Kiyang LN, Chuck A, et al. Cost impact analysis of enhanced recovery after surgery program implementation in alberta colon cancer patients. Curr Oncol 2016; 23(3): e221-227.

[22] Thanh NX, Chuck AW, Wasylak T, et al. An economic evaluation of the enhanced recovery after surgery (ERAS) multisite implementation program for colorectal surgery in Alberta. Can J Surg 2016; 59(6): 415-421.

[23] Sammour T, Zargar-Shoshtari K, Bhat A, et al. A programme of enhanced recovery after surgery (ERAS) is a cost-effective intervention in elective colonic surgery. N Z Med J 2010; 123(1319): 61-70.

[24] Roulin D, Donadini A, Gander S, et al. Cost-effectiveness of the implementation of an enhanced recovery protocol for colorectal surgery. Br J Surg 2013; 100(8): 1108-1114.

[25] Stone AB, Grant MC, Pio Roda C, et al. Implementation costs of an enhanced recovery after surgery program in the united states: a financial model and sensitivity analysis based on experiences at a quaternary academic medical center. J Am Coll Surg 2016; 222(3): 219-225.

[26] Lee L, Dumitra T, Fiore JF Jr, et al. How well are we measuring postoperative "recovery" after abdominal surgery? Qual Life Res 2015; 24(11): 2583-2590.

[27] Kleinbeck SV, Hoffart N. Outpatient recovery after laparoscopic cholecystectomy. AORN J 1994;60(3):394, 397-398, 401-402.

[28] Lee L, Tran T, Mayo NE, et al. What does it really mean to "recover" from an

operation? Surgery 2014; 155(2): 211-216.

[29] Neville A, Lee L, Antonescu I, et al. Systematic review of outcomes used to evaluate enhanced recovery after surgery. Br J Surg 2014; 101(3): 159-170.

[30] Perelman J, Closon MC. Impact of socioeconomic factors on in-patient length of stay and their consequences in per case hospital payment systems. J Health Serv Res Policy 2011; 16(4): 197-202.

[31] Bruce J, Russell EM, Mollison J, et al. The measurement and monitoring of surgical adverse events. Health lechnol Assess 2001; 5(22): 1-194.

[32] Lawrence VA, Hazuda HP, Cornell JE, et al. Functional independence after major abdominal surgery in the elderly. J Am Coll Surg 2004; 199(5): 762-772.

[33] Fiore JF Jr, Figueiredo S, Balvardi S, et al. How do we value postoperative recovery?: a systematic review of the measurement properties of patient-reported outcomes after abdominal surgery. Ann Surg 2018; 267(4): 656-669.

[34] Feldman LS, Lee L, Fiore J Jr. What outcomes are important in the assessment of Enhanced Recovery After Surgery (ERAS) pathways? Can J Anaesth 2015; 62(2): 120-130.

[35] Wischmeyer PE, Carli F, Evans DC, et al. American society for enhanced recovery and perioperative quality initiative joint consensus statement on nutrition screening and therapy within a surgical enhanced recovery pathway. Anesth Analg 2018; 126(6): 1883-1895.

[36] Zhuang CL, Huang DD, Chen FE et al. Laparoscopic versus open colorectal surgery within enhanced recovery after surgery programs: a systematic review and meta-analysis of randomized controlled trials. Surg Endosc 2015; 29(8): 2091-2100.

[37] Spanjersberg WR, van Sambeeck JD, Bremers A, et al. Systematic review and meta-analysis for laparoscopic versus open colon surgery with or without an ERAS programme. Surg Endosc 2015; 29(12): 3443-3453.

[38] Feldman LS, Delaney CP. Laparoscopy plus enhanced recovery: optimizing the benefits of MIS through SAGES 'SMART' program. Surg Endosc 2014;28(5): 1403-1406.

[39] Delaney CP, Senagore AJ, Gerkin TM, et al. Association of surgical care practices with length of stay and use of clinical protocols after elective bowel resection: results of a national survey. Am J Surg 2010; 199(3): 299-304[discussion: 304] .

[40] Gotlib Conn L, McKenzie M, Pearsall EA, et al. Successful implementation of an enhanced recovery after surgery programme for elective colorectal surgery: a process evaluation of champions' experiences. Implement Sci 2015; 10: 99.

[41] Lee L, Feldman LS. Improving surgical value and culture through enhanced recovery programs. JAMA Surg 2017; 152(3): 299-300.

[42] Pearsall EA, Meghji Z, Pitzul KB, et al. A qualitative study to understand the barriers and enablers in implementing an enhanced recovery after surgery program. Ann Surg 2015; 261(1): 92-96.

[43] Young GJ, Charns MP, Daley J, et al. Best practices for managing surgical services: the role of coordination. Health Care Manage Rev 1997; 22(4): 72−81.

[44] Aloia TA, Zimmitti G, Conrad C, et al. Return to intended oncologic treatment (RIOT): a novel metric for evaluating the quality of oncosurgical therapy for malignancy. J Surg Oncol 2014; 110(2): 107−114.

[45] Kim BJ, Caudle AS, Gottumukkala V, et al. The impact of postoperative complications on a timely return to intended oncologic Therapy (RIOT): the role of enhanced recovery in the cancer journey. Int Anesthesiol Clin 2016; 54(4): e33−46.

[46] Biagi JJ, Raphael MJ, Mackillop WJ, et al. Association between time to initiation of adjuvant chemotherapy and survival in colorectal cancer: a systematic review and meta−analysis. JAMA 2011; 305(22): 2335−2342.

[47] Smith EC, Ziogas A, Anton−Culver H. Delay in surgical treatment and survival after breast cancer diagnosis in young women by race/ethnicity. JAMA Surg 2013; 148 (6): 516−523.

[48] Bourgade V, Drouin SJ, Yates DR, et al. Impact of the length of time between diagnosis and surgical removal of urologic neoplasms on survival. World J Urol 2014; 32(2): 475−479.

[49] Amri R, Bordeianou LG, Sylla P, et al. Treatment delay in surgically−treated colon cancer: does it affect outcomes? Ann Surg Oncol 2014; 21(12): 3909−3916.

[50] Kahn KL, Keeler EB, Sherwood MJ. et al. Comparing outcomes of care before and after implementation of the DRG−based prospective payment system. JAMA 1990; 264(15): 1984−1988.

[51] Archibald LH, Ott MJ, Gale CM, et al. Enhanced recovery after colon surgery in a community hospital system. Dis Colon Rectum 2011; 54(7): 840−845.

[52] Bosio RM, Smith BM, Aybar PS, et al. Implementation of laparoscopic colectomy with fast−track care in an academic medical center: benefits of a fully ascended learning curve and specialty expertise. Am J Surg 2007;193(3):413−415 [discussion: 415−416] .

[53] Folkerson J, Andreasen J, Basse L, et al. Health technology assessment of fast tracking colorectal surgery. 2005. English summary. Available at: http://www.sst. dk/publ/ Publ2005/CEMTV/Acc_kolonkirurgi/Acc_kolonkir_patientforloeb.pdf. Accessed August 17, 2012.

[54] Jurowich CF, Reibetanz J, Krajinovic K, et al. Cost analysis of the fast track concept in elective colonic surgery. Zentralbl Chir 2011; 136(3): 256−263 [in German] .

[55] Kariv Y, Delaney CP, Senagore AJ, et al. Clinical outcomes and cost analysis ot a "fast track" postoperative care pathway for ileal pouch−anal anastomosis: a case control study. Dis Colon Rectum 2007; 50(2): 137−146.

[56] King PM, Blazeby JM, Ewings P, et al. The influence of an enhanced recovery programme on clinical outcomes, costs and quality of life after surgery for colorectal cancer. Colorectal Dis 2006; 8(6): 506−513.

[57] Ren L, Zhu D, Wei Y, et al. Enhanced Recovery After Surgery (ERAS) program attenuates stress and accelerates recovery in patients after radical resection for colorectal cancer: a prospective randomized controlled trial. World J Surg 2012; 36(2): 407−414.

[58] Stephen AE, Berger DL. Shortened length of stay and hospital cost reduction with implementation of an accelerated clinical care pathway after elective colon resection. Surgery 2003; 133(3): 277−282.

[59] Vlug MS, Wind J, Hollmann MW, et al. Laparoscopy in combination with fast track multimodal management is the best perioperative strategy in patients undergoing colonic surgery: a randomized clinical trial (LAFA−study). Ann Surg 2011; 254(6): 868−875.

[60] Beamish AJ, Chan DS, Blake PA, et al. Systematic review and meta−analysis of enhanced recovery programmes in gastric cancer surgery. Int J Surg 2015; 19: 46−54.

[61] Xiong J, Szatmary P, Huang W, et al. Enhanced recovery after surgery program in patients undergoing pancreaticoduodenectomy: a PRISMA−compliant systematic review and meta−analysis. Medicine (Baltimore) 2016; 95(18): e3497.

[62] Wang C, Zheng G, Zhang W, et al. Enhanced recovery after surgery programs for liver resection: a meta−analysis. J Gastrointest Surg 2017; 21(3): 472−486.

[63] Miralpeix E, Nick AM, Meyer LA, et al. A call for new standard of care in perioperative gynecologic oncology practice: impact of enhanced recovery after surgery (ERAS) programs. Gynecol Oncol 2016; 141(2): 371−378.

[64] Fiore JF Jr, Bejjani J, Conrad K, et al. Systematic review of the influence of enhanced recovery pathways in elective lung resection. J Thorac Cardiovasc Surg 2016; 151(3): 708−715.e6.

[65] Galbraith AS, McGloughlin E, Cashman J. Enhanced recovery protocols in total joint arthroplasty: a review of the literature and their implementation. Ir J Med Sci 2018; 187(1): 97−109.

5. 加速外科康复的术前准备：

预康复的作用

Gabriele Baldini, MD, MSc   Vanessa Ferreira, MSc   Francesco Carli, MD, MPhil

关键词

ERAS，术前评估，术前优化，预康复

要点

- 术前风险评估、分层和优化需要多学科合作，且不应仅关注患者的并发症。
- 只有在允许随后有针对性地优化患者护理的情况下，术前风险评估和分层才有价值。
- 术前优化需要时间；对高风险手术患者进行早期评估对于促进合理优化至关重要。
- 增强个体功能以使患者能够耐受即将到来的手术应激的过程称为预康复。
- 诸如预康复等多学科措施，能够解决对治疗效果可能存在影响的可变风险因素。

引言

　　大约 20 年前，鉴于住院时间长、术后并发症多、医疗费用增加等原因，调整手术方法非常必要，因此提出了"快速通道"的概念[1, 2]。如果要加速术后恢复并降低并发症的发生率，就必须从单模式干预转向多模式干预。在随后的几年中，ERAS® 协会成立[3]，其旨在建立一种多模式和系统的方法来处理围手术期的医疗过程，并通过标准化的手术护理降低术后发病率[4]。外科医生开始开发 ERAS 的基础设施，并开始意识到如果要实现 ERAS 的目标，就必须让其他医疗服务人员参与其中。显然，麻醉师、外科护士、物理治疗师和营养师需要共同制订一个可持续计划，涵盖从术前到出院的整个外科手术过程。该计划的诸多要素，如碳水化合物饮料、阿片类药物镇痛和静脉输液，都属于麻醉操作的一部分[5, 6]。了解外科手术应激反应的内在机制（内分泌、代谢和免疫学）及如何减轻应激反应，以防止其产生某些负面影响（如耗氧量增加、心脏需求增加、胃肠道动力降低、疼痛），并整合到整个 ERAS 计划中，有助于康复过程。麻醉师需要参与 ERAS 方案的各个方面，如术前评估和优化先前存在的器官功能障碍、修订禁食方案、向患者及其家属说明将要实施的麻醉和镇痛的类型，针对计划选择特定的围手术期护理，并维持最佳的术中稳态和最小的器官功能障碍，从而促进器官功能的快速出现和恢复。

特定程序 ERAS 协议的实施需要各围手术期学科的"佼佼者"，他们需要定期会面并审查机构内的实践指南[7]。麻醉师作为该小组的一部分，必须意识到围手术期护理的不断创新。因此，要有足够的灵活性，以便在临床实践中进行一些改变并促进快速通道计划的实施。本文旨在解决与术前护理相关的具体问题，特别是在 ERAS 计划的背景下。ERAS 从术前开始提供基于临床证据的最佳护理方法，该方法可让患者了解麻醉和镇痛技术、接受健康状况评估，并就如何提高术前功能提出建议。

最小化手术应激反应：总体考量

外科手术可引发一系列事件，统称为应激反应，该反应的特点是神经内分泌激素的释放增加，以及各种细胞因子上调引起的免疫系统激活。全身炎症反应和下丘脑-交感神经刺激的结合作用于靶器官，包括大脑、心脏、肌肉和肝脏[8]。以炎症反应为特征的生理变化核心是胰岛素抵抗的相对急性变化，这是围手术期的主要致病因素，它可以被定义为对正常胰岛素浓度的异常生物学反应[9]。胰岛素控制葡萄糖、脂肪和蛋白质的代谢，并控制细胞对胰岛素敏感性的改变，控制随后的代谢反应。高血糖和蛋白质分解是外科手术引起胰岛素敏感性降低的两个主要后果。

除了术前存在胰岛素抵抗的代谢性疾病（如癌症、肥胖、糖尿病、衰弱和肌肉减少症），还需要提及一些导致胰岛素敏感性降低的术中和术后因素，如禁食、疼痛、卧床休息及疲劳。

由于应激反应的病理生理学是多因素的，因此实施一系列减轻胰岛素抵抗状态发作的干预措施是有意义的。在这种情况下，麻醉师、外科医生应与围手术期组的其他成员一起合作，考虑采取多模式干预策略，其中可能包括术前优化和饮用碳水化合物饮料、神经传导阻滞、实现最佳营养和代谢状态的生理稳态，以及增强身体活动能力。

术前风险评估、分层和临床优化

只有在允许随后有针对性地优化患者护理的情况下，术前风险评估和分层才有价值。最终目标是降低术后发病率和死亡率，并促进手术康复。手术和器官特异性术前评分系统可以整合到术前临床评估，以识别高危患者[10]。同样，诸如脑钠肽（BNP）和脑钠肽前体（pro-BNP）等生物标志物也可用于评估术后发病率，进一步加强风险评估和分层[11]。

术前功能状态不佳与发病率、死亡率增加，以及手术恢复时间延长有关[12-15]。术前功能能力评估可识别功能状态差（心肺储备低）的患者，这些患者术后出现并发症的风险很高，但术前预康复可使他们受益[16, 17]。通常通过测量代谢当量或使用多种功能测试（如6分钟步行试验）进行评估[14-16]。

心肺运动试验（CPET）是一种低风险、无创的术前测试，可以通过测量最大耗氧量（$VO_{2\,max}$）和无氧阈（AT）来更精确、客观地确定其功能能力。考虑到外科手术患者通常无法达到或没有足够的动力达到最大耗氧量，而峰值耗氧量（VO_{2peak}）基本上与最大耗氧量相似，因此在临床实践中更常使用峰值耗氧量。因为氧气消耗随着年龄增长生理性降低，无氧阈应始终表示为最大耗氧量的百分比[18]。其他参数，如肺换气和乳酸，也可以作为解读心肺运动试验的主要结果。心肺运动试验结果可以让围手术期医生充分了解患者应对手术压力时引起的代谢需求增加的能力。在过去的30年中，心肺运动试验逐渐用于对术前风险进行分层并确定需要术前优化的高危患者，或更好地为病危患者分配医疗资源（即重症监护病房）。事实上，对接受心血管、胸腔和腹部手术患者进行的多次观察性研究表明，无氧阈的耗氧量低于10~11mL/（kg·min）或峰值耗氧量低于15mL/（kg·min）[19]就可以识别易发生术后并发症的高危患者[20-26]。同样，无氧阈降低也与术后即刻死亡率增加有关[27-32]。此外，在一项大型前瞻性观察研究（$n = 1725$）中，在无氧阈中添加心肺运动试验变量提高了其他临床变量（肺活量）、人口统计学变量（性别）和手术变量（手术类型）预测胸腹手术后长期生存率的准确性[33]（表5-1）。可根据临床风险因素的多少或功能测试的结果（如6分钟步行试验）来确定心肺运动试验的候选患者[14]。其结果需要由专家团队和训练有素的护理人员进行解读，由于无氧阈的确定可能受多种因素的影响，因此可能产生误导性结果[18]。心肺运动试验方案的变化、心肺运动试验结果的观察者间和观察者内的变化、学习效果、术前药物（β受体阻滞剂）都会影响无氧阈的测量[18]。了解此类混杂因素对于避免做出错误的术前临床决策至关重要。

表5-1　术前心肺运动试验与术后结果的关系

研究者	研究类型，例数	手术类型	术前心肺运动试验变量	术后结果	相关临床结果
Older等[27]（1993）	观察，187	腹部大手术，年龄>60岁	AT	死亡率	如 AT <11mL/（kg·min）死亡率更高（18% vs 0.8%）
Older等[28]（1999）	介入，548	腹腔内手术，年龄>60岁	AT	死亡率	AT<15 mL/（kg·min）的患者死亡率为11%[a]；AT>14 mL/（kg·min）的患者死亡率为0%
McCullough等[20]（2006）	观察，109	腹腔镜RGB	VO_{2peak}	发病率	VO_{2max} <16 mL/（kg·min）
Snowden等[21]（2010）	观察，182	腹部（结直肠除外）	AT	发病LOS率	AT<10.2 mL/（kg·min）术后并发症预测 >1例
Wilson等[29]（2010）	观察，847	择期结直肠、肾切除术或膀胱切除术，年龄>59岁	AT	死亡率	AT <10.9 mL/（kg·min）总体：RR = 6.8, 95%CI为1.6~29.5　患者无心脏危险因素 RR = 10.0, 95%CI为1.7~61.0
West等[22]（2014）	观察，136	结肠直肠手术	AT VO_{2peak} VE/VCO_2[b]	发病率	患者中至少有1例并发症中位数 AT=9.9 mL/（kg·min）；VO_{2peak}=15.2 mL/（kg·min）；VE/VCO_2=31.3 mL/（kg·min），显著低于无并发症的患者（$P<0.005$）
Grant等[30]（2015）	观察，506	EVAR	AT VO_{2peak} AT >42的VE/VCO2[b]	1~3年的存活率	AT>42的VE/VCO2，以及VO_{2peak} <15 mL/（kg·min）独立预测生存率降低；AT独立预测并发症减少
Carlisle等[31]（2007）	观察，130	AAA修复	AT VE/VCO_2	中期存活率	AT HR=0~84（95%CI为0.72~0.98）VE/VCO_2 HR=1.13（95%CI为1.07~1.19）

续表

表5-1　术前心肺运动试验与术后结果的关系

研究者	研究类型，例数	手术类型	术前心肺运动试验变量	术后结果	相关临床结果
Epstein等[32]（2004）	观察，59	肝移植	VO_{2max} AT	死亡率	AT单独与死亡率有关（调整后 OR=14.1, P=0.03）
Forshaw等[23]（2008）	观察，78	食管切除术	AT VO_{2peak}	发病率	有肺心病并发症的患者VO_{2peak}降低 [19.2 mL/（kg·min）vs 21.4 mL/（kg·min）, P=0.04]
Nagamatsu等[24]（2001）	观察，91	食管切除术	VO_{2max} AT	发病率	VO_{2max}术后并发症单独预测（P=0.001）
Nugent等[25]（1998）	观察，30	AAA修复	VO_{2peak}	发病率	VO_{2peak}<20mL/（kg·min）, 70%患者有并发症，50%患者无并发症

AAA：腹主动脉瘤；AT：无氧阈；EVAR：血管内腹主动脉瘤修复；HR：风险比；LOS：持续时间；OR：优势概率；RGB：Roux-en-Y，胃旁路手术；RR：死亡的相对风险；VO_{2max}：最大耗氧量；VO_{2peak}：峰值耗氧量；VE/VCO₂：排出1升CO_2所要的通气量。

a：由报告数据估计。

b：二氧化碳通气当量。

重建基线水平（如在新辅助化放疗后），或在手术前改善基线功能，对增加生理储备、减轻手术应激影响并确保快速安全恢复尤其重要。有趣的是，一项初步研究的试验结果表明，术前接受剧烈运动治疗的患者对新辅助放化疗的反应优于对照组，试验组术后9周MRI肿瘤分期更好[34]。

手术患者术前经常贫血。在接受非心脏手术的患者中，术前贫血的患病率估计约为30%[35]，但在肿瘤患者中高达90%[36]。术前贫血的发病机制是多因素的：铁缺乏症、慢性炎症、骨髓抑制和肾功能损害是外科患者贫血的最常见原因。多项研究表明，术前贫血与不良后果之间存在关联[37]。考虑到同种异体输血与发病率、死亡率增加和肿瘤恶化相关[37]，贫血患者的早期识别对于在手术前优化血红蛋白水平至关重要，而不必完全依靠输血。但是，异体输血对于快速恢复严重贫血患者的生理血红蛋白水平仍然至关重要。纠正术前贫血需要时间，并且可能需要采取多学科的方法，包括麻醉学和内科学、血液学、输血医学、胃肠病学，以及对负责外科手术患者的所有医疗相关人员的教育[38, 39]。尽管研究一致表明，术前贫血与术后发病率和死亡率之间存在关联，但仍缺乏通过纠正术前血红蛋白水平可改善术后结果的证据[39-41]。最近一项针对129 719名外科手术患者的大型前瞻性多中心队列研究表明，实施患者血液管理计划（结合多学科围手术期干预措施以增加和保存自体红细胞体积）是可行且安全的，并且可以显著减少红细胞数量和急性肾功能衰竭的发生率[42]。最后，必须考虑贫血患者由于存在普遍的疲劳症状而难以遵守运动计划的问题，优化此类患者的术前血红蛋白水平可能有益于增加患者对康复治疗的依从性。

术前营养风险筛查、术前营养评估和优化也应作为术前评估的一部分，因为营养不良不仅会增加术后并发症的风险[43, 44]，还会导致肿瘤恶化[45]。据报道，癌症患者营养不良的发生率为20%~70%，具体取决于患者的年龄及癌症的类型和阶段[46]。实际上，食欲不振、肿瘤引起的代谢重排、与肿瘤治疗相关的恶心和呕吐，以及癌症引起的躯体功能受限（如胃肠道阻塞）会严重损害肿瘤患者的营养状况[44]。识别营养不良或有营养风险的患者至关重要，可以使用几种经过验证的评分系统和问卷[44]。应当定期对外科手术患者开展营养不良筛查，并对营养不良和有营养风险的患者进行营养干预。术前应至少对患者进行7天的营养干预，最好采用肠内途径[44]。如果仅通过口服和肠内摄入不能满足能量和营养要求（＜热量需求的50%），肠外营养也应该开始摄入。对于肠内营养禁忌或不可行的患者（如肠梗阻），应尽快开始肠外营养[44]。对于非营养不良的患者，可能会推荐营养补充剂，因为它有助于预防严重的术后并发症，并在术后维持营养[44, 47]。尽管免疫营养的作用存在争议，但指南还是建议在接受重大癌症手术的营养不良患者中使用富含免疫营养素的特定配方[44]。众所周知，优化欲接受手术的营养不良患者的营养状况可减少术后并发症[44, 48]。然而，营养干预对肿瘤预后的影响仍有待进一步研究。一项小型随机临床试验表明，在头颈部癌症外科患者中，术前和术后补充精氨酸可降低感染率和影响生存率[49]。此外，在 ERAS 计划背景下进行的一项大型回顾性研究表明，严格遵守 ERAS 干预措施，包括优化即将手术的营养不良结直肠癌患者营养状况的干预措施，与提高癌症特异性生存率和癌症特异性死亡率减少 42%（风险比 =0.58，95%CI 为 0.39 ~ 0.88）相关[50]。

术前阶段也是改变不良生活方式（如吸烟）和改善长期预后的机会[51]。术前严格的戒烟计划，包括尼古丁替代治疗、患者咨询及对患者指导，与较少的术后感染并发症和长期戒烟有关，但前提是在手术前 4 周开始[52]。或者，可以选择持续时间较短的干预措施，如术前使用伐尼克兰治疗与患者咨询相结合[53]。

心理评估也应作为术前评估的一部分，尤其是对肿瘤患者。尽管动物和临床试验均表明，心理应激可增强手术相关的应激反应，并促进肿瘤转移，但在癌症患者中实施心理策略未能改善肿瘤预后[51]。然而，有人认为，在整个围手术期进行干预可能比仅在术后治疗这些患者更有益[51]。此外，心理优化与术后镇痛优化和镇痛药消耗降低有关[54]。

最后，随着人口老龄化的持续增长，老年肿瘤患者的手术日益增多。该人群中，风险评估是复杂且需要多学科干预的。风险评估不仅应包括与继发并发症相关的风险，还应包括术后谵妄、认知障碍、跌倒风险和患者虚弱的风险[55]。

促进者、障碍、挑战

最佳的术前风险评估、分层和优化需要多学科的方法，麻醉师、内科医生、护士、营养师和戒烟协理员都应参与其中。实施多学科术前诊疗可以促进和优化风险评估，并可降低术后并发症发病率和死亡率[56]。这也是一个让患者了解他们手术过程、提升围手术期路径的一个好机会，并可在详细讨论最常见的麻醉技术后获得患者知情同意。

术前优化可能具有挑战性。因为患者通常在外科诊断后的几周内进行手术，几乎没有时间优化高危患者，这种情况无法改变术前高风险。对于癌症患者尤其如此，他们除了疾病相关的风险外[11, 57-61]，还有特定的肿瘤疾病，会进一步增加发生术后并发症的风险[62]（图 5-1）。一方面，人们普遍认为立即手术切除肿瘤对于避免癌症复发和扩散至关重要；另一方面，也必须承认，对非优化的高危患者进行手术会显著增加术后并发症发病风险和死亡率[63]。应根据肿瘤生物学、肿瘤分期、患者的身体状况及旨在降低手术风险的术前干预措施的有效性决定是否推迟手术以优化高危患者。因高风险患者术前优化而推迟择期肿瘤手术，对肿瘤患者的预后是否会产生负面影响尚缺乏证据，但是迫切需要这样的证据。同时，应尽早安排高危肿瘤患者的术前评估，以优化医疗和功能。

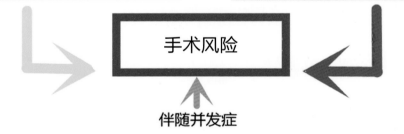

由癌症引起的	由新辅助化疗引起的
贫血 　*缺铁型 　*AI/ACD 　*维生素B$_{12}$/叶酸吸收不良 凝血功能障碍 血小板减少症 白细胞减少性营养不良/NV/腹泻/恶病质 电解质紊乱 气道损害 肾功能衰竭 癫痫发作、高颅内压 焦虑、抑郁 乏力	心脏毒性 肺毒性 肾脏毒性 神经毒性 贫血 　*骨抑制 　*维生素B$_{12}$/叶酸吸收不良 血小板减少 白细胞减少 凝血功能障碍 VTE NV、营养不良、腹泻 气道损害（RT） 高血糖 HPA轴抑制 功能能力降低、疲劳

手术风险

伴随并发症

图5-1　肿瘤外科患者术前手术风险的决定因素。手术相关因素未报告
AI/ACD：炎症性贫血/慢性病贫血；HPA：下丘脑、垂体、肾上腺；NV：恶心、呕吐；RT：放射治疗；VTE：静脉血栓栓塞

术前预康复以提高功能能力

手术与恢复

强有力的证据表明，手术和癌症治疗的许多负面即刻影响，如疼痛、疲劳、液体超负荷和虚弱，都可能是致命的。

如果进行适当的干预，则会减弱这些负面影响，从而促进患者康复和早日出院[64]。如果能找到改善术后身体功能和生活质量的方法，那将是切实有益的。不幸的是，人们往往通过术后干预来改善恢复过程，术后并不是引入干预措施加速恢复的最佳时机，因为患者对可能接受的进一步治疗感到疲倦、抑郁和焦虑。因此，在患者被安排进行额外检查并焦急地等待手术的术前阶段，可能是进行干预较为合适的时间。

通过预康复来提高身体功能

对手术患者进行术前评估时，评估功能可预估手术的风险及患者对手术干预的需要。如前所述，功能降低与术后并发症的增加相关[21, 29, 65]。因此，通过术前改善功能以降低术后风险十分有意义。增强个体功能使其能够承受即将到来的手术应激的过程被为预康复[66, 67]。预康复的概念始于骨科领域（髋和膝关节置换术），其解决了术后结果对体力活动/运动的影响。目前，对预康复的研究已经扩展到心脏、血管和腹腔手术中。越来越多的证据表明，术前运动能增强术前和术后的生理储备，并能使患者更早地恢复到基线水平。最近的系统综述显示，与标准护理相比，预康复减少了住院时间和术后并发症的发生率，并改善了术后疼痛和生理功能[68-70]；然而，只基于运动的干预措施可能不足以提高功能。一项随机对照试验表明，在接受结直肠手术的 112 名患者中，对照组接受每日步行与呼吸训练的伪干预措施，试验组居家进行高强度训练（有氧运动和抗阻训练）。与干预组相比，对照组中患者的功能性步行能力有更大的改善[71]。试验组患者对高强度训练计划的依从性仅为 16%，表明无法维持规定的运动。因此，最近提出了多模式的预康复计划，包括有组织的有氧运动和抗阻训练，辅以营养咨询、蛋白质补充和减轻焦虑的放松策略。这种干预基于对运动与蛋白质管理的协同效应的理念，以最大限度地提高肌肉蛋白质合成，从而增加肌肉力量[72]。先是在一项预试验中进行多模式干预[73]，随后一项随机对照试验调查了 164 名接受结直肠切除术的患者[74]。结果显示，试验组 80% 以上的患者，其功能在术后 8 周恢复到术前水平，而对照组的恢复率只有 40%。

术前运动

事实上，有大量证据表明运动在疾病预防中有积极作用，已经证明，有规律的运动可以降低老年人缺血性心脏病、糖尿病、中风、癌症和骨折的发生率。定期参加体育活动可以给身体带来很多益处。例如，可以提高有氧运动能力、使体脂下降、提高抗氧化能力、使胰岛素敏感性增加，以及改善过度活跃的交感神经。虽然有关术前运动康复的文献还比较有限，但是让手术患者进行体育活动和有计划的锻炼，以提高手术前的功能是值得探索的。

　　传统上术前会鼓励患者休息，以便为即将到来的手术做最好的准备，并且仅在术后才开始运动康复。然而，卧床休息对肌肉质量、身体机能、下肢力量/爆发力、有氧运动能力和体内平衡存在负面影响[75-77]。与此惯例相反，术前即进行运动干预（如预康复）与术后才开始康复相比，在整个围手术期中前者对功能性步行能力的改善更大[72]（图5-2）。这些改善对于健康水平较差的患者更有意义[78]。与健康程度较高的患者相比，对步行能力基线较低的患者采取预康复能让其获得更大程度的改善。然而，该计划仅在依从性良好的情况下才有效。癌症患者最常报告的影响他们参加预康复措施的是停车（寻找停车位与支付停车费）、交通和时间[79]。最后，在对患者进行运动康复时，患者的安全是首要考虑的。已经证明，无论预康复措施

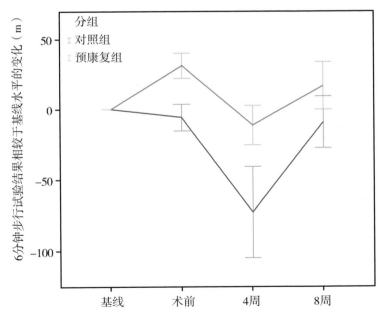

图5-2　康复组和对照组围手术期功能能力变化的轨迹。康复组患者在手术前即接受三模式干预（运动、营养和放松）。对照组患者在手术后才开始相同的三模式干预（康复）。误差线表示95%CI

来源：Minnella EM, Bousquet-Dion G, Awasthi R, et al. Multimodal prehabilitation improves functional capacity before and after colorectal surgery for cancer: a 5-year research expert fence Acta Oncol 2017; 56(2): 298. 已授权。

是以家庭为基础还是以医疗中心为基础的训练计划，它都是安全的（即使是老年患者）[34]。但是，运动专家的监督能为训练提供额外的安全保障。在制订预康复计划时必须谨慎考虑，最大限度地提高依从性并确保安全，毕竟安全问题会显著影响该计划的有效性。

运动处方

锻炼是指为了改善或保持身体健康的特定目标，而计划和组织的规律性体育活动[80]。为了更好地为手术做准备，术前锻炼计划应包括 4 种主要类型的运动：有氧运动、力量训练、平衡和柔韧性训练。有氧运动通过增加呼吸量和心率来刺激心血管系统。已证明，它可以有效改善等待腹腔手术患者的身体健康状况[81]，并可以改善癌症相关的疲劳程度和生活质量[82]。6 分钟步行试验是一种评估功能性运动能力的低成本且易于执行的测试。6 分钟步行试验已在癌症患者中得到验证，通常作为术后发病率和死亡率的预测指标，它也可用于有氧训练的处方（如步行训练）[83]。

力量训练侧重于抗阻练习，以诱导肌肉收缩，促进肌肉合成代谢、增加肌肉量和肌力。手术前增加肌肉量是关键，因为由于手术的分解代谢效应，以及随着年龄增长而发生进行性的肌肉减少，肌肉萎缩是一个典型的现象[84, 85]。训练重点应放在能够反映日常生活功能运动的锻炼上（如从坐姿站起来，主要依赖股四头肌肌力）。加强这些肌肉，对于老年人尤其重要，因为这些肌肉的肌力与跌倒风险有关。功能性体能测试，如 30 秒坐立测试和屈臂测试，可以分别用来预测下肢和上肢肌肉的肌力[86]。

除了有氧运动和力量训练外，将平衡和柔韧性训练作为运动处方的必要组成部分也同样重要，特别是跌倒风险增加和活动范围有限的老年人。鉴于进行预康复的时间相对较短，认真监督训练计划很重要。

正如药物处方需要特定的剂量、服用形式和服药频率一样，运动处方也应该具有相同程度的精确性。根据美国运动医学会（ACSM）的研究，运动处方应该根据患者需要和期望，运用 FITT 原则（频率、强度、时间和类型）制订[87]。

频率指的是单位时间内患者应该进行锻炼的次数，通常是每周的锻炼天数。ACSM 建议健康人每周进行 3 ~ 5 天的有氧运动、2 ~ 3 天的抗阻训练；特别是在抗阻训练之后，每周大部分时间进行柔韧性/平衡性训练[87]。

强度是在运动过程中的用力水平，可以使用主观用力程度计分（6 ~ 20 分）（图 5-3）进行监测，这是一个经过充分验证的主观用力感评估表[88, 89]，也可通过监测心率评估运动强度。推荐的有氧运动强度为中等至剧烈程度，相当于主观用力程度计分上的 12 ~ 16 或目标心率在心率储备的 40% ~ 85% 之间[87]。目标心率采用 Karvonen 法计算：

目标心率 ={［（220– 年龄）– 静息心率］ × 强度（%）}+ 静息心率

　　对于抗阻训练，进行 2 或 3 组，每组重复 8 ~ 12 次，最大重复次数（移动 1 次可承受的最大重量）的 50% ~ 70% 被证明是有效的[87]。

　　时间是指运动的持续时长，有氧运动应为 20 ~ 60 min，抗阻训练应为 30 min[87]。对于柔韧性/平衡性训练，每次拉伸应持续 15 ~ 30 s，重复 2 ~ 4 次[87]。

　　类型是指锻炼方式，可以是前面提到的 4 种锻炼方式中的任何一种。

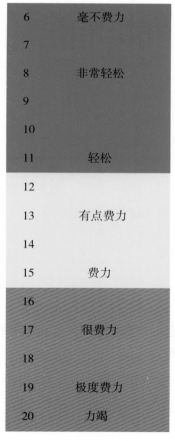

图5-3　主观用力程度计分。量表分值为6 ~ 20，可用于表示每分钟60 ~ 200次的心率。11 ~ 14分表示运动强度中等，15分或更高表示运动剧烈

来源：Borg G. Perceived exertion as an indicator of somatic stress. Scand J Rehabil Med 1970; 2(2): 92–98. 已授权。

表 5-2 显示了 FITT 运动处方指南。

表5-2　FITT 运动处方

FITT原则组成部分	频率	强度	时间	类型
有氧运动	3～5天/周	中度：HRR的40%～60%或RPE11～14 剧烈：HRR的60%～85%或RPE≥15	20～60 min	动态锻炼大肌群
力量训练	2～3天/周	做2～3组，每组8～12次RPE 12～16	30 min	8～10种针对主要肌群的锻炼
柔韧性/平衡性训练	一周中的大部分时间	伸展到紧绷但不疼痛	15～30 s/次，重复2～4次	针对主要肌群的静态拉伸

FITT=运动处方；HRR=心率储备；RPE=主观用力程度计分的得分。

FITT 未包含的另一个原则是循序渐进地运动。当适应性改变出现，并且患者适应了所进行的锻炼要求时，必须考虑运动的渐进性。该基本训练原则十分必要，可以确保身体持续承压，达到最佳改善的目的[90]。可通过增加 FITT 变量中的任何一个，来推进锻炼计划。但是，建议在增加强度之前先增加频率和持续时间[91]。

尽管尚无针对等待手术患者的具体运动指南，但有证据表明术前运动可改善功能和心肺健康、肌力、生活质量等。然而，尚不清楚这种健康状况的改善是否会降低围手术期风险或改善术后结果[92, 93]。

营养在增强肌力中的作用

癌症会影响计划进行手术患者的营养状况，因癌症对中间代谢的各个方面都有影响。营养疗法的主要目标是优化术前营养物质储备，并提供足够的营养以补偿术后的分解代谢反应[94-97]。为了达到这一目标，营养干预需要一个时间表，该时间表需要从术前评估开始，并延伸到术后。蛋白质分解代谢对营养支持（尤其是氨基酸）的高敏感性，可能会对这些患者在分解代谢应激期间的营养管理产生重要影响，尤其是强调底物利用率和能量需求的愈合过程。蛋白质摄入量按占总能量消耗的20%计算，大型手术时可单独使用压力因子 1.3 和适当的运动因子来确定[44]。在应激状态（如癌症）下，蛋白质的需求量增加，以满足肝脏急性期蛋白质合成的需求增加，以及涉及免疫功能和伤口愈合的蛋白质合成的需求增加。非手术营养肿瘤学的肠内营养指南建议，癌症患者每天应至少摄入 1.2~2.0 g 蛋白 /kg。

　　膳食蛋白通过增加全身氨基酸的利用率来提高全身蛋白质的合成。运动后，建议摄入氨基酸，因为氨基酸对肌肉蛋白质合成具有刺激作用[98, 99]（图 5-4）。实际上，已经发现抗阻训练后摄入的蛋白质可以提高禁食 24 小时内肌原纤维蛋白质的合成速率[100]。

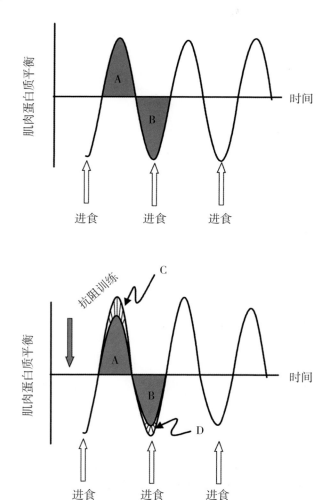

图5-4　上图：正常进食状态的蛋白质合成和禁食状态的蛋白质分解。进食后蛋白质合成的面积（A）等于禁食时蛋白质分解的面积（B）；因此，通过进食可以维持骨骼肌质量。下图：抗阻训练后骨骼肌进食状态的蛋白质合成和禁食状态的蛋白质分解。禁食时蛋白质分解的增加量相当于运动引起的蛋白质合成的刺激量（C）。但是，由于在禁食状态下持续刺激蛋白质合成，禁食状态的蛋白质分解量（D）似乎少于合成量

来源：Phillips SM. Protein requirements and supplementation in strength sports. Nutrition 2004; 20(7): 691. 已授权。

术前的心理困扰

心理困扰，特别是焦虑和抑郁，在癌症患者中非常普遍。Hellstadius 等[101]发现，分别有34%和23%的等待手术的食管癌患者出现过焦虑和抑郁。即使考虑了已知的生理因素，这种精神状态对手术和临床结果，如伤口愈合、术后镇痛、住院时间和功能恢复均存在负面影响[102]。有证据支持对乳腺癌、结肠癌和前列腺癌患者术前实施心理干预在减轻痛苦、提高生活质量[103]、减少焦虑和抑郁[103, 104]、减轻疼痛严重程度和疲劳方面有作用[105]。这些干预措施包括放松技术（深呼吸、渐进式肌肉放松和冥想）、引导想象和（或）给出问题解决和应对策略。然而，这些策略不影响传统手术结果，包括住院时间、并发症、镇痛剂的使用或死亡率[106]。

进一步措施

越来越多的证据表明，多学科方案可以解决可能影响治疗结果的可变风险因素，这使得人们对外科癌症患者预康复越来越感兴趣[107]。此外，从患者的角度来看，术前预康复对术前功能有正面的影响，并且越来越多的研究显示，其可以减轻与癌症相关的病理生理负担和手术应激，从而加速康复过程。最近的研究表明，储备量有限的患者可能会从一个结构化的个性化预康复方案中获益更多[72]。尽管预康复方法可能会在术前诊断出患者的可逆性受限，并可通过制定针对性干预策略改善术后结局，但我们在如何识别这些可能从预康复计划中受益的患者、如何选择合适的干预措施、确定特定类型手术的有效性，以及评估对以患者为中心和临床结果的影响方面，仍存在一定空白。我们仍需探索运动处方和免疫营养学在每种特定类型手术下 ERAS 方案中的作用。这种以患者为中心、多学科、综合的医疗保健方案应从术前诊疗开始，以识别衰弱患者，并由跨学科团队进行充分的风险分级，以改善手术结局并在整个医疗过程中促进健康。

参考文献

[1] White PF, Kehlet H, Neal JM,et al. The role of the anesthesiologist in fast-track surgery: from multimodal analgesia to perioperative meaical care.Anestn Analg 2007; 104(6): 1380-1396［Table of contents］.

[2] Kehlet H, Wilmore DW. Evidence-based surgical care and the evolution of fast-track surgery.Ann Surg 2008; 248(2): 189-198.

[3] Fearon KC,Ljungqvist O,Von Meyenfeldt M, et al. Enhanced recovery after surgery: a consensus review of clinical care for patients undergoing colonic resection. Clin Nutr 2005; 24(3): 466-477.

［4］Eskicioglu C, Forbes SS,Aarts MA, et al. Enhanced recovery atter surgery (ERAS) programs for patients having colorectal surgery: a meta-analysis of randomized trials.J Gastrointest Surg 2009; 13(12): 2321-2329.

［5］Gouvas N, Tan E, Windsor A, et al.Fast-track vs standard care in colorectal surgery: a meta-analysis update. Int J Colorectal Dis 2009; 24(10): 1119-1131.

［6］Lassen K, Soop M, Nygren J, et al.Consensus review of optimal perioperative care in colorectal surgery: Enhanced Recovery After Surgery (ERAS) Group recommendations. Arch Surg 2009; 144(10): 961-969.

［7］Kehlet H, Wilmore DW.Surgical care—how can new evidence be applied to clinical practice? Colorectal Dis 2010; 12(1): 2-4.

［8］Wilmore DW. Metabolic response to severe surgical illness: overview. World J Surg 2000; 24(6): 705-711.

［9］Carli F. Physiologic considerations of Enhanced Recovery After Surgery (ERAS) programs: implications of the stress response.Can J Anaesth 2015; 62(2): 110-119.

［10］Baldini G, Fawcett WJ.Anesthesia for colorectal surgery. Anesthesiol Clin 2015; 33(1): 93-123.

［11］Duceppe E, Parlow J,MacDonald P, et al. Canadian cardiovascular society guidelines on perioperative cardiac risk assessment and management for patients who undergo noncardiac surgery. Can J Cardiol 2017; 33(1): 17-32.

［12］Junejo MA,Mason JM, Sheen AJ, et al.Cardiopulmonary exercise testing for preoperative risk assessment before hepatic resection Br J Surg 2012; 99(8): 1097-1104.

［13］Junejo MA,Mason JM, Sheen AJ, et al. Cardiopulmonary exercise testing for preoperative risk assessment betore pancreaticoduodenectomy for cancer. Ann Surg Oncol 2014; 21(6): 1929-1936.

［14］Lee L, Schwartzman K, Carli F, et al.The association of the distance walked in 6 min with pre-operative peak oxygen consumption and complications 1 month after colorectal resection.Anaesthesia 2013; 68(8): 811-816.

［15］Pecorelli N, Fiore JF Jr, Gillis C, et al.The six-minute walk test as a measure of postoperative recovery after colorectal resection: further examination of its measurement properties. Surg Endosc 2016; 30(6): 2199-2206.

［16］Moriello C, Mayo NE,Feldman L, et al. Validating the six-minute walk test as a measure of recovery after elective colon resection surgery. Arch Phys Med Rehabil 2008; 89(6): 1083-1089.

［17］Feldheiser A, Aziz O, Baldini G, et al. Enhanced Recovery After Surgery (ERAS) for gastrointestinal surgery,part 2: consensus statement for anaesthesia practice. Acta Anaesthesiol Scand 2016; 60(3): 289-334.

［18］Nyasavajjala SM, Low J. Anaerobic threshold: pitfalls and limitations. Anaesthesia 2009; 64(9): 934-936.

［19］Lim E, Baldwin D, Beckles M, et al. Guidelines on the radical management of patients with lung cancer. Thorax 2010; 65(Suppl 3): ii1−27.

［20］McCullough PA, Gallagher MJ, Dejong AT, et al.Cardiorespiratory fitness and short−term complications after bariatric surgery. Chest 2006; 130(2): 517−525.

［21］Snowden CP, Prentis JM,Anderson HL, et al. Submaximal cardiopulmonary exercise testing predicts complications and hospital length of stay in patients undergoing major elective surgery. Ann Surg 2010; 251(3): 535−541.

［22］West MA, Lythgoe D, Barben CP, et al. Cardiopulmonary exercise variables are associated with postoperative morbidity after major colonic surgery: a prospective blinded observational study. Br J Anaesth 2014; 112(4): 665−671.

［23］Forshaw MJ,Strauss DC,Davies AR, et al. Is cardiopulmonary exercise testing a useful test before esophagectomy? Ann Thorac Surg 2008; 85(1): 294−299.

［24］Nagamatsu Y, Shima l, Yamana H, et al. Preoperative evaluation of cardiopulmonary reserve with the use of expired gas analysis during exercise testing in patients with squamous cell carcinoma of the thoracic esophagus.J Thorac Cardiovasc Surg 2001; 121(6): 1064−1068.

［25］Nugent AM,Riley M,Megarry J, et al.Cardiopulmonary exercise testing in the preoperative assessment of patients for repair of abdominal aortic aneurysm.Ir J Med Sci 1998; 167(4): 238−241.

［26］Smith TB, Stonell C, Purkayastha S, et al.Cardiopulmonary exercise testing as a risk assessment method in non cardio−pulmonary surgery: a systematic review. Anaesthesia 2009; 64(8): 883−893.

［27］Older P, Smith R, Courtney P, et al. Preoperative evaluation of cardiac failure and ischemia in elderly patients by cardiopulmonary exercise testing. Chest 1993; 104(3): 701−704.

［28］Older P, Hall A, Hader R.Cardiopulmonary exercise testing as a screening test for perioperative management of major surgery in the elderly. Chest 1999; 116(2): 355−362.

［29］Wilson RJ, Davies S, Yates D, et al. Impaired functional capacity is associated with all−cause mortality after major elective intra−abdominal surgery. Br J Anaesth 2010; 105(3): 297−303.

［30］Grant SW, Hickey GL, Wisely NA, et al. Cardiopulmonary exercise testing and survival after elective abdominal aortic aneurysm repair. Br J Anaesth 2015; 114(3): 430−436.

［31］Carlisle J, Swart M. Mid−term survival after abdominal aortic aneurysm surgery predicted by cardiopulmonary exercise testing. Br J Surg 2007; 94(8): 966−969.

［32］Epstein SK, Freeman RB, Khayat A, et al. Aerobic capacity is associated with 100−day outcome after hepatic transplantation. Liver Transpl 2004; 10(3): 418−424.

［33］Colson M, Baglin J, Bolsin S, et al. Cardiopulmonary exercise testing predicts 5 yr survival after major surgery.Br J Anaesth 2012; 109(5): 735−741.

［34］West MA, Loughney L,Lythgoe D, et al.Effect of prehabilitation on objectively measured physical fitness after neoadjuvant treatment in preoperative rectal cancer patients: a blinded interventional pilot study. Br J Anaesth 2015; 114(2): 244−251.

［35］Musallam KM, Tamim HM, Richards T, et al. Preoperative anaemia and postoperative outcomes in non−cardiac surgery: a retrospective cohort study. Lancet 2011; 378(9800): 1396−1407.

［36］Knight K, Wade S, Balducci L.Prevalence and outcomes of anemia in cancer: a systematic review of the literature.Am J Med 2004; 116(Suppl 7A): 11S−26S.

［37］Cata JP. Perioperative anemia and blood transfusions in patients with cancer: when the problem, the solution，and their combination are each associated with poor outcomes. Anesthesiology 2015; 122(1): 3−4.

［38］Goodnough LT, Shander A. Patient blood management Anesthesiology 2012; 116(6): 1367−1376.

［39］Hare GM,Baker JE,Pavenski K. Assessment and treatment of preoperative anemia: continuing professional development. Can J Anaesth 2011; 58(6); 569−581.

［40］Shander A, Javidroozi M,Ozawa S, et al. What is really dangerous: anaemia or transfusion? Br J Anaesth 2011; 107(Suppl 1): i41−59.

［41］Hallet J, Hanif A, Callum J, et al. The impact of perioperative iron on the use of red blood cell transfusions in gastrointestinal surgery: a systematic review and meta−analysis. Transfus Med Rev 2014; 28(4): 205−211.

［42］Meybohm P, Herrmann E, Steinbicker AU, et al.Patient blood management is associated with a substantial reduction of red blood cell utilization and safe for patient's outcome: a prospective, multicenter cohort study with a noninferiority design.Ann Surg 2016; 264(2): 203−211.

［43］Huhmann MB，August DA. Perioperative nutrition support in cancer patients. Nutr Clin Pract 2012; 27(5): 586−592.

［44］Weimann A, Braga M, Carli F, et al.ESPEN guideline: clinical nutrition in surgery. Clin Nutr 2017; 36(3): 623−650.

［45］Gupta D, Lis CG.Pretreatment serum albumin as a predictor of cancer survival: a systematic review of the epidemiological literature. Nutr J 2010; 9: 69.

［46］Arends J, Baracos V, Bertz H, et al. ESPEN expert group recommendations for action against cancer−related malnutrition. Clin Nutr 2017; 36(5): 1187−1196.

［47］Kabata P,JastrzebskiT, Kakol M, et al. Preoperative nutritional support in cancer patients with no clinical signs of malnutrition−prospective randomized controlled trial. Support Care Cancer 2015; 23(2): 365−370.

［48］Jie B, Jiang ZM,Nolan MT, et al. Impact of preoperative nutritional support on clinical outcome in abdominal surgical patients at nutritional risk. Nutrition 2012; 28(10): 1022−1027.

［49］Buijs N, van Bokhorst−de van der Schueren MA, Langius JA, et al.Perioperative arginine−supplemented nutrition in malnourished patients with head and neck cancer improves long−term survival.Am J Clin Nutr 2010; 92(5): 1151−1156.

［50］Gustafsson UO, Oppelstrup H, Thorell A, et al.Adherence to the ERAS protocol is associated with 5-year survival after colorectal cancer surgery: a retrospective cohort study. World J Surg 2016; 40(7): 1741-1747.

［51］Horowitz M，Neeman E, Sharon E, et al. Exploiting the critical perioperative period to improve long-term cancer outcomes. Nat Rev Clin Oncol 2015; 12(4): 213-226.

［52］Thomsen T, Villebro N, Moller AM.Interventions for preoperative smoking cessation.Cochrane Database Syst Rev 2014; 3: CD002294.

［53］Wong J, Abrishami A, Yang Y, et al.A perioperative smoking cessation intervention with varenicline: a double-blind, randomized, placebo-controlled trial. Anesthesiology 2012; 117(4): 755-764.

［54］Ip HY, Abrishami A, Peng PW, et al. Predictors of postoperative pain and analgesic consumption: a qualitative systematic review. Anesthesiology 2009; 111(3): 657-677.

［55］Chow WB, Rosenthal RA, Merkow RP, et al.Optimal preoperative assessment of the geriatric surgical patient: a best practices guideline from the American College of Surgeons National Surgical Quality lmprovement Program and the American Geriatrics Society.J Am Coll Surg 2012; 215(4): 453-466.

［56］Blitz JD, Kendale SM, Jain SK, et al. Preoperative evaluation clinic visit is associated with decreased risk of in-hospital postoperative mortality. Anesthesiology 2016; 125(2): 280-294.

［57］Fleisher LA, Fleischmann KE,Auerbach AD, et al.2014 ACC/AHA guideline on perioperative cardiovascular evaluation and management of patients undergoing noncardiac surgery: executive summary: a report of the American College of Cardiology/American Heart Association Task Force on practice guidelines. Developed in collaboration with the American College of Surgeons，American Society of Anesthesiologists,American Society of Echocardiography, American Society of Nuclear Cardiology, Heart Rhythm Society, Society for Cardiovascular Angiography and Interventions，Society of Cardiovascular Anesthesiologists,and Society of Vascular Medicine Endorsed by the Society of Hospital Medicine.J Nucl Cardiol 2015; 22(1): 162-215.

［58］Qaseem A, Snow V, Fitterman N, et al.Risk assessment for and strategies to reduce perioperative pulmonary complications for patients undergoing noncardiothoracic surgery: a guideline from the American College of Physicians. Ann Intern Med 2006; 144(8): 575-580.

［59］Ebert TJ,Shankar H, Haake RM.Perioperative considerations for patients with morbid obesity.Anesthesiol Clin 2006; 24(3): 621-636.

［60］American Society of Anesthesiologists Task Force on Perioperative Management of patients with obstructive sleep apnea. Practice guidelines for the perioperative management of patients with obstructive sleep apnea: an updated report by the American Society of Anesthesiologists Task Force on Perioperative Management of patients with obstructive sleep apnea. Anesthesiology 2014; 120(2): 268−286.

[61] Moghissi ES, Korytkowski MT, DiNardo M, et al.American Association of Clinical Endocrinologists and American Diabetes Association consensus statement on inpatient glycemic control. Diabetes Care 2009; 32(6): 1119−1131.

[62] Sahai SK,Zalpour A,Rozner MA. Preoperative evaluation of the oncology patient. Med Clin North Am 2010; 94(2): 403−419.

[63] Pearse RM, Harrison DA,James P, et al. Identification and characterisation of the high−risk surgical population in the United Kingdom. Crit Care 2006; 10(3): R81.

[64] Fearon KC, Jenkins JT, Carli F, et al.Patient optimization for gastrointestinal cancer surgery. Br J Surg 2013; 100(1): 15−27.

[65] Older P, Smith R, Hall A, et al. Preoperative cardiopulmonary risk assessment by cardiopulmonary exercise testing. Crit Care Resusc 2000; 2(3): 198−208.

[66] Ditmyer MM,Topp R, Pifer M. Prehabilitation in preparation for orthopaedic surgery. Orthop Nurs 2002; 21(5): 43−51 [quiz: 52−54] .

[67] Topp R, Ditmyer M, King K, et al.The effect of bed rest and potential of prehabilitation on patients in the intensive care unit.AACN Clin Issues 2002; 13(2): 263−276.

[68] Valkenet K, van de Port IG, Dronkers JJ, et al.The effects of preoperative exercise therapy on postoperative outcome: a systematic review. Clin Rehabil 2011; 25(2): 99−111.

[69] Santa Mina D, Clarke H, Ritvo P, et al.Effect of total−body prehabilitation on post−operative outcomes: a systematic review and meta−analysis. Physiotherapy 2014; 100(3): 196−207.

[70] Lemanu DP, Singh PP, MacCormick AD, et al.Effect of preoperative exercise on cardiorespiratory function and recovery after surgery: a systematic review. World J Surg 2013; 37(4): 711−720.

[71] Carli F, Charlebois P, Stein B, et al.Randomized clinical trial of prehabilitation in colorectal surgery. Br J Surg 2010; 97(8): 1187−1197.

[72] Minnella EM,Bousquet−Dion G,Awasthi R, et al. Multimodal prehabilitation improves functional capacity before and after colorectal surgery for cancer: a five−year research experience.Acta Oncol 2017; 56(2): 295−300.

[73] Li C, Carli F, Lee L, et al. Impact of a trimodal prehabilitation program on functional recovery after colorectal cancer surgery: a pilot study. Surg Endosc 2013; 27(4):1072−1082.

[74] Gillis C, Li C, Lee L, et al. Prehabilitation versus rehabilitation: a randomized control trial in patients undergoing colorectal resection for cancer. Anesthesiology 2014; 121(5): 937−947.

[75] Mujika I, Padilla S. Cardiorespiratory and metabolic characteristics of detraining in humans. Med Sci Sports Exerc 2001; 33(3): 413−421.

[76] Bienso RS, Ringholm S, Kiilerich K, et al.GLUT4 and glycogen synthase are key players in bed rest−induced insulin resistance. Diabetes 2012; 61(5): 1090−1099.

［77］Sonne MP, Hojbjerre L, Alibegovic AC, et al. Endothelial function after 10 days of bed rest in individuals at risk for type 2 diabetes and cardiovascular disease.Exp Physiol 2011; 96(10): 1000−1009.

［78］Minnella EM,Awasthi R, Gillis C, et al. Patients with poor baseline walking capacity are most likely to improve their functional status with multimodal prehabilitation. Surgery 2016; 160(4): 1070−1079.

［79］Ferreira V, Agnihotram RV, Bergdahl A, et al. Maximizing patient adherence to prehabilitation: what do the patients say? Support Care Cancer 2018; 26(8): 2717−2723.

［80］Nelson ME, Rejeski WJ,Blair SN, et al. Physical activity and public health in older adults: recommendation from the American College of Sports Medicine and the American Heart Association. Med Sci Sports Exerc 2007; 39(8): 1435−1445.

［81］O'Doherty AF, West M,Jack S, et al. Preoperative aerobic exercise training in elective intra−cavity surgery: a systematic review. Br J Anaesth 2013; 110(5); 679−689.

［82］Speck RM, Courneya KS, Masse LC, et al.An update of controlled physical activity trials in cancer survivors: a systematic review and meta−analysis. J Cancer Surviv 2010; 4(2): 87−100.

［83］Schmidt K, Vogt L, Thiel C, et al. Validity of the six−minute walk test in cancer patients. Int J Sports Med 2013; 34(7): 631−636.

［84］Fielding RA.The role of progressive resistance training and nutrition in the pres−ervation of lean body mass in the elderly.J Am Coll Nutr 1995; 14(6): 587−594.

［85］Watters JM, Clancey SM,Moulton SB, et al. Impaired recovery of strength in older patients after major abdominal surgery. Ann Sur 1993; 218(3): 380−90［discussion: 390−393］.

［86］Rikli RE, Jones CJ. Development and validation of criterion−referenced clinically relevant fitness standards for maintaining physical independence in later years. Gerontologist 2013; 53(2): 255−267.

［87］Kenney WL, Humphrey RH,Bryant CX, et al. ACSM's guidelines for exercise testing and prescription. 5th edition. Baltimore (MD): Williams & Wilkins; 1995.

［88］Borg G. Perceived exertion as an indicator of somatic stress. Scand J Rehabil Med 1970; 2(2): 92−98.

［89］Borg GA. Psychophysical bases of perceived exertion. Med Sci Sports Exerc 1982; 14(5): 377−381.

［90］McDermott AY, Mernitz H. Exercise and older patients: prescribing guidelines. Am Fam Physician 2006; 74(3): 437−444.

［91］Rajarajeswaran P, Vishnupriya R.Exercise in cancer. Indian J Med Paediatr Oncol 2009; 30(2): 61−70.

［92］Boereboom C, Doleman B, Lund JN, et al.Systematic review of pre−operative exercise in colorectal cancer patients.Tech Coloproctol 2016; 20(2): 81−89.

[93] Pouwels S, Stokmans RA, Willigendael EM, et al.Preoperative exercise therapy for elective major abdominal surgery: a systematic review. Int J Surg 2014; 12(2): 134−140.

[94] Schwegler I, von Holzen A, Gutzwiller JP, et al. Nutritional risk is a clinical predictor of postoperative mortality and morbidity in surgery for colorectal cancer.Br J Surg 2010; 97(1): 92−97.

[95] Howard L, Ashley C. Nutrition in the perioperative patient. Annu Rev Nutr 2003, 23: 263−282.

[96] Weimann A, Braga M, Harsanyi L, et al.ESPEN guidelines on enteral nutrition: surgery including organ transplantation. Clin Nutr 2006; 25(2): 224−244.

[97] McClave SA, Kozar R,Martindale RG, et al. Summary points and consensus recommendations from the North American Surgical Nutrition Summit.JPEN J Parenter Enteral Nutr 2013; 37(5 Suppl): 99S−105S.

[98] Esmarck B, Andersen JL, Olsen S, et al.Timing of postexercise protein intake is important for muscle hypertrophy with resistance training in elderly humans.J Physiol 2001; 535(Pt 1): 301−311.

[99] Burke LM,Hawley JA, Ross ML, et al. Preexercise aminoacidemia and muscle protein synthesis after resistance exercise. Med Sci Sport Exerc 2012; 44(10): 1968−1977.

[100] Biolo G, Tipton KD, Klein S, et al.An abundant supply of amino acids enhances the metabolic effect of exercise on muscle protein. Am J Physiol 1997; 273(1 Pt1): E122−129.

[101] Hellstadius Y, Lagergren J,Zylstra J, et al. Prevalence and predictors of anxiety and depression among esophageal cancer patients prior to surgery. Dis Esophagus 2016; 29(8): 1128−1134.

[102] Rosenberger PH,Jokl P, Ickovics J. Psychosocial factors and surgical outcomes: an evidence−based literature review.J Am Acad Orthop Surg 2006; 14(7): 397−405.

[103] Garssen B,Boomsma MF,Meezenbroek Ede J, et al. Stress management training for breast cancer surgery patients. Psychooncology 2013; 22(3): 572−580.

[104] Parker PA, Pettaway CA, Babaian RJ, et al.The effects of a presurgical stress management intervention for men with prostate cancer undergoing radical prostatectomy.J Clin Oncol 2009; 27(19): 3169−3176.

[105] Larson MR, Duberstein PR, Talbot NL, et al.A presurgical psychosocial intervention for breast cancer patients. psychological distress and the immune response.J Psychosom Res 2000; 48(2): 187−194.

[106] Tsimopoulou I, Pasquali S, Howard R, et al. Psychological prehabilitation before cancer surgery: a systematic review.Ann Surg Oncol 2015; 22(13): 4117−4123.

[107] Silver JK, Baima J,Mayer RS. Impairment−driven cancer rehabilitation: an essential component of quality care and survivorship. CA Cancer J Clin 2013; 63(5): 295−317.

6. 加速外科康复与多模式镇痛策略

W. Jonathan Dunkman, MD   Michael W. Manning, MD, PhD

关键词

加速外科康复，多模式镇痛，非阿片类镇痛药，局部麻醉

要点

- ERAS 是一项循证的、多学科的、多模式的患者围手术期医疗途径，其中全面的镇痛计划对于整体效果至关重要。
- 100 多年来，阿片类药物一直是所有镇痛方法的基础，但其具有显著的风险和副作用（包括并发症发病率和死亡率）。
- 谨慎选择镇痛方法，通过选择非阿片类药物、包括区域阻滞技术在内的多模式镇痛策略，可以显著减少或避免阿片类药物的使用。

概述

ERAS 是一项循证的、多学科、多模式的患者围手术期医疗途径。加速康复方案旨在减轻手术应激反应，维持内分泌和代谢稳态，促进术后恢复。术前、术中和术后进行的各种干预措施，目的是调节神经激素对手术的反应，最大限度地减少分解代谢、减少过多的心脏负荷和过激的炎症反应等有害影响，同时促进免疫功能和伤口愈合等有利影响[1, 2]。

镇痛是加速康复方案中的关键组成部分，区域或局部麻醉药和全身镇痛药能阻断或减弱外科手术过程中由应激反应产生的痛觉刺激。最佳的镇痛方式对于术后患者早期活动至关重要，是加速康复的重要因素，并且在预防接下来的并发症（如感染和血栓栓塞）方面具有连带效应。采用可控制的镇痛方案管理疼痛对于加速康复进程和出院准备也至关重要。在选择加速康复的镇痛方案时，必须注意避免镇痛治疗的副作用，这些副作用可能影响恢复或产生并发症[3, 4]。

大多数传统的手术镇痛方案都严重依赖阿片类药物，阿片类药物确实有显著的镇痛效果，但它也可能导致一系列严重的副作用，如术后恶心、呕吐（PONV），便秘，肠梗阻，镇静，呼吸抑制和尿潴留，这些都可能会妨碍患者的康复进程。因此，加

速康复方案应包括多模式镇痛策略，最大限度地减少阿片类药物的使用并优化镇痛路径，同时最大限度减少副作用。这些模式可能包括神经轴或区域麻醉、局麻，应用长效局麻药、对乙酰氨基酚、非甾体抗炎药（NSAIDs）、加巴喷丁类药物、N- 甲基 –D– 天冬氨酸（NMDA）受体拮抗剂、全身性利多卡因、α_2 激动剂和糖皮质激素，以及其他选择[4, 5]。最近一项关于腹腔骨盆大型手术加速康复方案的综述发现，神经轴/区域麻醉、对乙酰氨基酚和非甾体抗炎药是最常用的镇痛方式和药物[5]。

加速康复的最初概念和最早成熟的康复方案只适用于结直肠手术。到目前为止，关于加速康复的文献和数据大多集中在大型腹部手术，特别是结直肠手术。因此，尽管许多原则可以延伸到其他形式的手术，但是本篇综述专门适用于大型腹部手术。

例如，区域麻醉策略在骨科和乳腺外科手术中的应用取得了巨大成功，可以为多种外科手术的多模式镇痛提供参考。这里讨论的许多非阿片类镇痛药可用于多种手术，阿片类药物最小化策略在各种情况下都是有价值的。充分考虑后应用这些原则，可以在整个手术范围内制订有价值的多模式镇痛计划。

多模式镇痛策略的框架

多模式镇痛分为几个等级或阶段，每个等级的元素根据具体的患者和手术进行选择（图 6-1）。任何镇痛计划的第一等级应该是根据手术的侵入区进行区域或局部麻醉，可以选择针对大型开放式手术实施的胸段硬膜外麻醉，也可以选择通过局部浸润对腹腔镜手术进行脊髓镇痛或躯干阻滞。第二等级是全身性非阿片类镇痛药。多模式镇痛等级为镇痛和调节应激反应奠定了坚实的基础，最理想的是使用几种不同治疗类别的药物，并在选择各种药物时考虑副作用和患者并发症。可以谨慎地把全身性阿片类药物作为救援药物使用或用于其他镇痛方法不能有效镇痛时。

区域和局部麻醉

硬膜外镇痛

胸段硬膜外镇痛（TEA）仍然是多数腹部手术区域麻醉的最佳方式，已证明其镇痛效果优于阿片类药物[6, 7]。TEA 有显著的优点——可以缩短住院时间、降低并发症发病率和死亡率，长期以来被认为是开腹手术的首选镇痛方式。TEA 还可以改善主要心肺并发症，包括深静脉血栓形成、肺栓塞、肺炎、呼吸抑制、心肌梗死、肾衰竭、房颤、室上性心动过速和肺不张等[8, 9]。TEA 还减少了与加速康复相关的

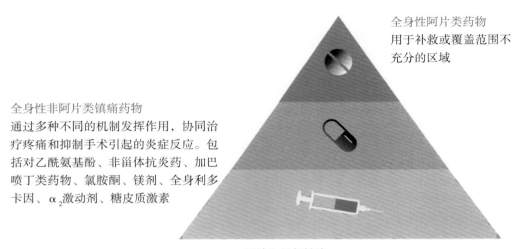

全身性阿片类药物
用于补救或覆盖范围不
充分的区域

全身性非阿片类镇痛药物
通过多种不同的机制发挥作用，协同治
疗疼痛和抑制手术引起的炎症反应。包
括对乙酰氨基酚、非甾体抗炎药、加巴
喷丁类药物、氯胺酮、镁剂、全身利多
卡因、α_2激动剂、糖皮质激素

区域和局部镇痛
根据手术的部位和侵入性选择应用。提
供基础的镇痛计划：硬膜外镇痛、脊髓
镇痛、TAP阻滞、QL阻滞、椎旁阻滞、
局部浸润，并考虑长效局麻药

图6-1　镇痛的多模式策略。QL：腰方肌；TAP：腹横肌平面

胃肠道并发症（如肠梗阻和术后恶心、呕吐等）的风险，因此在手术中（尤其在胃
肠道手术中）值得采用。

　　然而，TEA 并非没有风险。同一项荟萃分析在发现其显著优势的同时，也发
现 6.1% 的患者发生动脉低血压、瘙痒、尿潴留、运动阻滞和技术事故的风险增
加了，其中还包括一些罕见但潜在的严重的并发症，如硬膜外血肿、硬膜外脓肿和
神经损伤[9]。

　　尽管如此，TEA 确实最大限度地减少了阿片类药物的使用和相关的副作用。
虽然局麻药或阿片类药物仅用于某些患者[4, 10, 11]，但含有局麻药和阿片类药物的
多模式输注是常见的，并且其能提供良好的镇痛效果。临床实践和文献中的共识是，
大型开放式手术中使用 TEA 所带来的益处远大于风险（表 6-1）。

表6-1　胸段硬膜外镇痛的优势和风险
优势：
高效镇痛
降低死亡率
减少深静脉血栓形成/肺栓塞
减少输血
减少肺炎
减少呼吸抑制
减少心肌梗死
减少肾衰竭
减少房颤
减少室性心动过速
减少肺不张
减少肠梗阻
减少术后恶心、呕吐
风险：
动脉性低血压
瘙痒
尿潴留
运动障碍
麻醉技术性失败
硬膜外血肿
硬膜外脓肿
神经受损

　　然而，对于腹腔镜手术来说，这些优势并不太明确，风险可能大于优势。随着微创手术和加速康复技术的进步，缩短了患者住院时间并减少了并发症，但从硬膜外镇痛方式中受益较少[12]。近期专门针对加速康复患者和接受腹腔镜手术的患者的研究表明，越来越少的患者从硬膜外镇痛方式中受益[13, 14]。TEA 可能会延迟早期活动甚至推迟出院[15]。很显然，它对于患者术后快速恢复没有帮助。但还有其他技术可以为腹腔镜手术提供良好的镇痛效果并避免使用阿片类药物，同时能避免 TEA 的风险和并发症[16]。

　　手术技术微创化及加速康复原则的发展共同加快了术后康复，硬膜外麻醉的优势可能不再大于其风险，已经开发出更新的镇痛技术来填补这一空白。脊髓或躯干神经阻滞可以为这些微创手术技术提供良好的镇痛效果，并且比硬膜外镇痛副作用更少[17]。

脊髓镇痛

脊髓镇痛正成为 ERAS 路径中用于腹腔镜手术的一种有吸引力的替代方案。椎管内单独使用阿片类药物（不使用局部麻醉剂）已被证明可以减少腹部手术后的疼痛[18]。有几组数据显示，术前椎管内阿片类药物和局麻药联合全麻有良好的效果，与假手术和静脉注射阿片类药物相比，它缩短了住院时间、减轻了术后疼痛并减少了术后阿片类药物的使用[19]。在一项比较使用硬膜外镇痛、脊髓镇痛和阿片类药物患者自控镇痛（PCA）的研究中显示，基于 ERAS 方案，脊髓镇痛和 PCA 技术比硬膜外镇痛更能缩短腹腔镜结直肠手术后住院时间和肠功能恢复时间。与 PCA 相比，脊髓镇痛改善了术后疼痛状况[20]。

与传统剂量相比，多模式低剂量局部麻醉剂和低剂量阿片类药物的脊髓麻醉结合使用不仅能促使患者感觉和运动功能更快恢复，而且能够降低患者低血压的风险[4, 21]。很多术后所采用的椎管内阿片类药物镇痛法便是依照此原理，预计作用时间为 24～48 小时。局部麻醉剂有助于在术中和术后即刻提供强效的镇痛，预期作用时间为 6～8 小时。这种大剂量的阻滞在手术同时也可以通过部分阻断与手术相关的应激反应，提供额外的连带优势[22]。

脊髓镇痛是一种安全且成熟的技术，但也存在并发症或安全问题，其中最常见的是瘙痒和术后恶心、呕吐。椎管内阿片类药物的使用也与延迟呼吸抑制有关，必须谨慎使用术后给予的额外阿片类或其他镇静药物。在加速康复过程中可能需要对使用额外镇痛药的计划进行更多的监测或密切观察[19]。脊髓镇痛引起的许多与手术相关的并发症（如出血、创伤或感染）与 TEA 的并发症相似，但由于针头较小且未引入导管，很少出现。

腹横肌平面阻滞

躯干阻滞，如腹横肌平面（TAP）阻滞，是介于神经轴技术和局部浸润之间有创但有效的镇痛选择。TAP 阻滞是通过腰部 Petit 三角向腹内斜肌和腹横肌之间的神经血管平面注射局麻药，以阻断腹壁的传入神经传导。这个过程可能会阻断分布于皮肤的第 7 胸神经至第 1 腰神经[23]，是脐平面以下部位镇痛效果最明显的方法。从肋下入针可以提供更好的镇痛效果[24]。这种阻滞方法最初是基于体表定位利用双层穿刺法（double-pop）确定进针方向[25]，但现在通常在超声引导下进行[17, 26]。

TAP 阻滞可以有效地阻断手术切口引起的躯体疼痛，但不能阻断内脏或交感神经介导的疼痛。这种方法已被证明能减轻术后疼痛和减少阿片类药物的使用[25, 27]，但在胃癌根治术中的效果不如 TEA[28]。TAP 阻滞与局部浸润相比，研究结果喜忧参半，但总的来说效果是积极的[28-31]。TAP 阻滞通常是安全的，对于不能进行神经轴麻醉的患者是一种新的选择。TAP 阻滞在加速康复中的作用仍在研究中，可能可以作为微创手术的多模式镇痛策略中的一部分，为局麻提供一种有价值的方法[4, 17, 32]。

腰方肌阻滞

腰方肌阻滞是一种有点类似 TAP 阻滞的躯干阻滞方式，但其作用区域更接近近端。在超声引导下采用一种或几种技术完成操作。已经证明其比 TAP 阻滞能更有效地阻断分布于皮肤的第 8～10 胸神经。这些阻滞技术的精确度和作用仍在研究中，可能在未来其可以成为一种有价值的镇痛选择[32, 33]。

椎旁神经阻滞

椎旁神经阻滞（PVB）是一种行之有效的开胸术后镇痛技术，既可单次注射阻滞，也可连续输注阻滞[34]。这种方法也已成功地应用于门诊手术，如腹股沟疝修补术和乳房手术[35, 36]。PVB 可根据阻滞平面提供不同程度的镇痛。使用 PVB 可实现更快的恢复时间、更短的住院时间和良好的疼痛控制[4]，这些都是加速康复中的重要目标。最近对 PVB 用于腹部手术的回顾性文献发现，PVB 与其他技术相比，镇痛评分普遍提高，阿片类药物需求降低，但证据不足以得出 PVB 优于其他方法的结论[37]。PVB 是一个很好的选择，可以考虑与其他躯干神经阻滞结合起来在适宜的手术中使用。

局部浸润

局部浸润是局部麻醉手术多模式镇痛策略中一种合适的方式，可能需要腹腔局麻药在穿刺口、切口或其他手术部位进行浸润，用于其他类型的局麻药不必要或不能使用时。最近的一项综述发现，使用腹腔局麻药在降低疼痛评分和减少阿片类药物使用方面有统计学意义，但其效果大小在临床上值得怀疑，实际上没有找到足够的证据来支持结论[38]。局部浸润只能产生一定的效果，对于那些不需要神经轴麻醉或区域阻滞技术的小手术，再或是那些技术可行，实则有禁忌的大手术来说，可以考虑局部浸润。

长效局麻药

延长术后镇痛的时效通常是可取的，局部和区域阻滞技术传统上倾向于使用长效的局部麻醉剂，如丁哌卡因（又称布比卡因）或罗哌卡因。最近，布比卡因脂质体已经上市。由于多囊泡脂质体被正常的生物过程代谢，这种包裹布比卡因配方的药物会在几天内逐渐释放。布比卡因脂质体注射液（Exparel）可用于手术部位浸润和区域阻滞，如 TAP 阻滞[39]。使用布比卡因脂质体的 TAP 阻滞已被证明在结直肠手术后 24～36 小时内可以降低疼痛评分和减少阿片类药物的使用[40]。长效局麻药，如布比卡因脂质体，可以延长局部和区域镇痛技术的持续时间。

全身性非阿片类镇痛药

多模式镇痛策略的第二等级用药是全身性非阿片类镇痛药，其通过多种机制发挥作用，协同缓解疼痛并抑制手术引起的炎症反应。用药时需要考虑一些特殊患者身上会发生副作用，但患者通常都有良好的耐受性。慎重选择几种通过不同机制起作用的非阿片类镇痛药是加速康复方案的一部分。

对乙酰氨基酚

对乙酰氨基酚是治疗轻度至中度疼痛的有效镇痛剂，并且作为多模式镇痛策略的一部分，其与疼痛和阿片类药物使用量的减少有关。其通过口服、静脉注射或直肠给药。口服对乙酰氨基酚既经济又有效，若口服可耐受，可在术前或术后给予药物。静脉注射对乙酰氨基酚相对于口服昂贵一些，可在患者无法口服且与口服相比具有更好的药代动力学（更快和更精确的血浆和脑脊液浓度）时给予。直肠对对乙酰氨基酚的吸收存在差异，因此镇痛效果也不尽相同，但其在某些情况下是一种有效的选择[4, 41, 42]。最近对随机对照试验的荟萃分析表明，对乙酰氨基酚可减轻静息疼痛、运动疼痛、术后阿片类药物消耗，以及术后恶心、呕吐[43, 44]。对乙酰氨基酚的安全剂量一般是每天 3～4 g，但肝病患者应减少剂量或避免使用。

非甾体抗炎药

非甾体抗炎药是有效的镇痛抗炎药，可抑制环氧合酶（COX），从而减少前列腺素的合成。非甾体抗炎药的成分要么是 COX-1 和 COX-2 的非选择性抑制剂（如布洛芬或酮咯酸），要么是 COX-2 的选择性抑制剂（如塞来昔布）。COX-2 是导致疼痛和炎症的主要原因，COX-1 与胃肠道和血小板功能有关[22]。这两类抑制剂都是有效的镇痛药，大量的研究表明，作为多模式镇痛策略的一部分，它们的应用会减轻疼痛和减少阿片类药物的使用[45-51]。然而，非甾体抗炎药存在一些重大的安全问题。它们会导致血小板功能障碍并延长出血时间等，尤其是非选择性 COX 受体非甾体抗炎药经常被停用。然而，最近的一项荟萃分析发现酮咯酸不会增加出血，并且 COX-2 抑制剂即使在高剂量下对出血的影响也很小[52, 53]。也有文献担心非甾体抗炎药，特别是非选择性非甾体抗炎药，可能增加吻合口瘘的风险[54-58]。但这些文献结果混杂且质量不高。因此，目前并没有足够充分的理由反对使用非甾体抗炎药，特别是同时具备其他优势的 COX-2 特异性非甾体抗炎药。对于有出血或吻合口渗漏风险的患者而言，尽管需要谨慎使用非甾体抗炎药，但其仍然是多模式镇痛策略中一个有价值且值得推荐的方案[4, 41, 42]。

γ- 氨基丁酸类似物（加巴喷丁类药物）

γ-氨基丁酸类似物最初是作为抗惊厥药使用的，具有由突触前钙通道 α_2-Δ 亚单位类药物介导的镇痛特性，并且可以减少兴奋性神经递质释放。现在普遍用于治疗慢性神经病理性疼痛，也可用于围手术期。其中两种常用的药物是加巴喷丁和普瑞巴林，两者在荟萃分析中都被证明可以降低疼痛评分和减少阿片类药物的使用[59, 60]。γ-氨基丁酸类似物是多模式镇痛策略一个有价值的补充，但必须注意其副作用，尤其是镇静、头晕和视力障碍，使用时必须谨慎[41, 42]。

NMDA 受体拮抗剂

NMDA 受体拮抗剂，如氯胺酮、右美沙芬和镁剂，用于围手术期改善疼痛并减少阿片类药物的使用和相关的副作用[42]。氯胺酮以亚麻醉剂量在术中或术后静脉内给药。研究表明，它可以降低疼痛评分并减少阿片类药物的使用[41]。尽管它确实有剂量依赖的副作用，如幻觉、多梦、心动过速、高血压、头晕和视力模糊等[61]，但是它不是一种呼吸抑制剂。由于 NMDA 受体参与了慢性疼痛的发展，所以它可能对慢性疼痛或长期使用阿片类药物的患者特别有用[62]。

全身性镁剂也通过拮抗 NMDA 受体发挥镇痛作用，它通常在术中通过静脉注射或静脉输入方式给予。尽管研究结果喜忧参半，但已经被证明它可以减轻休息时的疼痛、活动时的疼痛并可减少阿片类药物的使用[63, 64]。虽然呼吸肌无力和增强非去极化神经肌肉阻滞是一个需要关注并监测的问题，但在现有的系统综述中，没有一篇研究涉及与血清镁水平有关的临床毒性[63]。

利多卡因全身性给药

全身利多卡因输注具有镇痛、抗炎和抗痛觉过敏的作用。一项研究围手术期利多卡因输注效果的荟萃分析发现，其与降低疼痛评分、减少阿片类药物使用和缩短腹部术后恢复时间有关。因此，围手术期全身利多卡因输注是一种辅助缓解疼痛的有效治疗手段。最常见的方案是术前大剂量注射后持续输注[65]。对于无法使用其他局部麻醉方法（如区域麻醉）的患者，利多卡因输注是一种有效的辅助手段。接受 α-受体激动剂或 β-受体阻滞剂的患者应谨慎使用[41]。

$α_2$ 受体激动剂

作为围手术期的辅助药物，$α_2$ 受体激动剂有镇静、助眠、抗焦虑、抑制交感神经兴奋和镇痛等理想特性，常用的药物有可乐定和右美托咪定。一项荟萃分析发现，两种药物均可减轻疼痛强度、降低术后阿片类药物的使用和缓解恶心症状。可乐定与低血压风险增加相关，右美托咪定与心动过缓风险增加相关[66]。然而，对右美托咪定的 Cochrane 综述发现，右美托咪定减少了阿片类药物的使用，并且与低血压有关，但没有降低疼痛评分[67]。$α_2$ 受体激动剂有轻微的镇痛作用，并被认为是多模式镇痛策略的一部分，但应考虑其对血流动力学的影响[41]。

糖皮质激素

糖皮质激素在多种条件下可减轻炎症，它们还具有公认的止吐特性，其中地塞米松是常用的预防术后恶心、呕吐的药物。关于糖皮质激素镇痛特性的研究越来越多，尽管结果喜忧参半，但最近的一项荟萃分析发现，在降低疼痛评分和减少手术后阿片类药物使用方面，结果差异微小，具有统计学意义。尽管确实发现这些患者在接受地塞米松治疗后的 24 小时内血糖水平较高，但没有发现感染风险增加或伤口愈合延迟。围手术期使用糖皮质激素的远期效果尚不清楚[68]。

全身性阿片类镇痛药

阿片类药物

最小化使用阿片类药物是加速康复方案的主要原则之一。虽然阿片类药物的确在短期内提供了极好的镇痛效果，但它们会带来大量副作用，包括术后恶心、呕吐，尿潴留，便秘，肠梗阻，瘙痒，镇静和呼吸抑制（表 6-2）。这些副作用在很大程度上会延长患者术后康复时间，结果可能比他们正在治疗时承受的疼痛更令人不快，因此相比较而言，其他的镇痛方法是首选。然而，在区域/局部麻醉技术下联合非阿片类全身镇痛药物使用的前提下，在剧烈的疼痛或阻滞区域覆盖不完全的情况下，阿片类药物确实有一定的疗效[4, 5, 12, 41]。

表6-2　阿片类镇痛药的副作用
术后恶心、呕吐
尿潴留
便秘
肠梗阻
瘙痒
镇静
呼吸抑制

患者长期使用阿片类药物

虽然最小化使用阿片类药物对所有加速康复的患者都很重要，但对于长期服用大量阿片类药物的患者来说，完全避免阿片类药物既不可能也不可取，这些患者可能已经对阿片类药物有生理依赖性。如果在围手术期突然停药或减量，患者可能会出现戒断症状。对于这些患者，应该在整个围手术期继续维持他们基本的阿片类药物需求量。这些患者也可能对阿片类药物产生耐药性，并且当这些药物用于缓解急性围手术期疼痛时，其效果不如首次使用阿片类药物的患者好。所以当需要用阿片类药物缓解极度剧烈的疼痛时，患者很可能需要比首次使用阿片类药物患者更高的剂量。以上描述的所有多模式镇痛疗法都可能有帮助，可以最大限度地减少患者对阿片类药物的依赖来缓解围手术期的疼痛。在术前几周通过疼痛专家的指导停用阿片类药物，可能会改善围手术期疼痛管理。

阿维莫泮

当全身性使用阿片类药物时，应考虑外周阿片类拮抗剂，如阿维莫泮。阿维莫泮竞争性地结合胃肠道中的 mu- 受体，但血脑屏障的低通透性限制了其在阿片类药物镇痛部位的作用。已经证明，阿维莫泮会加速胃肠康复进程，这是通过评估固体食物的耐受性、肠运动的恢复程度及腹部大手术后出院的时间而得出的结论[69, 70]。

非药物治疗技术

可以缓解疼痛的非药物技术有许多种，如针灸、芳香疗法、音乐疗法、经皮电神经刺激、催眠和生物反馈等。总的来说，这些技术的疗效尚未得到证实，但有一些研究表明，它们可能减轻术后疼痛及相应的副作用从而起到整体镇痛的效果。这些治疗技术中的大多数风险都很小，应考虑将这些方法用于合适的患者[4, 42]。

总结

在过去的十年中，ERAS 旨在通过循证医学的、多学科的、多模式的医疗方案改善患者术后康复的护理状况。慎重选择合适的镇痛方法对于 ERAS 方案的成功非常关键。上述技术可避免或减轻患者术后的应激反应。镇痛对于患者术后活动并达到康复状态至关重要。医生必须选择一种副作用最小的方案，以最大限度地帮助患者康复。虽然建立局部路径对于 ERAS 方案的成功至关重要，但应合理应用这些原则，以使 ERAS 方案适用于患者的特殊情况和手术类别。ERAS 方案可能需要经过深思熟虑的修订，才能解决个别患者的独特情况和并发症。分层多模式镇痛策略，包括区域麻醉技术、全身性非阿片类镇痛药和有限使用全身性阿片类镇痛药，提供了极好的疼痛控制方法并将副作用降至最小，加速了患者的康复进程并提高了患者满意度。

参考文献

［1］ Kehlet H, Wilmore DW. Evidence-based surgical care and the evolution of fast-track surgery. Ann Surg 2008; 248(2): 189-198.

［2］ Ljungqvist O, Scott M, Fearon KC. Enhanced recovery after surgery: a review. JAMA Surg 2017; 152(3): 292-298.

［3］ Helander EM, Billeaud CB, Kline RJ, et al.Multimodal approaches to analgesia in enhanced recovery after surgery pathways. Int Anesthesiol Clin 2017; 55(4): 51-69.

［4］ Tan M, Law LS-C,Gan TJ.Optimizing pain management to facilitate enhanced recovery after surgery pathways. Can J Anaesth 2015; 62(2): 203-218.

［5］ Law LS, Lo EA, Gan TJ.Preoperative antiemetic and analgesic management. In:; Gan TJ,Thacker JK,Miller TE, et al, editors. Enhanced recovery for major abdominopelvic surgery. American Society for Enhanced Recovery. West Islep (NY): Professional Communications, Inc; 2016.p. 105-120.

［6］ Block BM,Liu SS, Rowlingson AJ, et al. Efficacy of postoperative epidural analgesia: a meta-analysis.JAMA 2003; 290(18): 2455-2463.

［7］ Pöpping D,Zahn P, Van Aken H, et al.Effectiveness and safety of postoperative pain management: a survey of 18,925 consecutive patients between 1998 and 2006 (2nd revision): a database analysis of prospectively raised data. Br J Anaesth 2008; 101(6): 832−840.

[8] Rodgers A, Walker N, Schug S, et al.Reduction of postoperative mortality and morbidity with epidural or spinal anaesthesia: results from overview of randomised trials. BMJ 2000; 321(7275): 1493.

[9] Pöpping DM,Elia N, Van Aken HK, et al. Impact of epidural analgesia on mortality and morbidity after surgery: systematic review and meta−analysis of randomized controlled trials. Ann Surg 2014; 259(6): 1056−1067.

[10] Scott MJ,McEvoy MD, Gordon DB, et al.American Society for Enhanced Recovery (ASER) and perioperative quality initiative (POQI) joint consensus statement on optimal anàlgesia within an enhanced recovery pathway for colorectal surgery:part 2—from PACU to the transition home. Perioper Med (Lond) 2017; 6(1): 7.

[11] Jorgensen H, Wetterslev J, Moiniche S, et al. Epidural local anaesthetics versus opioid− based analgesic regimens for postoperative gastrointestinal paralysis,PONV and pain after abdominal surgery. Cochrane Database Syst Rev 2001; (4): CD001893.

[12] Fawcett WJ,Baldini G.Optimal analgesia during major open and laparoscopic abdominal surgery. Anesthesiol Clin 2015; 33(1): 65−78.

[13] Liu H, Hu X, Duan X, et al. Thoracic epidural analgesia (TEA) vs. patient controlled analgesia (PCA) in laparoscopic colectomy: a meta−analysis. Hepato− gastroenterology 2014; 61(133): 1213−1219.

[14] Hughes MJ,Ventham NT,McNally S, et al. Analgesia after open abdominal surgery in the setting of enhanced recovery surgery: a systematic review and meta−analysis. JAMA Surg 2014; 149(12): 1224−1230.

[15] Hübner M, Blanc C, Roulin D, et al. Randomized clinical trial on epidural versus patient−controlled analgesia for laparoscopic colorectal surgery within an enhanced recovery pathway. Ann Surg 2015; 261(4): 648−653.

[16] Pirrera B,Alagna V, Lucchi A, et al.Transversus abdominis plane (TAP) block versus thoracic epidural analgesia (TEA) in laparoscopic colon surgery in the ERAS program.Surg Endosc 2018; 32(1): 376−382.

[17] Szafran M.Role of regional analgesia. In:Gan TJ, Thacker JK, Miller TE, et al, editors. Enhanced recovery for major abdominopelvIc surgery.American soclely for Enhanced Recovery. Professional Communications, Inc; 2016.p.165−176.

[18] Meylan N, Elia N, Lysakowski C, et al. Benefit and risk of intrathecal morphine without local anaesthetic in patients undergoing major surgery: meta−analysis of randomized trials. Br J Anaesth 2009; 102(2): 156−167.

[19] Koning MV,Teunissen AJW,Ruijgrok E, et al. Intrathecal morphine for laparo− scopic segmental colonic resection as part of an enhanced recovery protocol: a randomized controlled trial.Reg Anesth pain Med 2018; 43(2): 166−173.

[20] Levy B, Scott M, Fawcett W, et al.Randomized clinical trial of epidural, spinal or

patient-controlled analgesia for patients undergoing laparoscopic colorectal surgery. Br J Surg 2011; 98(8): 1068-1078.

[21] Vaghadia H,Mcleod DH,Mitchell GE, et al.Small-dose hypobaric lidocaine-fentanyl spinal anesthesia for short duration outpatient laparoscopy. I. A randomized comparison with conventional dose hyperbaric lidocaine. Anesth Analg1997; 84(1): 59-64.

[22] Nimmo SM, Foo IT,Paterson HM. Enhanced recovery after surgery: pain management.J Surg Oncol 2017; 116(5): 583-591.

[23] McDonnell JG, O'Donnell BD, Farrell T, et al.Transversus abdominis plane block: a cadaveric and radiological evaluation. Reg Anesth pain Med 2007; 32(5): 399-404.

[24] Hebbard P.Subcostal transversus abdominis plane block under ultrasound guidance. Anesth Analg 2008; 106(2): 674-675.

[25] McDonnell JG,O'donnell B, Curley G, et al.The analgesic efficacy of transversus abdominis plane block after abdominal surgery: a prospective randomized controlled trial. Anesth Analg 2007; 104(1): 193-197.

[26] Hebbard P, Fujiwara Y, Shibata Y, et al. Ultrasound-guided transversus abdominis plane (TAP) block.Anaesth Intensive Care 2007; 35(4): 616-618.

[27] Walter CJ, Maxwell-Armstrong C, Pinkney TD, et al. A randomised controlled trial of the efficacy of ultrasound-guided transversus abdominis plane (TAP) block in laparoscopic colorectal surgery. Surg Endosc 2013; 27(7): 2366-2372.

[28] Wu Y, Liu F, Tang H, et al.The analgesic efficacy of subcostal transversus abdominis plane block compared with thoracic epidural analgesia and intravenous opioid analgesia after radical gastrectomy. Anesth Analg 2013; 117(2): 507-513.

[29] Park J-S, Choi G-S, Kwak K-H, et al. Effect of local wound infiltration and transversus abdominis plane block on morphine use after laparoscopic colectomy:a nonrandomized, single-blind prospective study. J Surg Res 2015; 195(1): 61-66.

[30] Pedrazzani C, Menestrina N, Moro M, et al. Local wound infiltration plus transversus abdominis plane (TAP) block versus local wound infiltration in laparoscopic colorectal surgery and ERAS program. Surg Endosc 2016; 30(11): 5117-5125.

[31] Ortiz J, Suliburk JW, Wu K, et al. Bilateral transversus abdominis plane block does not decrease postoperative pain after laparoscopic cholecystectomy when compared with local anesthetic infiltration of trocar insertion sites. Reg Anesth pain Med 2012; 37(2): 188-192.

[32] Kim AJ, Yong RJ,Urman RD.The role of transversus abdominis plane blocks in enhanced recovery after surgery pathways for open and laparoscopic colorectal surgery.J Laparoendosc Adv Surg Tech A 2017; 27(9): 909-914.

[33] Ueshima H,Otake H, Lin J-A. Ultrasound-guided quadratus lumborum block: an updated review of anatomy and techniques.Biomed Res Int 2017; 2017: 2752876.

[34] Elsayed H, McKevith J, McShane J, et al.Thoracic epidural or paravertebral catheter for analgesia after lung resection: is the outcome different? J CardiothoracVasc

Anesth 2012; 26(1): 78−82.

[35] Akcaboy EY,Akcaboy ZN, Gogus N. Comparison of paravertebral block versus fast−track general anesthesia via laryngeal mask airway in outpatient inguinal her−niorrhaphy. J Anesth 2010; 24(5): 687−693.

[36] Schnabel A, Reichl S, Kranke P, et al. Efficacy and safety of paravertebral blocks in breast surgery: a meta−analysis of randomized controlled trials. Br J Anaesth 2010; 105(6): 842−852.

[37] El−Boghdadly K, Madjdpour C, Chin K. Thoracic paravertebral blocks in abdom−inal surgery: a systematic review of randomized controlled trials. Br J Anaesth 2016; 117(3): 297−308.

[38] Moiniche S, Jørgensen H, Wetterslev J, et al.Local anesthetic infiltration for post−operative pain relief after laparoscopy: a qualitative and quantitative systematic review of intraperitoneal, port−site infiltration and mesosalpinx block. Anesth Analg 2000; 90(4): 899−912.

[39] Afonso AM, Newman Ml, Seeley N, et al. Multimodal analgesia in breast surgical procedures: technical and pharmacological considerations for liposomal bupivacaine use. Plast Reconstr Surg Glob Open 2017; 5(9): e1480.

[40] Stokes AL, Adhikary SD,Quintili A, et al. Liposomal bupivacaine use in transversus abdominis plane blocks reduces pain and postoperative intravenous opioid requirement after colorectal surgery. Dis Colon Rectum 2017; 60(2): 170−177.

[41] McEvoy MD, Scott MJ,Gordon DB, et al. American Society for Enhanced Recov−ery (ASER) and perioperative quality initiative (POQI) joint consensus statement on optimal analgesia within an enhanced recovery pathway for colorectal surgery:part 1—from the preoperative period to PACU. Perioper Med (Lond)2017; 6(1): 8.

[42] Wu CL. Postoperative pain managment: enhanced recovery after major abdom−inopelvic surgery. In: Gan TJ,Thacker JK, Miller TE, et al, editors. Enhanced recovery for major abdominopelvic surgery. American Society for Enhanced Recovery. Professional Communications, Inc; 2016. p.237−250.

[43] De Oliveira GS Jr, Castro−Alves LJ, McCarthy RJ. Single−dose systemic acet−aminophen to prevent postoperative pain: a meta−analysis of randomized controlled trials. Clin J pain 2015; 31(1): 86−93.

[44] Doleman B, Read D, Lund JN, et al. Preventive acetaminophen reduces postop−erative opioid consumption, vomiting, and pain scores after surgery: systematic review and meta−analysis. Reg Anesth pain Med 2015; 40(6): 706−712.

[45] De Oliveira GS Jr, Agarwal D, Benzon HT.Perioperative single dose ketorolac to prevent postoperative pain: a meta−analysis of randomized trials.Anesth Analg 2012; 114(2): 424−433.

[46] Marret E, Kurdi O,Zufferey P, et al. Effects of nonsteroidal antiinflammatory drugs on patient−controlled analgesia morphine side effects: meta−analysis of randomized controlled trials.Anesthesiology 2005; 102(6): 1249−1260.

［47］Straube S, Derry S, McQuay H, et al. Effect of preoperative Cox－Ⅱ－selective NSAIDs (coxibs) on postoperative outcomes: a systematic review of randomized studies. Acta Anaesthesiol Scand 2005;49(5):601－613.

［48］Maund E, McDaid C, Rice S, et al.Paracetamol and selective and non－selective non－steroidal anti－inflammatory drugs for the reduction in morphine－related side－effects after major surgery: a systematic review.Br J Anaesth 2011; 106(3): 292－297.

［49］Michelet D, Andreu－Gallien J, Bensalah T, et al. A meta－analysis of the use of nonsteroidal antiinflammatory drugs for pediatric postoperative pain. Anesth Analg 2012; 114(2): 393－406.

［50］Elia N, Lysakowski C, Tramèr MR. Does multimodal analgesia with acetaminophen, nonsteroidal antiinflammatory drugs, or selective cyclooxygenase－2 inhibitors and patient－controlled analgesia morphine offer advantages over morphine alone? Meta－analyses of randomized trials. Anesthesiology 2005;103(6): 1296－1304.

［51］Cepeda MS, Carr DB, Miranda N, et al. Comparison of morphine, ketorolac, and their combination for postoperative pain results from a large，randomized, double－blind trial. Anesthesiology 2005;103(6):1225－1232.

［52］Gobble RM, Hoang HL, Kachniarz B, et al. Ketorolac does not increase perioperative bleeding: a meta－analysis of randomized controlled trials. Plast Reconstr Surg 2014;133(3):741－755.

［53］Leese PT，Hubbard RC，Karim A，et al. Effects of celecoxib，a novel cyclooxygenase－2 inhibitor, on platelet function in healthy adults: a randomized, controlled trial. J Clin Pharmacol 2000;40(2):124－132.

［54］Subendran J, Siddiqui N, Victor JC, et al. NSAID use and anastomotic leaks following elective colorectal surgery: a matched case－control study. J Gastrointest Surg 2014;18(8):1391－1397.

［55］Saleh F, Jackson TD, Ambrosini L, et al. Perioperative nonselective non－steroidal anti－inflammatory drugs are not associated with anastomotic leakage after colo－rectal surgery. J Gastrointest Surg 2014; 18(8): 1398－1404.

［56］Van Koughnett JAM, Wexner SD. Surgery: NSAIDs and risk of anastomotic leaks after colorectal surgery. Nat Rev Gastroenterol Hepatol 2014;11(9):523.

［57］Gorissen K, Benning D, Berghmans T, et al. Risk of anastomotic leakage with non－steroidal anti－inflammatory drugs in colorectal surgery. Br J Surg 2012; 99(5): 721－727.

［58］Bhangu A，Singh P, Fitzgerald JEF，et al. Postoperative nonsteroidal anti－inflammatory drugs and risk of anastomotic leak: meta－analysis of clinical and experimental studies. World J Surg 2014; 38(9): 2247－2257.

［59］Hurley RW, Cohen SP, Williams KA, et al. The analgesic effects of perioperative gabapentin on postoperative pain: a meta－analysis. Reg Anesth pain Med 2006; 31(3): 237－247.

［60］Mishriky B, Waldron N, Habib A. Impact of pregabalin on acute and persistent postoperative pain: a systematic review and meta—analysis. Br J Anaesth 2015; 114(1): 10—31.

[61] Wang L, Johnston B, Kaushal A, et al. Ketamine added to morphine or hydromor—phone patient—controlled analgesia for acute postoperative pain in adults: a sys—tematic review and meta—analysis of randomized trials Can J Anaesth 2016; 63(3): 311—325.

[62] Loftus RW, Yeager MP, Clark JA, et al. Intraoperative ketamine reduces perioper—ative opiate consumption in opiate—dependent patients with chronic back pain undergoing back surgery. Anesthesiology 2010; 113(3): 639—646.

[63] De Oliveira GS, Castro—Alves LJ, Khan JH, et al. Perioperative systemic magne—sium to minimize postoperative pain: a meta—analysis of randomized controlled trials. Anesthesiology 2013; 119(1): 178—190.

[64] McCartney CJ,Sinha A, Katz J. A qualitative systematic review of the role of N—methyl—D—aspartate receptor antagonists in preventive analgesia. Anesth Analg 2004; 98(5): 1385—1400.

[65] Sun Y, Li T, Wang N, et al.Perioperative systemic lidocaine for postoperative anal—gesia and recovery after abdominal surgery: a meta—analysis of randomized controlled trials. Dis Colon Rectum 2012; 55(11): 1183—1194.

[66] Blaudszun G, Lysakowski C, Elia N, et al. Effect of perioperative systemic $\alpha 2$ ag—onists on postoperative morphine consumption and pain intensity: systematic review and meta—analysis of randomized controlled trials. Anesthesiology 2012; 116(6): 1312—1322.

[67] Jessen Lundorf L, Korvenius Nedergaard H, Møller A.Perioperative dexmedeto—midine for acute pain after abdominal surgery in adults. Cochrane Database Syst Rev 2016; (2): CD010358.

[68] Waldron N, Jones C,Gan T, et al. Impact of perioperative dexamethasone on postoperative analgesia and side—effects: systematic review and meta—analysis.Br J Anaesth 2013; 110(2): 191—200.

[69] Tan E, Cornish J, Darzi A, et al. Meta—analysis: alvimopan vs.placebo in the treat—ment of post—operative ileus. Aliment Pharmacol Ther 2007;25(1):47—57.

[70] Lee CT, Chang SS, Kamat AM, et al. Alvimopan accelerates gastrointestinal re—covery after radical cystectomy: a multicenter randomized placebo—controlled trial. Eur Urol 2014; 66(2): 265—272.

7. 加速外科康复：

术中输液管理策略

Jeffrey W. Simmons, MD　Jeffrey B. Dobyns, DO, MSHA, CMQ　Juhan Paiste, MD, MBA

关键词

ERAS，输液管理，目标导向的输液疗法

要点

- 术中输液管理策略应考虑手术和患者风险。
- 目标导向的输液疗法和限制性输液管理是 ERAS 方案中最常用的策略。
- 术中输液管理的目的是维持血红蛋白水平。
- 复苏不足和复苏过度都会对患者的治疗效果产生不利影响。
- 平衡盐溶液耐受性更好，是晶体溶液输注过程中的首选液体。

　　ERAS 方案结合了各种围手术期干预措施，旨在保护个体的生理功能、减轻手术压力并加快术后恢复。围手术期最佳的输液管理是 ERAS 方案的重要组成部分，尽管经常被低估和未被充分利用。有证据表明，仅改变术中输液管理即可减少 50% 的术后并发症[1]。

　　围手术期输液管理的基本目标是在复苏不足和复苏过度之间实现微妙的平衡。复苏不足会导致血容量不足，引起低血压，导致组织灌注受损和氧合不足。复苏过度会导致超负荷的心肺并发症、间质性水肿合并胃肠功能障碍和吻合口愈合不良[2]。

　　几十年来，开放性输液管理在大外科手术流程中已经被普遍认可。Shires 等[3]在 1961 年发表的一项有影响力的研究中得出结论，在大手术的前 2 小时内，功能性等渗细胞外液的流失很大程度上是由内源性再分配引起的，与实际失血量无关。这为"第三间隙"的理论基础，即跨细胞间外液的空间，既不在血管内和细胞内，也不在组织间质中。为了管理第三间隙，使用开放性或传统的输液管理办法。传统输液管理办法的手术补液公式或处方如下。

手术晶体总灌注 = ①禁止进食代偿（NPO 代偿；NPO 持续时间 × 维持液）+ ②不显性失水［开腹手术为 8 mL/（kg·h）］+ ③失血补液（3× 失血量）+ ④维持液［前 10 kg 体重为 4 mL/（kg·h），第二个 10 kg 体重为 2 mL/（kg·h），其后每 10 kg 体重为 1 mL/（kg·h）］。

通过此公式，一名 80 kg 的患者（手术前 14 个小时禁食）进行 4 小时开腹手术，失血 300 mL，需要接受：维持液 120 mL/h（480 mL），NPO 代偿（1680 mL），不显性失水（2560 mL），失血补液（900 mL），总计 5.6 L 的晶体量。

进行腹部大手术的患者通常要接受 2 mL/（kg·h）的晶体输注以补偿术前的禁食量，以及额外的 3~4 倍于实际失血量的液体[4]。此外，根据切口大小，将第三间隙、尿量和蒸发等不显性失水替换为 4~8 mL/（kg·h）的晶体溶液给予补偿。建议晶体输注速度达到 20 mL/（kg·h）。当然可将输注速度调得更高，以维持 0.5 ~ 1 mL/（kg·h）的尿量。

尽管开放性输液管理得到了广泛的实践，但尚未对其进行彻底研究[5]。此外，示踪剂的研究发现，虽然第三间隙存在的证据仍然不足，但在很大程度上已经揭开了第三间隙存在的谜题[6]。现在普遍认为细胞外液是血管内的或间质的。

ERAS 术中输液管理的目的

术中输液管理的主要目的是保持血容量，同时避免不必要的盐和水通过晶体溶液渗入。体液分为细胞内液和细胞外液。细胞外液由血浆和间质液组成（图 7-1）。间质性脱水和血管内血容量不足是两个本质不同的临床诊断，需要不同的治疗方法[7]。例如，无感汗液和尿液导致无胶体溶液的流失，但由于血管内和组织间隙之间的快速重新分配，血管内腔通常不会直接受到影响。因此，通过晶体溶液补充间质间隙可以治疗脱水[8, 9]。与脱水相反，急性血容量不足直接影响血管内容量。由于晶体溶液在组织间隙和血管内自由扩散，它们迅速平衡并引起间质水肿。此外，用晶体溶液稀释血浆会进一步降低血管内渗透压，有助于液体转移到间质中。因此，通过维持液和容积置换疗法之间的微妙平衡达到了等容状态。

维持性输液的目的是弥补隐性出汗和尿液产生相关的损失，丢失的液体比通常认为的要少。这种液体需求是通过以 1~3 mL/（kg·h）的速度输入平衡晶体溶液来实现的[9]。该方法也被认为是限制性的或"零平衡液体疗法"。

因手术失血和/或血管内容积转移至间隙位置而引起的血容量不足需要通过容

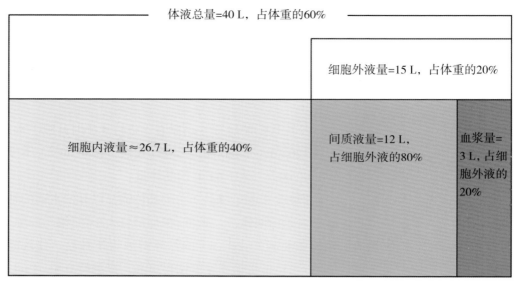

图7-1　体液组成

积置换疗法来进行治疗。如果怀疑血管内血容量不足，建议的方法是进行溶液冲击管理（通过将 Frank-Starling 曲线向右移动）以测试心血管系统对血管内容量增加的反应。建议在 5~10 min 内立即进行补液[10]。需要考虑的一点是，术中血流动力学的不稳定不能仅归因于血容量不足，因为术中只有约 50% 的血流动力学不稳定患者对溶液冲击有反应[11]。

输注策略

任何围手术期的输液治疗均应以患者为中心，以证据为基础。考虑生理原理和当地的经验知识。麻醉师应根据具体并发症和手术风险程度，制订针对患者的输液优化和监测计划[12]。

传统或开放性输液管理

在低风险患者接受低风险手术的门诊手术中，使用高达 20~30 mL/（kg·h）晶体输注的开放性输液管理，可以减少术后头晕、嗜睡、疼痛、恶心和呕吐，以及在门诊的停留时间[12]。2004 年美国麻醉医师协会对身体状况为 Ⅰ 级或 Ⅱ 级的腹腔镜胆囊切除术患者进行的一项研究发现，术中输注 40 mL/kg 液体患者的肺功能、运动能力和总体健康状况得到改善，再入院率也因此降低[13]。尽管这些关于低风险患者和手术类型的研究（如腹腔镜胆囊切除术或疝修补术）已显示出从开放性输液管理中获益，但仍不能将结果推广到低危或高危的腹腔大手术患者[14]。

零平衡或限制性输液管理

随着患者和手术从低风险类别向高风险类别的转变，输液管理变得越来越复杂。在这些患者中，开放性输液管理与恶性结局相关。限制性输液管理取代了以毫升为单位的胶体失血及不显性失水保持最低限度的或无须维持的晶体率。如表 7-1 所示，应根据患者健康状况和健康风险，以及手术风险来确定患者接受限制性输液管理的最适方案。高风险患者，如心力衰竭患者，可能会因液体输入而急性失代偿。液体输入以滴注方式，并控制在特定的血流动力学参数指标上，会更加有益。

表7-1　确定合适的患者以进行限制性输液管理方案		
	低风险患者 MACE风险<1%[a]	高风险患者 MACE风险>1%[a]
低手术风险[b]	监测 • 标准 ASA 输液管理 • 开放性输液 • 零平衡输液 液体选择 • 平衡盐晶体	监测 • 标准 ASA • 无创心输出量监测仪 • 食管多普勒 • ± 动脉线 输液管理 • 目标导向的液体选择 • 具有平衡盐晶体的胶体
高手术风险[b]	监测 • 标准 ASA • ± 动脉线 输液管理 • 限制性的液体选择 • 平衡盐结晶	监测 • 标准 ASA • 动脉线 • 无创心输出量监测仪 • TEE/TTE 输液管理 • 目标导向体液选择 液体策略 • 具有平衡盐晶体的胶体

高风险：预期失血量超过500 mL，主动脉、颈动脉或外周血管手术，腹部或胸部手术，头颈部手术，大型骨科手术，前列腺手术。

低风险：预期失血量小于500 mL，乳腺手术，白内障手术，浅表手术，内窥镜检查，微小骨科手术。

ASA：美国麻醉医师协会；MACE：主要心血管不良事件；TEE：经食管超声心动图；TTE：经胸超声心动图。

a：MACE风险，基于Gupta围手术期心脏风险计算器。

b：手术风险类别[81]。

来源：Navarro LH, Bloomstone JA, Auler JO Jr, et al. Perioperative fluid therapy: a statement from the international Fluid Optimization Group. Perioper Med (Lond) 2015; 4: 3.

目标导向液体疗法

高风险患者过量输液会导致危及生命的并发症，如肺水肿和死亡。目标导向的输液管理（即静脉输液以达到特定目标，如每搏输出量或心脏指数）使得围手术期并发症发生率和住院时间减少。目标导向液体疗法（GDFT）涉及给予小容量（100 ~ 250 mL）胶体推注给药，而不是维持晶体溶液输注［3 ~ 4 mL/（kg·h）］以维持每搏输出量和心排血量[14, 15]。

虽然结局有所改善，但最优临床试验结果发现，与常规非目标导向治疗相比，并没有直接降低高危患者的 30 天死亡率。当该试验纳入最新的荟萃分析结果时，GDFT 与总体并发症减少相关[16, 17]。应该注意的是，ERAS 方案传统上依赖于限制性液体管理策略或 GDFT。

术前检测

用于术前检测的医疗保健支出非常可观，若减少不必要的检测，据估计美国每年可节省 100 亿美元[18]。

消除不必要的术前检查可降低医疗健康成本，提高医疗质量与患者满意度。术前检查应以患者为中心，并由患者健康状况和功能决定。虽然没有实验室研究可以确定哪些患者可能适合或不适合限制性液体治疗，但个体化输液管理计划的制订应根据经过验证的重大有效不良心血管事件评分系统，充分考虑患者围手术期不良后果的风险。常用的重大不良心血管事件评分系统是指 Gupta 围手术期心脏风险或 Lee 增订的心脏风险指数。重大不良心血管事件评分升高（≥ 1%）的患者应被视为高风险，并分级接受 GDFT 或限制性输液管理。某些生物标志物的测量，如脑利钠肽或脑钠肽前体的 N− 末端片段，可用于评估患者的风险分级[19]。术前肌钙蛋白测量也被用于预测术后并发症[20]。在适当的情况下，风险分级的组合方式允许精确分级并纳入正确的输液管理策略。

围手术期的液体选择

静脉内液体给药的治疗效果通过血管内、间质或细胞内间隙的扩张实现。液体复苏适用于导致血流动力学不稳定的血管内和血管外低容量血症（表现为终末器官灌注不足、脱水和高渗状态）[21]。

围手术期液体选择直接影响术后结果。选择胶体还是晶体复苏一直是一个存在争议的话题。与晶体复苏相比，胶体可提供低容积但更有效的血浆容量扩充[22]。ERAS 中的最佳输液管理采用晶体和胶体平衡的方法，使血流动力学稳定，尿量维持在 0.5 mL/（kg·h）[23]。持续使用晶体溶液时，要充分考虑液体量与药物输注的关系，滴注速度应限制在 2 mL/（kg·h）滴注以下。

晶体

生理盐水

输注大量生理盐水（NS）会导致高钠血症和高氯性代谢性酸中毒。高氯血症会使肾血管收缩和皮质灌注减少，导致急性肾损伤（AKI），使住院时间延长和 30 天死亡率增加。由于这些原因，不推荐 NS 作为围手术期液体[21, 24-26]。NS 与平衡盐溶液在神经外科中的应用是有争议的，不在本次讨论的范围。

平衡盐溶液

平衡盐溶液，如乳酸林格液、NormoSol 和 Plasmalyte，对任何患者群体均无不良影响[21]。这些平衡液与高氯血症或高钠血症无关，是围手术期推荐使用的液体。胃肠功能障碍和肠道恢复延迟是两种术后常见的大容量晶体输注并发症[22]。

胶体

明胶

明胶是源自牛胶原蛋白的基于蛋白质的胶体。对克－雅病和牛海绵状体脑病的担心限制了它们的使用。由于超敏反应的高发生率，自 1978 年，美国已经从应用目录中移除了三种市售明胶[27]。据称，尽管明胶几乎没有副作用，但最近的研究显示其对血栓弹性图检测有负面影响，在凝血障碍的患者中应该谨慎使用[28]。此外，明胶的使用与 AKI 的风险增加有关[29]。

右旋糖酐

右旋糖酐是一种含有不同分子量的多糖分子，具有优秀的体积膨胀性能，但会降低血小板聚集和黏附性，导致血管性血友病样综合征和纤维蛋白溶解增加，其严重程度随葡聚糖分子量的增多而增加。右旋糖酐也具有高发生率的免疫原性和非免疫原性超敏反应。据报道，用右旋糖酐治疗的中风患者中急性肾衰竭的数量增加[27]。右旋糖酐价格昂贵，目前的建议是将成人剂量限制在 1500 mL/d，儿科患者剂量限制在 20 mL/kg。目前的文献表明，在使用前对过敏反应进行预处理是有益的[27]。

羟乙基淀粉

羟乙基淀粉（HES）是以大分子碳水化合物作为胶体碱的植物淀粉。老一代 HES 产品会在皮肤、肾脏或肝脏中累积，导致器官功能障碍，如 AKI、急性门静脉高压症和肝功能衰竭，以及持续性瘙痒症[20-33]。HES 也与血管性假性血友病因子、凝血因子、因子Ⅷ和血小板功能降低有关，尽管新一代溶液中这种影响较小[27]。这些不良凝血反应在 2001 年的一项荟萃分析中得到证实。该分析显示，与体外循环患者的白蛋白相比，使用 HES 时失血量增加[34]。尽管存在这些担忧，但 HES 仍继续被广泛地使用。目前的建议是将剂量限制在 33~50 mL/（kg·d）[29]。

血液制品

贫血是围手术期的一种常见症状，在心脏和非心脏手术患者中的发生率为 30%~50%，并且与 30 天内的并发症发生率和死亡率增加有关[35-37]。但贫血也是可以治疗的。一项大型观察性研究发现，术前和术后早期贫血与 AKI 直接相关[38]。

医疗管理

应根据原因对围手术期贫血进行治疗。可酌情使用铁、叶酸、维生素 B_{12} 补充剂或红细胞刺激药，治疗应持续 3~4 周。

输血

输血适用于严重和症状性贫血患者或手术后大量失血的患者，可迅速改善贫血症状。由于发病率和死亡率与剂量依赖性增加相关，因此应谨慎有节制地输血[39, 40]。在没有与携氧能力下降相关的症状性贫血或组织缺氧的情况下，不建议将浓缩红细胞和新鲜冰冻血浆用于常规容量扩充。另外，输注新鲜冰冻血浆可能会增加感染的风险。虽然输血确实可以挽救生命，但显著的容量扩充和外周水肿会导致预期的并发症，如免疫抑制、输血相关反应和伤口愈合不良[41]。开放性（维持血红蛋白 10~12 g/dL）与限制性（维持血红蛋白 7~9 g/dL）输血触发因素不在讨论范围内，但要注意开放性输血方法与不良临床结果增加有关[42]。

GDFT 的复苏终点

经典的复苏指标，如尿量、心率和血压，足以满足大多数 ERAS 患者的需要。每小时固定输注量的规程化输液策略很简单，可提高顺应性（腹腔镜检查 500 mL/h；开腹手术 800 mL/h）。当患者接受更复杂的手术，出血风险增加或病史复杂时，使用 GDFT 对于降低术后并发症和重症监护病房天数至关重要（表 7-1）[43]。有趣的是，相较于和 ERAS 方案一起使用，在 ERAS 方案之外使用 GDFT，与降低并发症发生率有更强的关系[44]。GDFT 使用动态标记来预测液体反应性，如脉压和每搏输出量变异度（PPV）、心排血量指数和体循环血管阻力指数。因此，GDFT 确保了其模式与 Frank-Starling 曲线的吻合。ERAS 中常用的 GDFT 疗法包括无创心排血量、经食道多普勒（TED）和动脉导管监测。开放性补液疗法和 GDFT 比较后发现，接受 GDFT 的高危患者患肺炎风险更低、肺水肿更少、住院时间更短、肠功能恢复更早。死亡率、伤口感染和肾功能衰竭在两组间没有显著差异[45]。

无创心排血量监测

生物电阻抗是一种无创心排血量监测方法，使用放置在腹部和胸部皮肤上的外部电极片进行监测。使用低振幅和高频电流来测量与体积复苏程度相关的相移。生物电阻抗测量装置的前提是，每搏输出量越大，相移越大[46]。生物电阻抗装置（Cheetah Medical，Newton Center，MA）能够测量心排血量指数、每搏输出量指数和变异，并得出外周血管阻力。

对于高危患者，电极可以从手术开始持续使用到术后（表 7-1）。这些装置的缺点是电极片必须位于手术部位之外，且具有明显的电干扰。最近的一项关于 TED 监测与无创心排血量监测的前瞻性研究显示，两种装置之间的相关性一致，住院时间的临床结果无差异[47]。

TED

心排血量的 TED 测量来自降主动脉的血流。在食管内放置一个小探针，连续测量相邻降主动脉的红细胞速度[48]。通过推注 200～500 mL 晶体溶液并评估每搏输出量的变化，可以预测液体反应性。增加超过 10% 表明可能对额外液体有反应。TED 具有易于在麻醉患者体内放置的优点，但是，它可能会在食管内移动，因此需要注意位置。Guinot 等[49]评估了 TED 预测 90 名患者液体反应性的能力，发现在 500 mL 溶液冲击后，每搏输出量变化大于 14% 时，能最准确地预测对额外液体的反应性。一项荟萃分析使用 TED 对 9 个临床试验（7 个外科，2 个重症监护室）的监测结果显示，术后住院时间显著缩短（缩短 2.17～2.34 天）[50]。鼻咽入路放置探头在清醒患者中耐受性更好，可用于高危患者的术后监测（表 7-1）。

PPV

使用动脉导管监测血流动力学对于高危患者或接受高风险出血手术的患者是合理的（表 7-1）。通过专用软件或外部模块，如 Vigileo 监护仪（Edwards lifescience, Irvine，CA），可以获得 PPV。多项研究证实了脉压变化预测液体反应性的有效性[51-54]。PPV 的混淆使用与机械通气提供的潮气量直接相关[54]。潮气量越大，脉压变化越大。对于潮气量，使用 6~8 mL/kg 理想体重的肺保护性通气策略，可使脉压的变化最小化。开胸手术也减少了 PPV 在胸外科手术中的作用。大型腹部或妇科手术中 PPV 监测的好处与其他 GDFT 管理中所描述的一样，但能够采集动脉血以获得微循环充足的标志物（如乳酸和碱缺失）。

外科液体复苏不当的病理生理学

麻醉和手术后少尿是很常见的，相关的鉴别诊断也很复杂。虽然少尿应引起诊断时的重视，但直到确认是由低血容量引起时，才需要液体治疗[55]。虽然血容量不足和血容量过多是有害的，但许多研究表明，过量的液体摄入会导致术后并发症，如增加住院率和术后死亡风险[56-60]。此外，围手术期体重增加与术后并发症之间存在明显的相关性（图 7-2）。

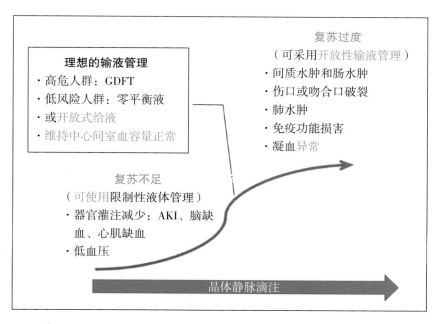

图7-2　复苏曲线

复苏过度

正体液平衡，可定义为围手术期体重增加 10% 或以上，与内科和外科患者并发症和死亡率增加有关[61]。导致体重增加的血管内液体过载与结直肠术后更高的并发症发生率相关。血容量过高会导致心功能不全、肺水肿、肠水肿、动力性肠梗阻，以及相关的术后恶心、呕吐。此外，过量的静脉输液会损害组织氧合作用，导致缺氧，影响愈合过程[59]。

肠水肿

过量补液会导致肠水肿，进而导致肠道营养不耐受、肠梗阻和内毒素或肠道细菌移位时间延长，并可能导致败血症和多器官功能衰竭等严重并发症[62]。与胶体相比，晶体溶液给药后更容易出现肠水肿，并可能导致伤口吻合口处张力增加，导致吻合口裂开、腹膜污染、败血症和死亡[62]。

伤口愈合不良

皮下水肿导致组织氧扩散和氧张力降低，进而导致伤口愈合不良。目标导向的晶体补液可使手术伤口中胶原蛋白的浓度更高[63]。在动物试验中，与基于晶体的液体疗法相比，使用 6%HES 的 GDFT 改善了结肠吻合口处的微循环血流量和组织氧合作用[64]。

肺部并发症

过量补液会导致肺水肿，尤其是心力衰竭患者。血管外组织液增多会损害氧气交换，导致呼吸衰竭和肺炎[62]。有报告称，即使既往没有心脏病的患者，体液过多也会引起肺水肿[65, 66]。

炎症和免疫反应

有人提出，围手术期开放性补液疗法可能会促进感染。由于淋巴细胞信号受损，过度的细胞肿胀会削弱免疫系统[67]。术后免疫功能障碍使患者更容易出现并发症，这一点毋庸置疑[68-70]。一些研究进一步证明了围手术期液体的选择和给药量与炎症程度及对细胞免疫的影响之间的关系。2014 年的一项研究比较了结直肠手术患者的限制性液体疗法和传统液体疗法，发现接受限制性液体疗法的患者具有更好的细胞免疫力，这是由 CD4$^+$/CD8$^+$ 比例和调节性 T 细胞功能决定的[71]。此外，接受传统液体疗法的患者输血比率更高。输入的血本身就是免疫抑制剂，对液体选择的影响是累积性的，高氯性代谢性酸中毒与促炎症反应和免疫功能下降有关[72]。在一项针对脓毒症大鼠模型的动物研究中，由平衡盐溶液和胶体（此处为乳酸林格液和 HES）组成复苏液的存活率高于单独使用 NS 的复苏液[73]。以上观点共同反对使用 NS 作为围手术期复苏液体补充。

凝血异常

术中晶体溶液输注过多对不同阶段的凝血功能均有不利影响。稀释性血小板减少仍然是术中出血最常见的原因。胶体，特别是淀粉，与凝血功能降低有关，如 HES 介导的Ⅷ因子和血管性血友病因子减少，稍后将详细讨论[74]。术中在创伤环境下使用晶体和胶体溶液可能会由于稀释、酸中毒或加速溶栓而导致凝血障碍[75]。当出现低血压或休克时，这一点更为突出[76]。有证据表明，术后抗凝因子因被晶体溶液稀释会导致高凝状态，从而导致血栓栓塞[62, 74, 77]。

复苏不足

低血容量可导致组织灌注不良、终末器官功能障碍和衰竭，最终导致死亡。

AKI

尽管有 1%~5% 的住院患者会出现 AKI，其对于围手术期患者尤其不利，因为它往往预示着更复杂的住院过程、医疗费用增加、发病率和死亡率升高。需要透析的 AKI 是导致死亡的独立危险因素[78]。预防 AKI 最重要的围手术期方法是使用 GDFT 维持正常肾灌注，以达到和维持正常血容量。

低血压

复苏不足会导致血容量不足、低血压和终末器官灌注受损。平均动脉压低于 55 mmHg 与术后 AKI 直接相关[79]。监测尿量经常作为监测容量状态的一种手段，低血压伴随着尿量的减少可能会促使液体补给。由于神经内分泌因素和途径复杂，尿量对液体剂量的反应很差，这种疗法会有过量液体补给的风险。

液体管理标准化：如何做到始终如一

为了实现 ERAS 术中输液管理的高度依从性，首先是共同商定管理规程和定义专项的服务链或手术的终点。复苏的终点必然因不同的服务链或手术而异。这个过程从选择外科和麻醉专业的"倡导者"开始，并募集围手术期团队关键人选（术前和术后护理、麻醉护理、术前临床表现评估）。基于证据的方案是根据团队早期的共识而构建的。评估围手术期的临床表现是必不可少的，因为输液管理于患者手术之前（肠道准备、NPO 状态、术前水合状态）开始，并持续到术后。手术的管理目标应明确，避免使用限制或开放等概括性术语。例如，开放式结肠切除术 800 mL/h，腹腔镜结肠切除术 400 mL/h 对终端人员更实用更易于监测。然后，该方案以可用的形式（纸质、基于万维网、电话应用程序或嵌入电子病历）等提供给医院和员工。其次，将患者识别为 ERAS 患者对成功至关重要。通过将 ERAS 附加到所申请的麻醉类型上（ERAS+ 全麻）或将 ERAS 附加到外科手术名称（ERAS 结肠切除术）来实现。将患者的 ERAS 状态插入手术暂停也是大多数手术的一个已知焦点。接下来，需要定期核查以衡量合规性并找出薄弱环节。无论是电子审核还是人工核对，都应定期进行，并对围手术期团队公开。这些核对也可以放入 ERAS 记分卡中，允许外科医生或麻醉师直观地观察患者的表现。最后，围手术期团队应在实施后重新召开会议，以研究结果并确定是否需要修订方案。来自不同机构的输液管理策略可在美国加速康复学会或 ERAS® 协会网站获得。

总结

ERAS 方案使用最具实践、基于证据的要素（如 GDFT），以减轻手术压力、减少手术并发症及缩短住院时间。围手术期的输液管理策略是成功手术的常规组成部分，术前管理影响术中管理。同样重要的是，ERAS 方案的要素是建立麻醉和手术之间协作，来生成一个成员之间可以赖以持续实行固定护理模式的团队框架。对于进行低风险手术的低风险患者，开放性补液疗法并不会影响手术成功的结果。在高风险手术患者或接受大手术的患者中，GDFT 具有更大的益处，并且与手术治疗结果的改善密切相关。在大手术过程中使用 GDFT，可明显缩短住院时间、促进肠功能恢复和保护肠道吻合口。

尽管 GDFT 在某些外科手术中有着无可置疑的益处，但关于液体复苏的理想终点、复苏液类型、最佳监测技术及应用 GDFT 的理想人群，仍存在一些问题[80]。使用不同的终点、不同的干预措施和不同的监护，评估 GDFT 试验的结果就不一致[60]。这些悬而未决的问题往往导致重大的变化，进而导致护理非标准化。ERAS 方案的对立面是医疗护理的可变性。通过将具体的输液管理指南纳入本地 ERAS 方案，更容易实现一致性和合规性。特别是当以患者为中心的治疗结果与实践模式相关联时，监控电子病历中的实践模式会向提供者发布月度报告，这可以提高依从性。

参考文献

［1］Brandstrup B, Tonnesen H, Beier-Holgersen R, et al. Effects of intravenous fluid restriction on postoperative complications: comparison of two perioperative fluid regimens: a randomized assessor-blinded multicenter trial. Ann Surg 2003; 238(5): 641-648.

［2］Brandstrup B. Fluid therapy for the surgical patient. Best Pract Res Clin Anaesthesiol 2006; 20(2): 265-283.

［3］ Shires T, Williams J, Brown F. Acute change in extracellular fluids associated with major surgical procedures. Ann Surg 1961; 154: 803−810.

［4］ Bamboat ZM, Bordeianou L. Perioperative fluid management. Clin Colon Rectal Surg 2009; 22(1): 28−33.

［5］ Hannemann P, Lassen K, Hausel J, et al. Patterns in current anaesthesiological peri−operative practice for colonic resections: a survey in five northern−European countries. Acta Anaesthesiol Scand 2006; 50(9): 1152−1160.

［6］ Jacob M, Chappell D, Rehm M. The 'third space': fact or fiction? Best Pract Res Clin Anaesthesiol 2009; 23(2): 145−157.

［7］ Miller TE, Roche AM,Mythen M. Fluid management and goal−directed therapy as an adjunct to enhanced recovery after surgery (ERAS). Can J Anaesth 2015; 62(2): 158−168.

［8］ Strunden MS, Heckel K, Goetz AE, et al. Perioperative fluid and volume manage−ment: physiological basis,tools and strategies. Ann Intensive Care 2011; 1(1):2.

［9］ Chappell D, Jacob M, Hofmann−Kiefer K, et al. A rational approach to perioper−ative fluid management. Anesthesiology 2008;109(4):723−740.

［10］ Cecconi M, Parsons AK, Rhodes A. What is a fluid challenge? Curr Opin Crit Care 2011; 17(3): 290−295.

［11］ Marik PE, Lemson J. Fluid responsiveness: an evolution of our understanding. Br J Anaesth 2014;112(4):617−620.

［12］ Navarro LH, Bloomstone JA,Auler JO Jr, et al. Perioperative fluid therapy: a state−ment from the international Fluid Optimization Group.Perioper Med (Lond) 2015; 4: 3.

［13］ Holte K, Klarskov B, Christensen DS, et al. Liberal versus restrictive fluid admin−istration to improve recovery after laparoscopic cholecystectomy: a randomized, double−blind study. Ann Surg 2004; 240(5): 892−899.

［14］ Nisanevich V,Felsenstein I,Almogy G, et al.Effect of intraoperative fluid management on outcome after intraabdominal surgery. Anesthesiology 2005;103(1):25−32.

［15］ Biais M, de Courson H, Lanchon R, et al. Mini−fluid challenge of 100 ml of crystalloid predicts fluid responsiveness in the operating room.Anesthesiology 2017;127(3):450−456.

［16］ Pearse R, Dawson D, Fawcett J, et al. Early goal−directed therapy after major surgery reduces complications and duration of hospital stay. A randomized controlled trial. Crit Care 2005; 9: R687−693.

［17］ Pearse RM, Harrison DA,MacDonald N, et al. Effect of a perioperative, cardiac output−guided hemodynamic therapy algorithm on outcomes following major gastrointestinal surgery: a randomized clinical trial and systematic review.JAMA 2014; 311(21): 2181−2190.

［18］ Brown SR, Brown J. Why do physicians order unnecessary preoperative tests? A qualitative study. Fam Med 2011; 43(5): 338−343.

[19] Duceppe E, Parlow J, MacDonald P, et al. Canadian Cardiovascular Society guidelines on perioperative cardiac risk assessment and management for patients who undergo noncardiac surgery. Can J Cardiol 2017;33(1):17−32.

[20] Maile MD, Jewell ES, Engoren MC. Timing of preoperative troponin elevations and postoperative mortality after noncardiac surgery. Anesth Analg 2016; 123(1): 135−140.

[21] Lira A, Pinsky M. Choices in fluid type and volume during resuscitation: impact on patient outcomes. Ann Intensive Care 2014; 4(38): 1−13.

[22] Gan TJ. Colloid or crystalloid: any differences in outcomes? Presented at the IARS annual meeting held at Vancouver, British Columbia, Canada on May 21−24, 2011. p.7−12. Available at: http://iars.org/wp−content/uploads/2011_IARS_Review_Course_Lectures.pdf. Accessed August 13, 2018.

[23] Joshi GP. Intraoperative fluid restriction improves outcome after major elective gastrointestinal surgery.Anesth Analg 2005; 101(2): 601−605.

[24] McCluskey SA, Karkouti K, Wijeysundera D, et al. Hyperchloremia after noncardiac surgery is independently associated with increased morbidity and mortality: a propensity−matched cohort study.Anesth Analg 2013; 117(2): 412−421.

[25] Feldheiser A, Aziz O, Baldini G, et al. Enhanced recovery after surgery (ERAS) for gastrointestinal surgery, part 2: consensus statement for anaesthesia practice.Acta Anaesthesiol Scand 2016; 60(3): 289−334.

[26] Chowdhury AH, Cox EF, Francis ST, et al. A randomized, controlled, double−blind crossover study on the effects of 2−L infusions of 0.9% saline and plasmalyte(R)148 on renal blood flow velocity and renal cortical tissue perfusion in healthy volunteers. Ann Surg 2012; 256(1): 18−24.

[27] Bailey A，McNaull P, Jooste E, et al. Perioperative crystalloid and colloid fluid management in children: where are we and how did we get here? Anesth Analg 2010; 110(2): 375−390.

[28] de Jonge E, Levi M.Effects of different plasma substitutes on blood coagulation: a comparative review.Crit Care Med 2001; 29(6): 1261−1267.

[29] Myburgh JA，Mythen MG. Resuscitation fluids. N Engl J Med 2013;369(13); 1243−1251.

[30] Wiedermann CJ, Joannidis M. Accumulation of hydroxyethyl starch in human and animal tissues: a systematic review. Intensive Care Med 2014; 40(2): 160−170.

[31] Christidis C,Mal F, Ramos J, et al. Worsening of hepatic dysfunction as a conse−quence of repeated hydroxyethylstarch infusions. J Hepatol 2001;35(6):726−732.

[32] Bork K. Pruritus precipitated by hydroxyethyl starch: a review. Br J Dermatol 2005; 152(1): 3−12.

[33] Zarychanski R,Abou−Setta AM,Turgeon AF, et al. Association of hydroxyethyl starch administration with mortality and acute kidney injury in critically ill patients requiring volume resuscitation: a systematic review and meta−analysis. JAMA 2013;

309(7): 678-688.

[34] Wilkes MM, Navickis RJ, Sibbald WJ.Albumin versus hydroxyethyl starch in cardiopulmonary bypass surgery: a meta-analysis of postoperative bleeding.AnnThorac Surg 2001; 72(2): 527-533[discussion: 534].

[35] Horres CR, Adam MA，Sun Z, et al. Proceedings of the American Society for Enhanced Recovery/evidence based perioperative medicine 2016 annual congress of enhanced recovery and perioperative medicine. Perioper Med(Lond) 2016; 5(Suppl 1): 1-13.

[36] Musallam KM, Tamim HM,Richards T, et al.Preoperative anaemia and postoperative outcomes in non-cardiac surgery: a retrospective cohort study. Lancet 2011; 378(9800): 1396-1407.

[37] Hung M, Besser M,Sharples LD, et al.The prevalence and association with transfusion, intensive care unit stay and mortality of pre-operative anaemia in a cohort of cardiac surgery patients. Anaesthesia 2011; 66(9): 812-818.

[38] Walsh M, Garg A, Devereaux P, et al.The association between perioperative hemoglobin and acute kidney injury in patients having noncardiac surgery. Anesth Analg 2013; 117: 924-931.

[39] Bernard AC, Davenport DL, Chang PK, et al. Intraoperative transfusion of 1 U to 2 U packed red blood cells is associated with increased 30-day mortality,surgical-site infection, pneumonia,and sepsis in general surgery patients. J Am Coll Surg 2009; 208(5): 931-937. e1-2;[discussion: 938-939].

[40] Refaai MA, Blumberg N. The transfusion dilemma: weighing the known and newly proposed risks of blood transfusions against the uncertain benefits. Best Pract Res Clin Anaesthesiol 2013; 27(1): 17-35.

[41] Hare GM, Baker JE, Pavenski K. Assessment and treatment of preoperative anemia: continuing professional development. Can J Anaesth 2011; 58(6): 569-581.

[42] Moemen M.Fluid therapy: too much or too little. Egypt J Anaesth 2010; 26: 313-318.

[43] Benes J, Giglio M, Brienza N, et al. The effects of goal-directed fluid therapy based on dynamic parameters on post-surgical outcome: a meta-analysis of randomized controlled trials. Crit Care 2014;18(5):584.

[44] Rollins KE, Lobo DN. Intraoperative goal-directed fluid therapy in elective major abdominal surgery: a meta-analysis of randomized controlled trials. Ann Surg 2016; 263(3): 465-476.

[45] Corcoran T, Rhodes JE, Clarke S, et al. Perioperative fluid management strategies in major surgery: a stratified meta-analysis. Anesth Analg 2012; 114(3): 640-651.

[46] Fagnoul D,Vincent JL, Backer de D. Cardiac output measurements using the bioreactance technique in critically ill patients. Crit Care 2012; 16(6): 460.

[47] Waldron NH,Miller TE, Thacker JK, et al.A prospective comparison of a noninvasive cardiac output monitor versus esophageal Doppler monitor for goal-directed

fluid therapy in colorectal surgery patients. Anesth Analg 2014; 118(5): 966−975.

［48］Cecconi M, De Backer D, Antonelli M, et al.Consensus on circulatory shock and hemodynamic monitoring. task force of the European Society of Intensive Care Medicine. Intensive Care Med 2014; 40(12): 1795−1815.

［49］Guinot PG, de Broca B, Abou Arab O, et al. Ability of stroke volume variation measured by oesophageal Doppler monitoring to predict fluid responsiveness during surgery. Br J Anaesth 2013; 110(1): 28−33.

［50］Phan TD, Ismail H, Heriot AG, et al. lmproving perioperative outcomes: fluid opti-mization with the esophageal Doppler monitor, a metaanalysis and review. J Am Coll Surg 2008; 207(6): 935−941.

［51］Theerawit P, Morasert T, Sutherasan Y. Inferior vena cava diameter variation compared with pulse pressure variation as predictors of fluid responsiveness in patients with sepsis. J Crit Care 2016; 36: 246−251.

［52］Lopes MR, Oliveira MA, Pereira vO, et al. Goal−directed fluid management based on pulse pressure variation monitoring during high−risk surgery: a pilot random-ized controlled trial. Crit Care 2007; 11(5): R100.

［53］Piccioni F, Bernasconi F, Tramontano GT, et al. A systematic review of pulse pressure variation and stroke volume variation to predict fluid responsiveness during cardiac and thoracic surgery. J Clin Monit Comput 2017; 31(4): 677−684.

［54］Liu Y, Lou JS, Mi WD, et al. Pulse pressure variation shows a direct linear corre-lation with tidal volume in anesthetized healthy patients.BMC Anesthesiol 2016; 16: 75.

［55］Thiele RH,Raghunathan K, Brudney CS, et al. American Society for Enhanced Recovery (ASER) and perioperative quality initiative (POQI) joint consensus statement on perioperative fluid management within an enhanced recovery pathway for colorectal surgery.Perioper Med (Lond) 2016; 5: 24.

［56］Brandstrup B,Svendsen PE, Rasmussen M, et al. Which goal for fluid therapy during colorectal surgery is followed by the best outcome: near−maximal stroke volume or zero fluid balance? Br J Anaesth 2012; 109(2): 191−199.

［57］Abraham−Nordling M, Hjern F; Pollack J, et al. Randomized clinical trial of fluid restriction in colorectal surgery. Br J Surg 2012; 99(2): 186−191

［58］Wenkui Y, Ning L, Jianfeng G, et al.Restricted peri−operative fluid administration adjusted by serum lactate level improved outcome after major elective surgery for gastrointestinal malignancy. Surgery 2010; 147(4): 542−552.

［59］de Aguilar−Nascimento JE, Diniz BN, do Carmo AV, et al. Clinical benefits after the implementation of a protocol of restricted perioperative intravenous crystalloid fluids in major abdominal operations. World J Surg 2009; 33(5): 925−930.

［60］Joshi GP, Kehlet H. CON: perioperative goal−directed fluid therapy is an essential element of an enhanced recovery protocol? Anesth Analg 2016; 122(5): 1261−1263.

［61］Lobo SM, Ronchi LS,Oliveira NE, et al.Restrictive strategy of intraoperative fluid maintenance during optimization of oxygen delivery decreases major complications after high-risk surgery. Crit Care 2011; 15(5): R226.

[62] Holte K, Sharrock N, Kehlet H. Pathophysiology and clinical implications of perioperative fluid excess. Br J Anaesth 2002; 89(4): 622-632.

[63] Hartmann M,Jonsson K, Zederfeldt B. Effect of tissue perfusion and oxygenation on accumulation of collagen in healing wounds. Randomized study in patients after major abdominal operations. Eur J Surg 1992; 158(10): 521-526.

[64] Kimberger O,Arnberger M,Brandt S, et al.Goal-directed colloid administration improves the microcirculation of healthy and perianastomotic colon. Anesthesiology 2009; 110(3): 496-504.

[65] Cooperman LH, Price HL. Pulmonary edema in the operative and postoperative period: a review of 40 cases. Ann Surg 1970; 172(5): 883-891.

[66] Stein L,Beraud JJ, Cavanilles J, et al. Pulmonary edema during fluid infusion in the absence of heart failure.JAMA 1974; 229(1): 65-68.

[67] Gao T, Li N, Zhang JJ, et al.Restricted intravenous fluid regimen reduces the rate of postoperative complications and alters immunological activity of elderly patients operated for abdominal cancer: a randomized prospective clinical trail. World J Surg 2012; 36(5): 993-1002.

[68] Kawasaki T, Ogata M, Kawasaki C, et al. Effects of epidural anaesthesia on surgical stress-induced immunosuppression during upper abdominal surgery. Br J Anaesth 2007; 98: 196-203.

[69] Utoh J, Yamamoto T, Utsunomiya T, et al. Effect of surgery on neutrophil functions, superoxide and leukotriene production. Br J Surg 1988; 75: 682-685.

[70] Nichols P, Ramsden C, Ward U, et al. Perioperative immunotherapy with recombinant interleukin 2 in patients undergoing surgery for colorectal cancer. Cancer Res 1992; 52: 5765-5769.

[71] Kie H, Zhou H, Li Y.Perioperative restricted fluid therapy preserves immunological function in patients with colorectal cancer. World J Gastroentercl 2014; 20(42): 15852-15859.

[72] Kellum J, Song M, Li J. Science review: extracellular acidosis and the immune response: clinical and physiologic implications. Crit Care 2004; 8(5): 331-336.

[73] Kellum JA. Fluid resuscitation and hyperchloremic acidosis in experimental sepsis: improved short-term survival and acid-base balance with Hextend compared with saline. Crit Care Med 2002; 30(2): 300-305.

[74] Holte K. Pathophysiology and clinical implications of peroperative fluid management in elective surgery. Dan Med Bull 2010; 57(7): B4156.

[75] Fries D, Innerhofer P, Schobersberger W.Time for changing coagulation management in trauma-related massive bleeding. Curr Opin Anaesthesiol 2009; 22(2); 267-274.

[76] Simmons JW,Powell MF. Acute traumatic coagulopathy: pathophysiology and resuscitation. Br J Anaesth 2016;117(suppl 3): iii31-43.

［77］Grocott MP, Mythen MG, Gan TJ.Perioperative fluid management and clinical outcomes in adults.Anesth Analg 2005; 100(4): 1093−1106.

［78］Calvert S, Shaw A. Perioperative acute kidney injury. Perioper Med (Lond) 2012; 1(1): 6.

［79］Goren O, Matot l. Perioperative acute kidney injury. Br J Anaesth 2015; 115 (Suppl 2): ii3−14.

［80］Cannesson M, Gan TJ. PRO: perioperative goal−directed fluid therapy is an essential element of an enhanced recovery protocol. Anesth Analg 2016; 122(5): 1258−1260.

8. 加速外科康复：

实施策略、限制和促进因素

Emily A. Pearsall, MSc   Robin S. McLeod, MD, FRCSC, FACS

关键词

知识转化，实施，质量改进，障碍，促进因素

要点

- 实施前评估局部限制和促进因素会提升效率。
- 多学科团队所有成员的参与是成功的关键。
- 收集基础数据并进行监察和定期反馈以监测其变化至关重要。

引言

ERAS 方案包括术前、术中和术后多种干预措施，共同实施这些措施可以减少结肠择期手术患者的应激反应和肠道功能障碍，并可促进康复、降低并发症发病率和缩短住院时间[1, 2]。虽然 ERAS 方案中的每一项干预似乎都很容易实施，但总的来说，ERAS 的建议可能难以被采纳[3-7]。如图 8-1 所示。ERAS 贯穿患者从入院到出院的整个手术过程，在此期间，来自不同专业的多个医疗部门为患者提供治疗。因此，如果没有团队协作共同努力以确保实施和遵守 ERAS 方案的所有要素，那么 ERAS 方案的优势就无法实现。

有各种实施框架可用于实施 ERAS 方案，包括医疗保健改善研究所模型[8]、Kotter 八步转换模型[9]、知识 – 行动模式（knowledge to action cycle, KTA）[10]等。所有这些框架的关键组成部分如下。

- 实施前应评估现状。
- 质量倡议应建立在证据支持的基础上。
- 应制定改革管理举措以支持实施。
- 应定期衡量业绩并向所有参与者提供反馈信息。

Cochrane 系统评价了 15 项研究，分析了个性化干预是否比非个性化干预更有效。有研究人员报告称，支持个性化干预的优势比为 1.56（95%CI 为 1.27~1.93，$P < 0.01$），并得出结论：定制个性化策略可能有效，但只具有小到中等影响[11]。这些结果凸显了实施变革的难度并且需要多种策略才能实现。

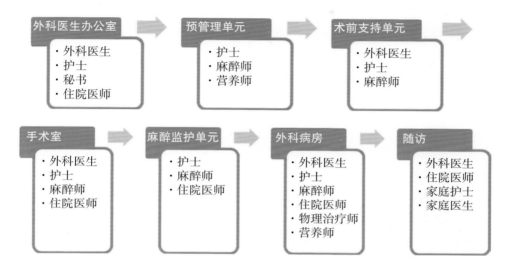

图8-1　ERAS患者医疗传送流程

实施前现状评估

在实施之前收集基础数据至关重要。要想让大多数医生为患者提供更好的医疗服务，除非有数据表明新的医疗服务存在优势，否则他们不愿意做出改变。数据是帮助后期采用者看到 ERAS 优势的有力工具，但只有在有基础数据能显示医疗方面优势的情况下才可以。此外，如果可能的话，应在模式改变和进行 ERAS 教育之前的几个月开始收集基础数据。由于即使认识到 ERAS 的证据和建议也可能会导致实践发生变化，因而收集的数据可能无法反映基础数据的状况。

在实施 ERAS 方案之前还应评估执行工作的潜在限制和促进因素。这是知识-行动模式中必不可少的一步，因为 Graham 等[10]指出，如果实施战略是针对机构的每一个特有的限制和促进因素，那么这个战略最有效。Harrison 等指出，可以使用已知且经过验证的方案来评估实施障碍，如 Cabana 等[12]在 1999 年提出并已被广泛使用和修改的 *Clinical Practice Guidelines Framework for Improvement*[13]。该方案对可能遇到的问题给出了建议，以便更好地理解实施新模式的潜在障碍。尽管遵循指定的方案或理论模型可能是有用的，但主要目的是确定哪些具体因素可能阻碍方案实施。因此，在实施之前，对所有相关成员进行调查、访谈，甚至自由交谈，都可能有助于理解当地的背景因素。

有几篇文章专门讨论了实施 ERAS 方案的限制和促进因素。虽然大多数研究报告了限制和促进因素，但这些因素通常具有两面性。若 ERAS 方案得以实施，该因素则为促进因素；反之，则为限制因素。

2018 年，Stone 等[14]发表了一项系统综述，其中有 53 项研究用以评估实施 ERAS 方案的限制和促进因素。大多数是报告定量数据的观察性研究，但也有 1/3 的研究是利用调查或访谈方式收集定性数据。实施研究综合框架由以下 5 个领域组成[15]。

1. 干预的特点。ERAS 指南的复杂性，可能会导致不良的依从性和对常规手术实践的干扰性，从而被认为是一个限制因素。可试验性即在广泛实施之前试验该方案的能力，是一种潜在的促进因素。研究人员认为，如果干预是灵活的，适应性可能会起到促进作用，如果干预缺乏明确的指导，则适应性可能会起到限制作用。

2. 内部环境即机构内部的因素。应当注意几个限制和促进因素。建立网络和进行公开交流是确保多学科相关人员进行沟通和合作并建立起 ERAS 实践局部社区的重要战略。领导参与也被定性为促进因素，因为若没有他们的支持，实施工作将难以实现。确定机构资源（包括用于结构改造和增加工作人员的财政资源）以促进患者早期运动和进食。此外，工作人员和数据收集人员的保护时间被认为是一个潜在的限制因素。当 ERAS 方案与现有文化保持一致时，兼容性被定性为促进因素；而当与医生和其他医疗相关人员惯性变化时，兼容性则为限制因素。最后，获取信息、向工作人员提供教育材料及提供教育课程是实施 ERAS 方案的重要推动因素。

3. 外部环境是指可能影响实施的外部因素。Stone 等将患者的需求和资源确定为潜在的限制因素，如患者有复杂的并发症，或有语言障碍或期望差异的存在。与其他医院合作作为实施过程的一部分，则被认为是促进因素。

4. 由于医生对变革的抵制、对"流程化"协议的负面看法，以及学科之间和学科内部缺乏支持和合作，个体特征在很大程度上被视为限制因素。然而，也有研究表明，早期采用者和区域的拥护者可以促进实施并克服这些障碍[16]。

5. 实施过程本身被定性为促进因素。在整个执行过程中，涉及多学科团队合作的有效规划非常重要。同样，让所有相关人员（包括行政人员、一线工作人员、患者及其家属）参与执行进程也很重要。方案的执行，包括使用具有时间表的正式实施框架，有助于方案的有效进行。此外，提高 ERAS 方案的概括性和可视化对于成功实施 ERAS 也很重要。这包括通过不断向工作人员提供最新的数据来支持持续实施。

总之，虽然有一些潜在的限制和促进因素影响 ERAS 方案的实施，但了解哪些因素可能会影响实施至关重要。在开始实施之前，应对主要相关人员进行调查或访谈，以便有针对性地实施，从而将可能存在的障碍转化为促进因素。

基于证据的 ERAS 新进展

多项荟萃分析文章显示了 ERAS 方案的好处。而且，各机构和国家组织还制定并发布了相关的指南。由于没有既定的标准，指南中的干预措施及建议可能会有所不同。此外，有些建议可能没有强有力的证据支持。即使没有高水平的证据（如早期下床活动），但仍然有一些建议可能会被采纳。但一般来说，如果建议不是基于中 - 高水平的证据，临床工作人员可能很难改变其做法。

希望采用 ERAS 的机构可通过采用指南或修改指南以适应当地情况。虽然后者需要付出更多的努力，但审查和制定或修改指南是一个让所有相关人员参与并协助实施的过程。无论哪种方式，在采用之前与所有相关人员分享指南建议是很重要的，这样做不仅便于团队之间进行评论，还可以再次增加方案的参与度和所有权。

实施策略和变革管理

有几种不同的实施策略可用于实施 ERAS 方案。虽然没有研究评估具体干预措施的影响，但大多数研究都报告了成功实施和实践后带来的变化。总的来说，值得注意的是，关于将新证据付诸实施的最有效战略的现有证据有限。虽然有几种方法和理论框架可供人们选择，但几乎没有证据表明哪种方法和理论框架最有效。最常见的用于实施 ERAS 方案的策略是启用拥护者，建立实践社区和多学科团队参与、开展教育会议，以及监测和反馈。除了这些策略，患者教育和标准化材料（医嘱、路径等）的研发也属于有用的策略[17, 18]。

相关人员的参与

首要的是确保所有参与者都了解和认同实施 ERAS。相关人员包括行政部门、部门主管、外科医生、麻醉师、入院前工作人员、麻醉后护理人员、病房护士和其他医务人员，包括物理治疗师和营养师。确保所有参与者都了解指南建议内容和有利的循证证据，有望提高指南建议的采纳率，尤其是在证据确凿的情况下。

区域的倡导者/意见领袖

倡导者通常指讨人喜欢、值得信赖且有影响力的意见领袖[16]。在 ERAS 项目中，倡导者来自外科医生、麻醉医生和护理人员。倡导者作为关键人物，与同事共同解决问题或疑虑，同时倡导者也是其他学科和管理部门的联络人。倡导者可以被任命，也可以由推选或选举产生。

虽然区域的倡导者是必不可少的，但文献中几乎没有证据支持他们在实施中的作用。2011 年，Flodgren 等[16]发表了一篇系统评价，以评估在改变实践和患者治疗结果方面启用区域意见领袖的有效性。该系统评价包括 18 项研究，文章指出意见领袖使绝对依从性增长 12%。将意见领袖存在组与不干预组进行比较时，发现依从性有 9% 的差异；与其他单一干预相比时，有 14% 的差异；当将意见领袖作为多重干预的部分时，与不干预相比，依从性方面存在 10% 的差异。因此他们得出的结论是，区域意见领袖与其他干预措施相结合或单独行动，可能是改变实践的有用策略。

然而文章没有明确界定倡导者所承担的实际活动和作用。根据该文作者的经验，建议每家医院至少应有一名外科医生、麻醉师和护士作为倡导者[17]。

多学科团队和实践社区

为了成功实施 ERAS 方案，需要得到所有学科的支持。大多数 ERAS 方案大力鼓励发展 ERAS 实施团队，该团队由所有相关人员组成，包括外科医生、护士、麻醉师、物理治疗师、营养师、职员和医院管理人员，以及住院医师和实习学生。这些小组可称为多学科、跨专业实施小分队或实践社区。无论其名称如何，都必须建立一个由所有相关人员组成的团队来实施 ERAS 方案。

"实践社区（CoP）"一词在医疗保健中的使用源于用来推动知识管理的商业组织，并作为分享新知识、学习经验和加强组织内部沟通的工具。虽然 CoP 没有被普遍接受的定义，但一般认为，它涉及对一个主题有共同兴趣并希望通过与他人互动来提高自己在该领域知识的一群人。2011 年，Ranmuthugala 等[19]进行系统综述，以研究在医疗保健中建立 CoP 的方式和原因，以及是否能改进实践。综述包括 31 篇研究论文和 2 篇系统评价。最终发现，就 CoP 运作方式（即面对面会议或在线交流）而言，研究之间没有一致性，也没有关于会议频率的信息。尽管缺乏关于 CoP 的具体信息，但它的有效性仍值得探讨。

Reeves 等[20]在 2017 年的 Cochrane 系统评价中研究了跨专业合作的影响，其中包括 9 篇原始研究，对旨在增加跨专业合作的干预措施做出评估。所有纳入的研究质量普遍偏低。因此，结论是没有足够的证据来证明专业间合作的影响。此外，所有纳入的研究都评估了不同的实施事项。

总之，人们对评估多学科团队和整体团队合作的影响似乎有很大的兴趣；然而，目前几乎没有证据能够证明这一点。尽管如此，发展本地 CoP 以实施 ERAS 计划仍被强烈推荐。

教育会议

2009 年，Forsetlund 等[21] 在 Cochrane 评价发表文章，以评估教育会议对实践和医疗保健结果的影响。这篇新更新的综述纳入了 81 项试验。研究人员发现，与没有干预相比，作为实施方案一部分的教育会议使预期实践的依从性增加了 6%[四分位间距（IQR）：1.8 ~ 15.9]。与没有干预相比，单独的教育会议具有类似的效果[危险度差值（RD）6%；IQR：2.9 ~ 15.3]。在单变量元回归分析中发现，较高的出勤率与较大的 RD 有关（$P < 0.1$），混合互动式和教学式教学课程比单独教学式教学课程（平均调整后 RD13.6 vs 6.9）或单独互动课程（平均调整后 RD3.0）更有效。调查人员得出结论，教育会议单独或与其他干预措施相结合可能对专业实践产生的影响较小，比其他干预措施（如审计和反馈）影响小。

患者教育教材

许多 ERAS 要素实施需要患者的积极参与。例如，需要患者术后早期开始活动和进食。许多 ERAS 方案开发了患者教育材料，如在手术前告知患者手术的操作过程及需要患者如何配合。部分机构研发了自己的患者教育材料，以便对患者进行个性化定制，这些教育材料包括医院的具体信息（如电话号码、医院的政策、就医程序）。

Sibbern 等[22] 对定性研究进行了系统评价，以综合 ERAS 方案中关于患者体验的可用信息，包括 11 项研究。报告指出，大多数患者入院前在门诊就诊时就会收到书面资料，以帮助他们做好手术准备。报告中还指出，在整个手术治疗过程中，经常会遇到医务人员向患者提供的书面和口头信息不一致的情况，导致患者压力增加，对相关医务人员的信任降低。患者还对积极参与康复表现出了复杂的情感，一方面有动力参与，但也因恢复得太快而感到压力较大。此外，一些患者认为 ERAS 方案过于结构化，没有体现出个性化的医疗护理方式。最后，患者也对自己是否准备好提前出院表示担忧。虽然有些患者觉得他们已经做好了提前出院的准备，并期待早点回家，但也有些患者感到仓促，认为还没有做好照顾自己的准备。患者对出院的信心在很大程度上取决于医院向他们提供信息的一致性。

标准化医嘱

虽然关于支持将 ERAS 元素添加到标准化医嘱中的证据有限，但有强有力的经验支持这一点。将建议嵌入到标准化护理路径或医嘱中，可使医务人员轻松而有效地遵守建议中的注意事项。这也减少了新入职人员、住院医师和其他不熟悉 ERAS 的人偏离方案的机会。

虽然在 ERAS 中关于标准化治疗医嘱价值的证据很少，但有证据表明，标准化医嘱增加了其他领域的依从性。密苏里大学卫生系统开发并实施了一套标准化医嘱集，以提高深静脉血栓预防率。实施两个月后，预防率从 75% 上升到 91%，1 年后维持在 95%[23]。Fleming 等[24] 进行了一项观察性研究，以检查标准化医嘱用于循证肺炎治疗指南的情况。这项研究包括 3301 名患者，使用标准化医嘱显著提高了依从性（RR=1.24；95%CI 为 1.04～1.48），并降低了住院死亡率（风险率 0.66；95%CI 为 0.45～0.97）。

运作过程的检测和评估

监测和反馈是实施和维护 ERAS 的基本关键点。收集数据并定期向有关人员提供反馈，使他们能够了解他们的工作情况及需要改进的领域。

有一些使用数据来评估运作过程的原则。Currie 和 Kennedy 认为确定目标至关重要[25]，因为目标可能会给团队更多的动力。此外，还应在短时间内提供反馈（每6～12 周一次），以确定方案是否有效，并方便团队对方案进行修改。如果无效，团队可以考虑实施其他策略。最后，如果监测和反馈方案用于改善治疗结果，就必须提供证据或指南建议，以帮助该机构实施新策略、改善治疗结果。

Ivers 等[26] 在 2012 年 Cochrane 综述中研究了监测和反馈的益处。该文包括140 个随机对照试验研究，以证明其使用频率。研究发现，依从性总体权重均值增加 4%（IQR：1～16）。该文章还进行了多变量分析，表明当基础数据较低、由监管者或同事提供反馈信息、数据以口头和书面形式多次共享、具体目标和行动计划已到位时，反馈最有效。

近期，Tuti 等[27] 进行了系统评价，以评估电子监测和反馈方法的有效性。包括 7 项研究中的 9 篇报告。报告中基准点是将个人或区域表现与区域或全国平均水平进行比较。3 项研究发现电子监测和反馈对治疗质量有积极影响。研究报告称，不同干预措施的依从性从 9.4% 提高到 14.9%。将有无监测和反馈进行比较时，符合预期结果的加权比值比为 1.93（95%CI 为 1.36 ~ 2.73）。然而，由于高异质性，这些结果可能不可靠。

　　关于 ERAS 数据收集，从在 Excel 电子表格中简单收集数据到加入大型国际数据库，有多种方法。例如，欧洲 ERAS® 协会专门开发了一个数据库，以评估 ERAS 的实施情况。ERAS® 数据系统的好处之一是，很容易从数据库中提取数据来评估运作过程，因为它是作为一种质量改进工具而开发的。然而，缺点是不能改变或修改变量以适应特定机构。其他数据收集工具，如美国外科医师协会国家手术质量改进计划，可用于评估 ERAS 的实施情况。该组织有一个小的 ERAS 数据收集分区，允许个人实时评估其依从性。收集数据的成本可能很高，特别是存在专人收集数据时。因此，在可能的情况下，使用现有的数据收集程序（如 NSQIP）或使用 Excel（或类似的工具）创建自己的数据收集工具可能更可取。此外，最小化数据量也有助于降低成本。

结构化 ERAS 实施方案

　　最受欢迎的正式 ERAS 实施方案来自欧洲 ERAS® 协会。该计划的本质是需要一种结构化的多学科方案。在 ERAS® 协会方案中，必须成立 ERAS 小组（成员来自所有相关部门），每个专业部门还需要有倡导者和专门的 ERAS 协调员（护士或医生助理）。他们强烈建议每周召开会议来讨论依从性和实施变化情况。最后，实施的一个基本要素是对实施过程的监测和提供定期反馈[18]。一些机构选择采用 ERAS® 协会实施方案，其中包括 1 年内召开 3 次会议和培训师培训计划。项目需要一名 ERAS 医学专家和一名受过 ERAS 培训的变革管理教练来负责该项目运行。Ljungqvist[28] 在 SAGES/ERAS® 协会手册中详细介绍了实施方案。ERAS® 协会根据医疗保健改善协会（Institute for Healthcare Improvement）的突破性方法学理论制定了这一标准化实施方案。

　　加拿大安大略省采取了稍微不同的方法。虽然策略相似，但方法不同。首先，安大略省小组（现被称为外科最佳实践团队）在创建 ERAS 实施（iERAS）方案时遵循 KTA 周期[17]。KTA 周期实施方案是一个迭代的过程，是一个创建和实施新证据的方案。外科最佳实践团队首先在系统地逐项回顾了已知的 ERAS 干预结直肠手术的文献基础上，创建了一个针对性 ERAS 指南。设立了几个工作组评价证据并提出建议。与相关人员举行区域性协调会统一共识，鼓励相关人员参与实施计划，并确保在实施各阶段提供支持。在实施之前，该小组还对 7 家地方医院的做法进行了回顾性审查，以确定目前在医疗方面的差距[29]。为了评估限制和促进因素，其访谈了来自 7 家当地医院的护士、麻醉师和外科医生[7]。此外，还对目前正在这些医院轮转的住院医师进行了调查[30]。然后对这些数据进行分析，并将数据用于制定一项个体化的实施策略。实施策略包括每个医疗中心都有的护士、外科和麻醉专家的倡导者，他们作为与省级 ERAS 实践社区的联络人，并在各自的医院中担任意见领袖、教育工作者和指导人员。区域倡导者每周或每两周在当地举行一次会议，每月通过电话会议与省实践社区会面一次。医院行政管理部门的支持也是该方案的重要组成部分，若没有行政部门书面支持，医院就无法参与。标准化医嘱和医疗路径由参与医院在实施前制定，以确保计划的依从性和可持续性。此外，还制作了患者教育小册子和视频材料，为所有患者提供术前教育。ERAS 协调员是该方案的重要组成部分。这一角色通常由一名护士担任，该护士收集前瞻性数据，并协助当地的实施工作。数据是预先收集的，每隔 3 个月向站点提供一次数据报告。这些报告包括所有 15 家医院的数据，因此医院间可以相互学习。此外，每年与所有参与中心的倡导者和其他相关人员举行面对面会议，讨论执行方面的限制和促进因素，并分享经验教训。

总结

ERAS 方案的实施是复杂的，需要广泛的改革管理战略。如前所述，当中存在多种潜在障碍，因此需要采取多种策略才能成功实施 ERAS 方案。

我们在安大略省实施 iERAS 方案后吸取了一些教训。首先，患者和家庭护理人员没有被纳入 iERAS 方案的制定或实施。虽然已经制定了患者教育材料，但将患者纳入 iERAS 方案的计划并获得他们对各个实施方面的指导是非常宝贵的。

其次，ERAS 方案不应被视为质量改进方案或计划，应将其视为对手术患者提供的良好治疗方案，而这些建议也应该只是普通患者治疗的一部分。尽管只有一些细微差别，但实施 ERAS 确实需要大量工作，包括传统观念的改变。让患者在术后当天走动并在第一天进食，完全打破了过去 100 年来患者的治疗方式。将导管留在体内数天用于监测和使用鼻胃管已是住院医生的常规方法。但是，在大手术后的第三天将 ERAS 患者送回家几乎是难以置信的！在安大略省，笔者所在团队获得了 2

年的资金资助来实施 iERAS 计划。虽然在 2 年内做出改变并将其纳入患者的手术管理系统是比较困难的，但在许多方面还是取得了成功。要实现 iERAS 这一目标，可能需要 5～10 年的时间。

但我们还是学到了许多其他东西：①应该在开始制定 ERAS 指南之前收集基础数据；②收集足够的资料；③应该制定目标；④应该多交流沟通。总之，可以采用 ERAS 方案改变所有患者（不仅是进行结直肠手术的患者）的现状，进而提高患者治疗效果。

参考文献

［1］Kehlet H, Wilmore DW. Evidence-based surgical care and the evolution of fast-track surgery. Ann Surg 2008; 248: 189-198.

［2］Greco M, Capretti G, Beretta L, et al. Enhanced recovery program in colorectal surgery: a meta-analysis of randomized controlled trials. World J Surg 2014;38:1531-1541.

［3］Donohoe CL, Nguyen M, Cook J, et al. Fast-track protocols in colorectal surgery. Surgeon 2011; 9: 95-103.

［4］Maessen J, Dejong CH, Hausel J, et al. A protocol is not enough to implement an enhanced recovery programme for colorectal resection. Br J Surg 2007; 94: 224-231.

［5］Gustafsson UO, Hausel J, Thorell A, et al. Adherence to the enhanced recovery after surgery protocol and outcomes after colorectal cancer surgery. Arch Surg 2011; 146: 571-577.

［6］Kahokehr A, Sammour T, Zargar-Shoshtari K, et al. Implementation of ERAS and how to overcome the barriers. Int J Surg 2009; 7: 16-19.

［7］Pearsall EA, Meghji Z, Pitzul KB, et al. A qualitative study to understand the barriers and enablers in implementing an enhanced recovery after surgery program. Ann Surg 2015; 261: 92-96.

［8］Langley GL, Moen R, Nolan KM, et al. The improvement guide: a practical approach to enhancing organizational performance. 2nd edition. San Francisco (CA): Jossey-Bass Publishers; 2009.

［9］Kotter JP. Leading change. Boston: Harvard Business School Press; 1996.

［10］Graham ID, Logan J, Harrison MB, et al. Lost in knowledge translation: time for a map? J Contin Educ Health Prof 2006; 26(1): 13-24.

［11］Baker R, Camosso-Stefinovic J, Gillies C, et al. Tailored interventions to address determinants of practice. Cochrane Database Syst Rev 2015; (4): CD005470.

［12］Cabana MD, Rand CS, Powe NR, et al. Why don't physicians follow clinical practice guidelines? A framework for improvement. JAMA 1999; 282(15): 1458-1465.

［13］Harrison MB, Légaré F, Graham ID, et al. Adapting clinical practice guidelines to local context and assessing barriers to their use. CMAJ 2010; 182(2): E78−84.

[14] Stone AB, Yuan CT, Rosen MA, et al. Barriers to and facilitators of implementing enhanced recovery pathways using an implementation framework: a systematic review. JAMA Surg 2018; 153(3): 270−279.

[15] Damschroder LJ, Aron DC, Keith RE, et al. Fostering implementation of health services research findings into practice: a consolidated framework for advancing implementation science. Implement Sci 2009; 4: 50.

[16] Flodgren G, Parmelli E, Doumit G, et al. Local opinion leaders: effects on professional practice and health care outcomes. Cochrane Database Syst Rev 2011; (8): CD000125.

[17] McLeod RS, Aarts MA, Chung F, et al. Development of an enhanced recovery after surgery guideline and implementation strategy based on the knowledge−to− action cycle. Ann Surg 2015; 262(6): 1016−1025.

[18] Ljungqvist O, Scott M, Fearon KC. Enhanced recovery after surgery: a review. JAMA Surg 2017: 152(3): 292−298.

[19] Ranmuthugala G, Plumb JJ, Cunningham FC, et al. How and why are communities of practice established in the healthcare sector? A systematic review of the literature. BMC Health Serv Res 2011; 11: 273.

[20] Reeves S, Palaganas J, Zierler B. An updated synthesis of review evidence of interprofessional education. J Allied Health 2017; 46(1): 56−61.

[21] Forsetlund L, Bjørndal A, Rashidian A, et al. Continuing education meetings and workshops: effects on professional practice and health care outcomes. Cochrane Database Syst Rev 2009; (2): CD003030.

[22] Sibbern T, Bull Sellevold V, Steindal SA, et al. Patients' experiences of enhanced recovery after surgery: a systematic review of qualitative studies. J Clin Nurs 2017; 26(9−10): 1172−1188.

[23] Vyas D, Bearelly D, Boshard B. A multidisciplinary quality improvement educational initiative to improve the rate of deep−vein thrombosis prophylaxis. Int J Pharm Pract 2014; 22(1): 92−95.

[24] Fleming NS, Ogola G, Ballard DJ. Implementing a standardized order set for community−acquired pneumonia: impact on mortality and cost. Jt Comm J Qual Patient Saf 2009; 35(8): 414−421.

[25] Currie A, Kennedy R. Audit: why. In: Feldman L, Delaney C, Ljungqvist O, et al, editors. The SAGES/ERAS® society manual of enhanced recovery programs for gastrointestinal surgery. Basel (Switzerland): Springer; 2015. p. 237−246.

[26] Ivers N, Jamtvedt G, Flottorp S, et al. Audit and feedback: effects on professional practice and healthcare outcomes. Cochrane Database Syst Rev 2012; (6):CD000259.

[27] Tuti T, Nzinga J, Njoroge M, et al. A systematic review of electronic audit and feedback: intervention effectiveness and use of behaviour change theory. Implement Sci 2017; 12(1): 61.

[28] Ljungqvist O. Introducing enhanced recovery programs into practice: lessons

learned from the ERAS® society implementation program. In: Feldman L, Delaney C, Ljungqvist O, et al, editors. The SAGES/ERAS® society manual of enhanced recovery programs for gastrointestinal surgery. Basel (Switzerland): Springer; 2015. p. 215-226.

[29] Aarts MA, Okrainec A, Glicksman A, et al. Adoption of enhanced recovery after surgery (ERAS) strategies for colorectal surgery at academic teaching hospitals and impact on total length of hospital stay. Surg Endosc 2012; 26(2): 442-450.

[30] Nadler A, Pearsall EA, Victor JC, et al. Understanding surgical residents' postoperative practices and barriers and enablers to the implementation of an Enhanced Recovery After Surgery (ERAS) Guideline. J Surg Educ 2014; 71(4): 632-638.

9. 加速外科康复中的护理展望

Daran Brown, MBA, RN　　Anisa Xhaja MHA, MSHQS

关键词

护理困境，加速外科康复，ERAS，ERAS 护理

要点

- 护理领导和认同对成功实施加速外科康复至关重要。
- 标准化的 ERAS 护理人员教育提高了对 ERAS 专项护理措施的依从性。
- 克服关键护理困境，提高 ERAS 方案的依从性。
- 通过引入集中的项目管理结构，可以在医院内广泛实施 ERAS 临床方案。

越来越多的证据表明，通过多模式策略（如优化镇痛方案、降低应激反应、早期营养补充和早期运动）来实施 ERAS 临床路径，可以缩短住院时间和促进患者康复[1]。进一步的证据表明，实施 ERAS 的每一项内容才可以带来有效性。然而，要落实 ERAS 中的各项内容并非易事。一项多方参与的国际研究表明，个别 ERAS 流程的依从性差异很大（13%～100%）[2]。进一步的研究表明，ERAS 指南在术后护理中遵守率特别低的原因是只有不到 50% 的患者完成了 ERAS 规定的术后护理方案[3]。现有关于 ERAS 实施的大部分研究都以外科医生的视角为中心。然而，鉴于临床护理的多学科性质，护士等其他专业团队成员是克服 ERAS 实施过程中的障碍和遵守 ERAS 流程的关键[2]。ERAS 的成功实施在很大程度上取决于临床护理人员，因为护理人员承担着全部的、连续的护理工作[4]。

ERAS 作为一种临床路径，提供了多学科的护理保健服务，而护士处于提供护理保健服务的最前沿，执行日常各项计划和任务并确保遵守 ERAS 路径要素。护理在 ERAS 路径实施中的作用，仍需要进一步的研究。本文探讨了护士在学术医疗中心实施 ERAS 路径中的作用。进一步讨论了要成功实施 ERAS 计划，护理人员面对的主要障碍（表 9-1）以及如何克服这些障碍。

表9-1　实施ERAS过程中护理障碍一览表

护理障碍	分类	解决方案	责任团队
EBP（基于循证的实践）适应	ERAS即EBP	将ERAS的年度护理目标，适当地添加到护理项目目标中	护理主任 护理指导 护理管理者
护理人员	领导更替	1.创建安全文化 2.管理护理领导优先权，将护理所需时间纳入ERAS中 3.奖励优秀执行者	护理主任 护理指导
	一线护士更替	1.创建安全文化 2.管理一线护士所承担的方案 3.教育使了解ERAS方案原理 4.奖励优秀的执行者	护理管理者 护理教育者
	文化与行为	1.获得医院和护理领导层对于ERAS方案的认可（如护理主任、CEO、副院长助理） 2.及时支持护理领导实施新的EBP举措，如ERAS	护理主任 护理指导 护理管理者 护理教育者
	教育	1.为护士提供持续的ERAS教育计划 2.为新护士和在岗护士提供教育	护理管理者 护理教育者
医院资源	ERAS协调员	为ERAS的作用，对疾病疗效的重要性及投资回报创建业务案例（create business case）	ERAS协调员 项目经理
	造口师	评估机构需求	医院领导
	数据共享	1.指定专人管理数据 2.创建ERAS专属信息栏 3.发布ERAS流程指标 4.每周进行手工图表记录（计划实施前的8周） 5.每月数据更新 6.鼓励团队内数据透明共享	ERAS协调员 项目经理 医院领导 护理领导 护理教育者

基于循证实践的适应

任何行业中行为的改变都是困难的，在医疗保健领域实施变革亦是如此。尽管人们都知道基于循证的 ERAS 方案可以明显改善患者的临床结局，但由于存在着多种挑战因素，在美国医疗模式下——机构文化差异、资源缺乏、时间紧迫及难以得到实施人员和护理人员的认同都使其适应过程十分缓慢[5]。这些挑战限制的不仅是 ERAS 的实施，而且还包括所有循证方案的实施，因为它们从根本上挑战了"这是我们一直以来的做法"这一保守心态。这种现象最初是在临床护士接受 ERAS 方案时观察到的。与其他临床路径不同，ERAS 重新定义了从门诊初诊到出院全程术前准备和患者的管理。俄亥俄州立大学 Melnyk 等[6]的一项描述性研究表明只有34.5% 的护理者"同意"或"强烈同意"对他们的患者持续应用基于循证的实践（EBP），而美国国家医学研究所（The Institute of Medicine）2020 年的临床决策基于循证的计划目标是要达到 90%[6]。因此，护理领导者和教育者有相当多的机会来缩小这一差距，建立起支持和采纳 EBP 的有组织的护理文化团队。

McLeod 等[7]描述了实施 ERAS 过程中所有护理学科普遍存在的几个障碍，包括劳动力不足、医院资源的缺乏、实施人员缺乏认同感，以及团队成员之间的沟通不畅。专业的护理教育使多数护士认为术后早期进食并不重要，护士数量的不足也限制了患者早期下地活动[7]。作者单位也存在类似的问题，在最初的基层护理工作中，EBP 作为 ERAS 方案的内容和支持项目，其合规性受到了抵制。出现抵制心理和犹豫不决现象有以下几个原因：① ERAS 挑战了现有的做法；②护理领导层的更替；③护士的高流动性和明显的职业倦怠；④缺乏可持续的护理教育者、教育内容和规划。

在实施最初阶段，对护理管理者和一线护理人员来说，ERAS 执行指标与出入院率、败血症等指标一样，只是众多需要优先考察的指标之一。这是为手术患者提供的一种新的护理思维方式，与原有的一些做法（如不允许术后立即进食、不允许术后立即下床活动）等相悖。外科患者护理路径包括门诊护理、术前准备、手术室、麻醉苏醒室和病房护理这几个主要领域的护理管理，但是都没有现成的统一模式。从传统角度来看，护士们一直在各自为政，这意味着他们只在各自的领域进行质量改进，很少从整体连续的流程进行前后沟通和考虑。因此，想要打破这一局面，全面进行推广、实施和维持每个领域的 ERAS 流程是非常困难的。

Henderson 和 Fletcher[8]报告，护士对 EBP 的看法是消极的，他们认为这是一种非增值活动，这令人沮丧。例如，在笔者单位中，对门诊患者的教育并没有持续进行，也没有将教育记录到电子病历中。

　　门诊护士每天面对大量的患者，任务繁重。他们认为，花 5 ~ 10 min 对患者使用回授（teach-back）方法进行 ERAS 教育属于额外的工作，而且将教育过程记录到电子病历中这一操作也属于不必要的"屏幕点击"工作。然而，患者及其家人却希望能够积极参与手术路径计划，并按要求做好准备[9]。因此，术前教育至关重要。

　　早期活动是护士面临的另一个挑战，尽管有几项研究表明早期活动是安全的[10]。笔者单位的情况相似，一线护士担心术后当天下地活动会增加患者的跌倒风险而造成损伤。而且他们认为运动似乎更像是一种物理治疗，而非护理职责所在。

　　医生、护士和健康保健辅助人员认为行为上的改变确实是很困难的。对于经验较丰富的护士来说难上加难，因为要改变的是实践行为的模式[2]。在实施 ERAS 之前的传统做法是，患者手术后只需要接受流质饮食，因此，笔者所在的结直肠外科病房的许多护士认为，允许患者术后当天恢复普通饮食会导致患者营养不良，而且容易出现恶心和呕吐。有观点认为 ERAS 护理路径需要实现个性化，随着时间的推移，这一挑战将会有所缓解。

　　任何以循证为基础实践的启动，如 ERAS 临床路径的实施，都会给护理人员带来压力。EBP 纳入护理实践的主要挑战是患者护理时间有限[8]。在笔者单位，这种担忧在 ERAS 实施的早期阶段尤为明显，护士们抱怨工作量增加，如增加了需要记录的工作。护理人员认为，护理管理人员应该向他们提供方便的工具，帮助护理人员以更有效的方式对患者进行教育。护理人员要求提供促进 ERAS 宣传和推广的具体教育材料，如相关知识宣传册等。这样的教育材料有助于护士更加有效地利用时间。这也就说明了为什么在 Henderson 和 Fletcher[8] 的报告中护士对 EBP 的态度是消极的，护士希望管理层能够为护士提供 EBP 相关的循证工具和政策，以辅助护理实施。笔者单位撰写了一些专业手册，包括营养指南、疼痛管理讲义和手术切口管理的追踪指南。重要的是，向护士推荐的这种工具资料，帮助他们加强时间管理的同时也强化了患者教育。

护理领导力

　　护理领导对于 EBP 的认可和适应至关重要。这不仅是向一线员工传授 EBP 重要性的重要组成部分，而且最重要的是，还需将它融入日常工作和患者护理之中。持续地将 EBP 的知识信息共享给每个临床领域的护士，对 ERAS 的全程适应也很重要。在笔者单位的 ERAS 结直肠手术项目中，护理倡导者只负责术后监护病房，而且仅在术后护理室实施 ERAS 部分内容。因为其对其他以护理为基础的临床领域（门诊和围手术期领域）没有管理权或支配权。因此，对术前 ERAS 项目（如门诊现有的 ERAS 患者教育文件）的依从性较低，最高仅达到 37%。推选在 ERAS 方案的教育、促进专业间交流与合作的倡导者，并对其进行适当奖励，将是提高适应 ERAS 方案的促进因素[7]。笔者单位术前门诊患者教育的记录率极低，可能证明了没有 ERAS 倡导者为术前临床工作人员提供日常教育和鼓励。

管理的成功转变和 ERAS 的实施是一个从领导方式、创造改变环境、责任分配到赋予权力均发生变化的过程，通过变革计划的发展、实施或临床路径实验并且不断提高以维持转变[11]。此外，作为一名优秀领导者、一位受人拥护的护理管理者需要指导创造一种护理实践环境，以实现患者良好的预后[12]。然而，特定临床领域的护理管理者需要护理领导者的支持，才能采用如 ERAS 这样涉及许多临床连续护理过程的新方案。因此，由一名局限于术后护理室的护士去实施不同领域的 ERAS 方案，努力往往是有限的，因为护理行政领导还没有领会到 ERAS 方案的益处。护理行政领导们在为 ERAS 整体连续护理的实施提供额外资源之前，应该优先考虑提高患者的临床结局。

ERAS 在其他外科领域的传播取决于领导阶层，各部门正在采取不同的方法来开发系统框架，以便在医院和卫生系统中高效地实施 ERAS 方案。加拿大阿尔伯塔省健康服务中心采用六步质量加强研究计划模式（the 6-step Quality Enhancement Research Initiative model）来实施和监控端到端 ERAS 实施，其中包括确定高风险手术区域、从 ERAS® 协会评选最佳实践者、制定现有的方案流程、实施最佳干预措施并记录改善的治疗结果，从而改善患者整体健康水平[13]。这项模式最初是从 2 家医疗机构开始的，9~12 个月后增加了 4 家医疗机构[13]，其中阿尔伯塔省健康服务中心使用的是另一种工具——理论领域框架（Theoretical Domains Framework），即通过确定谁需要改变、改变过程中需要解决哪些障碍、确定干预措施、如何衡量行为的变化这一简单的 4 步流程来促进行为的改变[13]。这种在阿尔伯塔省 6 所医院中运用 ERAS 的结构化、系统化方法取得了最初成功。最初是从 2 所医院中以较小的规模起步，帮助领导们从最初取得的成果中学习并反思，从而提供了一个明确的步骤和指导原则来进一步促进 ERAS 在整个卫生系统中的推广和实施。

笔者单位的领导们采用的方案结构性较小，其规模也比阿尔伯塔省卫生服务中心小。所采用的 ERAS 方案是在一个外科系统流程上实施的，允许各外科领导层提供未来在该外科系统流程之外实施 ERAS 的理由。从第一个结直肠手术患者使用

ERAS 临床路径后将近 2 年，ERAS 妇科肿瘤临床路径正式启动。与结直肠外科不同的是，妇科肿瘤项目将门诊到出院的护理过程均纳入 ERAS 当中，以此作为一个新的 EBP，这是因为他们发现结直肠外科患者的预后有所改善。2 年后，机构意识到 ERAS 及其在改善患者预后和患者体验方面的效果。因此，ERAS 临床路径得到了护理部主任和围手术期护理部副主任的支持，并将 ERAS 方案列为全院其他临床科室的优先工作。当 ERAS 方案的好处显而易见并有数据支持时，EBP 就很容易得到认可。由于取得了护理和行政领导们的支持，妇科肿瘤科迅速抓住了这个机会，在 3 个月的时间内成功并有效地在其患者人群中实施 ERAS 方案，覆盖的患者数量与结直肠科实施 6 个月的数量相当。

护理人员流动率

护理人员是实施改革和重建医疗保健服务体系的必要一员[14]。更重要的是，护理人员队伍稳定和低流动率能够为新 EBP 的采用和维持提供一个稳定的环境。一篇关于护理人员流动率的研究综述表明，护理人员高流动率对医疗保健机构的财务和护理质量均产生影响[15]。除了招聘和雇用护士的高昂直接成本之外，护理人员流动对必须适应新同事的剩余护理人员来说也是一个压力[16]。随着护理人员流动率的增加，护理团队之间的沟通被打乱、共识减少、员工满意度降低；反过来，由于工作压力增加、凝聚力下降、工作负荷增加和整体士气下降，让原本无意改变方案的护士萌生离职想法[15]。解决护理人员离职往往始于稳定的护理管理者，护理管理者是创造良好的护理工作环境最重要的领导者之一，而稳定的护理队伍可以提高患者的临床结局[12]。因此，对于医疗保健机构来说，采取必要措施以留用经验丰富的护理领导者至关重要。护理领导者推动着医院改革，为 ERAS 的成功实施起到了很大的帮助。如前所述，护理人员在护理实践的转变中起着关键作用，但其中的一个关键障碍是护理人员的高流动率[14]。

在笔者单位，护理管理者和护理教育者的离职是早期结直肠外科实施 ERAS 路径期间出现的主要障碍之一，其间由于护理人员的离职使外科病房护理部门在 3 年内先后更换了 3 名不同的护理管理者，同期还有 2 个不同的护理教育者。护理领导者和病区护理教育者的高频更换导致一线护士在关于 ERAS 的教育、实施过程、护理的重要性和护理结局方面产生了差异。每一任新的护理管理者和教育者都要从头开始学习 ERAS 方案，再运用于日常工作中。在具备领导和教育能力之前，他们必定要经历一个高强度的学习过程。新的管理层必须学习如何在门诊和围手术期护理环境中实施 ERAS 流程，然后才能将其宣传到护理团队中。正是这个艰难的过程导致最初在结直肠外科术后护理室 ERAS 的实施步履维艰。

最初结直肠外科与最近妇科肿瘤科实施 ERAS 的主要差异之一是妇科肿瘤护理部门没有领导阶层人员更换。妇科肿瘤科始终只有一名护理管理者和一名护理教育者全程参与了 ERAS 路径的设计、教育和实施过程。在这个过程中突出了一致的领导力和问责制，而在结直肠外科护理单元，由于护理领导者的更替则不具备这一特点。此外，在妇科肿瘤科，从门诊到术前评估、咨询和治疗部门，术前准备部门，手术室和麻醉后监护病房的护理领导者都参与了 ERAS 方案的精细研发和设计过程，促进了决策制定并突破了重重阻碍。通过在临床对结直肠外科患者的观察，他们目睹了 ERAS 对患者和护士双方带来的积极影响。

在美国许多医疗保健机构，护理人员离职非常普遍，护理人员紧缺，这可能导致了护士满意度下降。实施新的变革性临床路径（如 ERAS）的组织机构不仅需要密切关注一线护理人员的维系策略，还需要关注护理领导者的维系策略，以支持、宣传和保持各个组织机构现在与未来的护理质量改进工作。

护理人员教育

患者安全是国家非常重视的问题，医疗保健机构必须采取积极措施创建安全可靠的环境。临床工作者必须掌握与患者安全相关的知识[16]。具体而言，护理人员的教育和培训在提高患者护理质量方面发挥着至关重要的作用[17]。Aiken 等[18]证明了护理教育的效果，特别是在 4 个大州的 665 所医院中，理学学士学位护士人数增加了 10% 的同时，将 30 天住院患者死亡率和抢救失败率降低了约 4%。在当今快节奏的医疗保健环境中，要想在采用最新文献和 EBP 更新知识的同时，还能确保临床实践，就必须重视护理人员教育。同样，正如 ERAS 临床路径实施一样，这种新护理路径的协作教育计划在整个患者护理过程中至关重要[4]。

笔者所在单位早期 ERAS 在结直肠外科的教育是不够全面系统的。各个临床部门的领导各自制订护理人员教育计划，并根据各自的护士和工作班次情况，在合适的情况下实施教育计划。没有统一的教育计划和教育材料来确保不同护理区域（从门诊到出院）信息的一致性。教育方法也多种多样，有些举办面对面的教育报告，有些在日常工作之余围在一起随意讲讲，有的部门则通过发送电子邮件及张贴海报进行教育普及。结直肠外科是 ERAS 方案的先行者，团队在 ERAS 流程的制作过程中想了很多改良方案，在设计和实施中做了许多调整。缺乏联系及缺乏全面和协作的护理人员教育和沟通导致了教育差异、护理差异，以及对 ERAS 流程的依从性较低。此外，由于护理人员教育的分散化，无法保证从负责门诊到出院的所有护士都接受相同的教育，并理解 ERAS 背后的"原理"，以及他们所负责的 ERAS 部分是如何影响整体连续护理流程的。

此后在 ERAS 妇科肿瘤路径中，护理人员的教育则更加具有组织化和结构化。他们用一个月的时间专门对所有人员进行教育，包括护士、患者护理技术人员、麻醉专家、麻醉科住院医师和进修生、外科专家、外科住院医师，以及临床上其他需要给 ERAS 患者提供服务的人员。整个过程都传达了相同的信息，来自不同护理领域的所有护士都要了解从门诊到出院的整个 ERAS 流程。此外，妇科肿瘤外科手术室的护理教育者创建了一个集中的 ERAS 文件夹，并让护理人员参与创建，一线护士在过程中产生了主人翁意识。他们为门诊和病房护士举办了几次教育会议，会议由首席外科医生主持，在实施 ERAS 时创造了一种统一且具有团队合作的精神，因而取得了后来 ERAS 在妇科手术患者中的成绩。这种护理教育方法受到了一线护理人员的好评，经证明有助于护理人员更多地接受这种新护理途径。此外，之前 ERAS 结直肠外科团队的完整数据也增强了他们对这种新护理路径的信心。

资源和流程的限制

集中式项目管理

Lyon 等[2]发现，ERAS 方案的参与者认为，ERAS 协调员可以提高患者教育的有效性和护理人员对 ERAS 方案的执行能力。如研究所述，有效实施 ERAS 方案的主要障碍之一是"卫生系统资源"的归类问题，特别是 ERAS 协调员的作用[2]。所有研究参与者都视 ERAS 协调员为实施 ERAS 的重要环节，因为该职位负责审核并确保所有临床领域中的所有临床学科都能够遵循协议。

笔者单位 ERAS 早期实施过程中，并没有设立 ERAS 协调员这一职位。结直肠外科实施 ERAS 路径的早期工作由两名繁忙的护理人员和一名繁忙的护理管理者领导。存在的主要问题之一是缺乏机构支持，没有集中的项目经理来管理和领导 ERAS 临床路径的设计、教育和实施的不同阶段。这阻碍了最初引入 ERAS 方案的外科医生将 ERAS 拓展至其他人员。在结直肠外科最初实施 ERAS 的前 6 个月，大约有 40 名患者接受了 ERAS，随访事宜由上述两名护理人员和护理管理者负责。一名外科住院医师通过查看每位实施 ERAS 患者的电子病历记录表，在 Excel 电子表格中跟踪 ERAS 实施的依从性。该团队缺乏标准化的 ERAS 患者教育手册，缺少外科住院患者术后护理室标准的护理医嘱，缺少对患者 ERAS 整体护理过程中的身份识别和交流。此外，尚没有实时数据可与实施团队共享。

结直肠外科 ERAS 方案开展后大约 6 个月，由一名专项项目经理和一名质控护士负责扩展和实施 ERAS 结直肠外科路径，并进一步指导 ERAS 临床路径在泌尿科、妇科、肿瘤科和产科等几个重要外科科室中实施。ERAS 被许多外科服务机构视为最佳的外科路径，从而得到了该医院行政部门和临床领导的支持。机构将 ERAS 纳入了项目管理基础设施，避免了基层结直肠外科团队在实施 ERAS 早期阶段遇到的一些护理障碍，使得 ERAS 快速而有效地进行。此外，通过开发组织中任何人都可以访问的共享集中式 ERAS 控制面板，集中式项目管理促进了作为 ERAS 临床路径（涉及所有临床护理领域）一部分新流程硬连线的形成。

在向所有参与护理的临床和非临床工作者创造并传播全面协作的教育方面，项目管理基础设施至关重要。责任和义务贯穿始终，因为每个临床学科都认识到，纵观 ERAS 临床路径，每一个阶段都对患者的护理发挥着重要作用。

造口护理师

由经过专业培训的造口专家对患者进行护理教育和提供护理咨询，是否可以减少造口部位相关的并发症，仍然需要深入研究。最近的一项研究表明，在加速康复计划中，术前和术后造口教育与住院时间显著缩短相关，但与再入院率或造口早期相关并发症没有相关性[19]。然而，Lyon 等[2]指出，由于周五进行手术的患者错过了周末两次造口治疗和教育的机会，所以造口治疗次数的缺少阻碍了患者早期出院。笔者单位也有类似的情况，周末时提供造口治疗的护士较少，会影响对患者进行相应教育，从而延迟了出院。护理的延迟同样也发生在那些在后半周进行手术的患者当中。ERAS 在结直肠外科的第一个队列研究中，临床工作者发现造口师的数量还远远不够。因此，医院临床与行政领导们支持将造口护理团队由最初 4 名护士扩充到 9 名护士，以满足随后 ERAS 路径的所有需求。

实时数据的有效性与依从性

良好的外科实践是建立在对临床结果不断监测的基础上的。在引入 ERAS 计划的过程中，记录临床结局至关重要[1]。监测 ERAS 流程的依从性面临多重挑战。一项研究对 13 项多模式措施的依从率进行了分析，逐项对 ERAS 方案在结直肠外科实施的结果进行了监测，结果平均只有 7.4 项措施是遵守规范的[20]。这种对 ERAS

措施依从性的差异反映了结直肠外科护理的复杂性和多学科属性，需要多个专业的工作人员参与进来，对各个阶段的护理各司其职。在这个多学科团队中，对确定特定的 ERAS 措施执行者和电子病历的记录者也存在争议。例如，在结直肠外科 ERAS 路径实施中，需要 3 个学科人员的参与，包括护理人员、治疗技师和物理治疗师，他们不仅负责在术后当天让 ERAS 患者进行活动，还负责将患者的活动记录到电子病历中。结肠直肠外科最初在启动 ERAS 时，将重点放在了确保早期活动上，而忽视了向护理人员说明在电子病历中记录活动的重要性。

此外，由于没有可用的数据供护理领导者和实施团队参考，因此最初对记录的指标进行详细监测并不是工作的重点。当时也没有成熟的指标或报告去评估 ERAS 的实施过程和护理人员对 ERAS 的遵守情况。依从性是通过监测图表完成的，但实施团队未能及时获得可用的数据。因此，手术后结直肠外科护理部门的项目护理主管很难审核依从性，也难以将 ERAS 流程与护理人员联系起来。

启动项目管理后，为支持护理管理提供了关于护理驱动的 ERAS 指标的合规报告，发现术后活动的依从性显著提高。随着各个专业 ERAS 专项流程指标的建立和 ERAS 特定控制面板的创建，实时数据变得一目了然。ERAS 妇科肿瘤团队可以访问电子驱动的双周和月度 ERAS 数据。双周数据是通过审核患者图表并与跨学科 ERAS 团队沟通绩效来完成的。为了起到鼓励和改进的作用，每个团队领导负责回顾之前的数据，并将其反馈给各自的一线护理人员。事实证明，这种数据回顾成功为护士提供了实时了解数据的机会和解决问题的方案。此外，妇科肿瘤科聘请了一名质量管理员负责监督 ERAS 流程在妇科肿瘤科的依从性，以保证项目长期运行。而在结直肠外科 ERAS 路径早期的摸索中，并没有这样的行政支持，从而阻碍了具有说服力的数据报告结构的形成。

总结

ERAS 路径可以更好地促进患者康复。虽然临床疗效取决于多种因素，但护理人员和领导者对 ERAS 项目的成功至关重要。每个项目实施都应该由多学科联合进行，一线工作人员实际参与同等重要。ERAS 的实施存在护理方面的障碍，但可以通过机构领导的支持、赋予护士权力和一致的教育、资源供给及沟通来克服。

在医疗保健机构或社会文化中，护理在采用、传播和维持 ERAS 临床路径和 ERAS 方案方面发挥着不可或缺的作用。因此，卫生保健机构的临床和护理行政领导者必须努力，以确保获得适当的支持来克服本文概述的护理障碍，从而高效实施

ERAS 临床路径。

参考文献

［1］Fearon KC, Ljungqvist O, Von Meyenfeldt M, et al. Enhanced recovery after surgery: a consensus review of clinical care for patients undergoing colonic resection.Clin Nutr 2005; 24(3): 466−477.

［2］Lyon A, Solomon MJ,Harrison JD. A qualitative study assessing the barriers to implementation of enhanced recovery after surgery. World J Surg 2014; 38(6): 1374−1380.

［3］Kahokehr A, Sammour T,Zargar−Shoshtari K, et al. Implementation of ERAS and how to overcome the barriers.Int J Surg 2009; 7(1): 16−19.

［4］Bryan S, Dukes S.The enhanced recovery programme for stoma patients: an audit. Br J Nurs 2010; 19(13): 831−834.

［5］Gotlib Conn L, McKenzie M, Pearsall EA, et al. Successful implementation of an enhanced recovery after surgery programme for elective colorectal surgery: aprocess evaluation of champions' experiences. Implementation Sci 2015; 10: 99.

［6］Melnyk BM, Fineout−Overholt E,Gallagher−Ford L, et al. The state of evidence−based practice in US nurses: critical implications for nurse leaders and educators.JNurs Adm 2012; 42(9); 410−417.

［7］McLeod RS, Aarts MA, Chung F, et al. Development of an enhanced recovery after surgery guideline and implementation strategy based on the knowledge−to−action cycle. Ann Surg 2015; 262(6): 1016−1025.

［8］Henderson EM, Fletcher M. Nursing culture: an enemy of evidence−based practice? A focus group exploration.J Child Health Care 2015; 19(4): 550−557.

［9］Poland F, Spalding N, Gregory S, et al. Developing patient education to enhance recovery after colorectal surgery through action research: a qualitative study.BMJ Open 2017; 7(6): e013498.

［10］de Groot JJ, van Es LE, Maessen JM, et al. Diffusion of enhanced recovery principles in gynecologic oncology surgery: is active implementation still necessary? Gynecol Oncol 2014; 134(3): 570−575.

［11］Anesthetists AAoN.Enhanced recovery after surgery. 2018.Available at: https:/ ww.aana.com/practice/clinical−practice−resources/enhanced−recovery−after−surgery. Accessed April 25, 2018.

［12］Warshawsky N, Rayens MK, Stefaniak K, et al.The effect of nurse manager turnover on patient fall and pressure ulcer rates.J Nurs Manag 2013; 21(5): 725−732.

［13］Gramlich LM, Sheppard CE, Wasylak T, et al. Implementation of enhanced recovery after surgery: a strategy to transform surgical care across a health system. lmplementation Sci 2017; 12(1): 67.

［14］Kunic RJ,Jackson D. Transforming nursing practice: barrers and solutions. AORN J 2013; 98(3): 235−248.

［15］ Tai TW, Bame SI, Robinson CD.Review or nursing turnover resealch, 1977－1996. Social Sci Med 1998; 47(12): 1905－1924.

［16］ Balakas K, Sparks L,Steurer L, et al.An outcome of evidence －based practice education: sustained clinical decision－making among bedside nurses. J Pediatr Nurs 2013; 28(5): 479－485.

［17］ Chaghari M, Saffari M, Ebadi A, et al. Empowering education: a new model for in－service training of nursing staff.J Adv Med Educ Prof 2017; 5(1): 26－32.

［18］ Aiken LH, Cimiotti JP, Sloane DM, et al. Ettects of nurse staffing and nurse education on patient deaths in hospitals with aifrerent nurse work environments. The J Nurs Adm 2012; 42(10 Suppl): S10－16.

［19］ Forsmo HM, Pfeffer F, Rasdal A, et al.Pre－ and postoperative stoma education and guidance within an enhanced recovery after surgery (ERAS) programme reduces length of hospital stay in colorectal surgery. Int J Surg (Lonaon,England)2016; 36(Pt A): 121－126.

［20］ Polle SW, Wind J, Fuhring JW, et al. Implementation of a fast－track perioperative care program: what are the difficulties? Dig Surg 2007; 24(6): 441－449.

10. 加速外科康复与手术差异

Isabel C. Marques, MD   Tyler S. Wahl, MD, MSPH   Daniel I. Chu, MD, FACS, FASCRS

关键词

ERAS，手术差异，健康差异，手术结局，干预措施

要点

- 外科手术存在健康差异，这是由患者、手术提供者和医疗保健系统等因素造成的。
- 某些外科手术患者预后较差，包括术后住院周期长、再入院风险高。
- ERAS 通过系统的方法为所有患者提供最佳临床证据的外科护理。
- ERAS 提供了一种实用的、以患者为中心的方式，以消除手术差异并实现公平的外科护理。

引言

ERAS 路径采用标准化、多模式的围手术期策略，减少手术引起的生理应激和器官功能障碍。ERAS 路径在围手术期系统地提供了 15 ~ 20 个最佳临床证据的护理过程，以实现术后早期恢复。这些有证据支持的流程包括（但不限于）患者教育、多模式镇痛、液体优化管理、早期营养和早期活动[1]。在过去的 20 年里，ERAS 被证实能够减少围手术期发病率和缩短术后住院周期，减少术后并发症，且不增加再入院率或死亡率[2-7]。ERAS 对许多外科的患者、方案提供者和医疗保健系统都有显著的益处，但对脆弱人群的影响知之甚少。

2002 年，美国医学研究所发布了《不平等待遇：医疗保健中的种族和民族差异问题》的报告，该报告强调了医疗健康系统中由于健康相关差异带来的负担。在这份报告中，健康差异的定义是"由于非获取性相关因素或临床需求、偏好或适当干预引起的医疗保健质量差异"[8]。这个定义在不断地演变。在美国的《健康人民 2020》中，美国卫生与公众服务部（DHHS）将健康人群中的健康差异定义为"与社会、经济和/或环境不利因素密切相关的一种特殊类型的健康差异"[9]。疾病

控制与预防中心进一步指出，健康差异是一个多方面和多学科的公共卫生问题[10]。尽管迄今为止，大多数研究集中在慢性疾病的健康差异上，但最近的研究已经开始认识到外科领域健康差异的重要性。2015 年，美国国立卫生研究院（NIH）和美国外科医师协会（ACS）召开会议，制定了解决手术差异的方案。在一份联合声明中，美国国立卫生研究院和美国外科医师协会发布了一项行动呼吁，提出了一个全面的研究议程，创造了包括 R01 和 R21 资助机制在内的支持研究的新机会[11]。这些进展意义重大，将加速各国识别、了解和消除外科差异的工作。

手术差异的范围

全球高达 30% 的疾病需要手术治疗[12]。随着手术次数的增加，随之而来的是相关的且成本高昂的术后并发症发病率和死亡率风险[12, 13]。越来越多的数据显示，在外科手术人群中，某些群体（如非裔美国人等少数种族）与其他群体相比，手术治疗效果更差[4, 8]。这些种族或民族差异几乎存在于所有的外科学科中，包括结直肠癌[14]、心脏[15]、肿瘤[16, 17]、泌尿外科[18]、创伤[19] 和骨科[20]。图 10-1所示的词语云使用先前系统评价的结果[21] 和 PubMed 电子数据库上的更新搜索，总结了 2003 年 9 月至 2018 年 2 月之间各外科专业手术差异研究的分布。搜索条件："healthcare disparities（医疗保健差异）""surgery（外科）""outcome（结果）"和

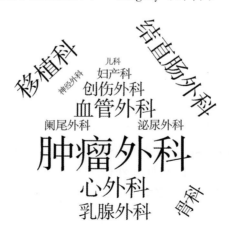

图10-1　存在差异的外科专业。词语云显示了近期系统回顾和更新的手术差异专业。PubMed搜索关键词："healthcare disparities""surgery""outcome""US"。字体的大小反映了该领域的出版物数量

来源：Haider AH, Scott VK, Rehman KA, et al. Racial disparities in surgical care and outcomes in the United States: a comprehensive review of patient, provider, and systemic factors. J Am Coll Surg 2018;216(3):482–92.e12. 已授权。

"US（美国）"。尽管外科手术差异造成的确切负担尚不清楚，但美国国家卫生统计中心估计，如果消除医疗保健差异，每年可预防各年龄层和各类疾病死亡病例83 000余例[22]。外科手术差异统计有助于国家的健康差异预测，倘若没有消除手术差异的针对性措施，消除健康差异的观念就不可实现。

作为ERAS起源的结直肠手术，也存在许多外科手术差异。在结直肠手术中，黑人患者在几个指标上的疗效更差，包括住院时间更长、再入院率和死亡率也更高[14, 23-25]。在一项大样本量研究中，通过美国全国住院患者样本的医疗费用与利用项目收集了122 631名结直肠癌患者，其中黑人患者可能比白人患者的住院周期更长、院内死亡率更高[26]。在另一项纳入了82 474名结直肠手术患者的研究中，研究者发现，与微创手术相比，黑人患者接受开放式手术的概率更高，与病情相似的白人患者相比，黑人患者死亡率和再入院率更高[27]。全美范围内，在外科其他疾病如炎症性肠病中也观察到相同的趋势。与白人患者相比，黑人患者的再入院率明显更高（20% vs 15%），住院时间更长（8天 vs 6天）[25]。研究表明，尽管调整了患者水平和流程水平的特性，包括共病、社会经济地位和医院的复杂性，这些差异仍然存在[28]。令人惊讶的是，在没有术后并发症的情况下，黑人种族与结直肠术后住院时间更长直接相关[29]。

种族或民族差异在结直肠手术之外也有相应的描述。Lucas等[30]分析1991—1994年的医疗保险数据后发现，在许多外科专业/路径（包括根治性膀胱切除术、胰腺切除术、腹主动脉瘤修补术、冠状动脉搭桥术、主动脉瓣置换术和食管切除术）中，黑人患者死亡风险要高于其他人种患者8%～57%。另一项研究发现，在4725名肝细胞癌患者中，黑人患者肝移植后死亡率更高[31]。肾移植手术也存在种族差异，黑人患者移植后肾存活率更低[32]。心脏移植术后早期，黑人患者的死亡风险也更高[33]。与其他种族相比，黑人儿童心脏移植术后存活率低于50%[34]。这些研究压倒性地表明了手术差异的存在，并且挑战了人们努力实现所有患者达到最佳手术治疗效果的假设。

手术差异的范围很大，但存在解决它的框架。研究表明，健康差异是由多种因素造成的，包括在患者、方案提供者和医疗保健系统层面上获取护理和医疗服务差异[21, 30, 35, 36]。在NIH和ACS的利益相关部门合作下，Haider等[23]最近的研究确定了与手术差异相关的5个因素：患者因素、手术医生因素、医疗系统水平与就医准入因素、临床医疗与质量因素、术后治疗和康复因素（图10-2）。为了消除外科手术的差异，潜在的干预措施可能应该包括以下内容：采取以患者为中心的方法改善患者与临床医生的沟通，促进患者参与和进行社区拓展，改善少数族裔（译者按：指美国的移民种族）患者比例较高区域的医疗保健，提供康复支持及评估急性干预措施的长期效果。理想情况下，任何消除外科手术差异的有效干预都应该在患者、方案提供者和卫生保健系统方面有全面的影响范围和影响力。在此框架下，ERAS 可以满足其中许多要求。

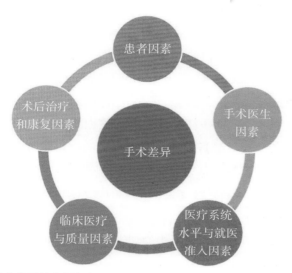

图10-2　概念化手术差异的主题框架
来源：Torain MJ, Maragh-Bass AC, Dankwa-Mullen I, et al. Surgical disparities: a comprehensive review and new conceptual framework. J Am Coll Surg 2016;223(2):410.已授权。

ERAS：一个解决手术差异的平台

ERAS 路径旨在通过实施标准化流程和围手术期护理来减少围手术期的医疗差异。路径的设计功能强大、全面且有效。此外，ERAS 强调以患者为中心，解决患者最关注的问题。例如，经历大手术的患者最大的期望是避免恶心和呕吐[37]。ERAS 通过术前和术中药物治疗、术后早期下床活动、避免鼻胃管和早期饮食等措施，为术后有恶心、呕吐风险的患者提供了预防措施。患者和医生也高度重视 ERAS 强调的术前咨询和沟通问题，这在传播信息和设定手术恢复预期方面发挥着重要作用[37]。ERAS 所针对的以患者为中心的领域与 Haider 等[23]所描述干预措施的许多优先领域一致，包括患者与临床医生的沟通、参与度和术后支持。

最近已有学者开始研究 ERAS 在减少弱势人群手术结果差异方面的潜在益处。大多关于 ERAS 效果的早期证据仅局限于同质患者群体或未报告种族或民族群体的研究。第一个调查 ERAS 在减少大量少数族裔人口种族或民族差异的潜在作用的研究表明，ERAS 消除了术后住院时间的种族或民族差异[38]。在这项研究中，ERAS 方案实施前，黑人和白人患者的术后住院时间存在显著差异（10.1 天 vs 7.1 天）。实施 ERAS 方案之后，黑人和白人患者术后住院时间相近（5.4 天 vs 5.8 天），且术后并发症或死亡率没有显著增加。Wahl 等[38]发现，在 ERAS 路径背景下，调整协变量差异后，术后住院时间延长不再与种族相关。这些研究证明 ERAS 在不同种族的手术人群中发挥了实现公平结果的潜在作用。

最近的研究对 ERAS 协议项目的依从情况也进行了种族/民族探索。Wahl 等[38]进行的一项研究表明，与白人患者相比，黑人患者执行术前禁食方案的可能性明显更低（32% vs 47%）。在另一个少数族裔服务机构中，Leeds 等[39]也调查了 ERAS 的实施及其对少数族裔的影响。研究人员发现，在 ERAS 实施前后，白人和非白人手术患者的并发症发生率没有显著差异，两组患者的中位住院时间总体改善相似。重要的是，即使在 ERAS 实施之前，该机构也没有报道过在术后住院时间和并发症发生率方面存在种族/民族差异，这表明公平的手术护理已经存在。例如，在实施 ERAS 方案之前，白人患者的平均住院时间为 5.5 天，非白人患者为 5.0 天；实施 ERAS 后，两组患者的平均住院时间均为 4.0 天。该机构的研究结果很重要，证明 ERAS 对所有群体均有益处。然而，全国性研究表明，许多机构术后住院时间存在重大差异。Ravi 等[24]研究美国外科医师协会国家外科手术质量改进计划（ACS-NSQIP）数据库发现，140 000 名患者接受 16 种不同手术后，黑人患者较白人患者术后并发症的发生率明显更高（17.0% vs 13.1%），在 16 种手术中，有 10 种手术术后住院时间显著增加。

迄今为止的研究基本集中在种族或民族差异上，除此之外的手术差异因素还包括地域[40]和社会经济[36]因素。从地域上看，ERAS 路径的内容和使用在不同的医疗系统中各不相同[41, 42]。最近对 ERAS 依从性的数据研究发现，择期结直肠癌切除术 ERAS 方案总体的依从性约为 75%，但各中心和个体 ERAS 元素之间存在很大差异[43]。研究表明，生活在农村地区的患者与生活在城市地区的患者相比存在包括就诊机会和发病时疾病严重程度的差异，如结直肠癌和肺癌晚期的表现[40]。对农村患者进行外科治疗时，对 ERAS 方案缺乏认知或实施不力均可能进一步导致这种地域差异。

ERAS 对外科手术差异的潜在影响是显而易见的。第一，基于已发表的研究，ERAS 代表了一种真正的干预措施，能够有效地解决外科手术的差异。第二，ERAS 可以作为减少其他干预措施差异的基础平台或模式。第三，随着 ERAS 理念在其他机构和专业领域的发展，其对弱势群体的影响也将在全国甚至全球范围内继续扩大。

需要进一步的研究来证实 ERAS 对少数族裔人群和差异因素的有益影响，如术后住院时间。这些研究很可能在未来几年内进行，在美国，ERAS 特异性数据正在通过 ACS–NSQIP 进行记录[44]。ACS–NSQIP 加速康复倡议是美国一项全国性的质量改进协议，指导加速康复的实施，并通过强有力的前瞻性数据库对其特定变量进行记录并监测其实施。

ERAS 的潜在机制可以减少手术差异

尽管 ERAS 减少差异的潜在机制尚不清楚，标准化的外科治疗过程和外科决策可能是一个重要的机制。Lau 等[45] 在解决预防静脉血栓栓塞的差异问题时证明了这一观点。主要差异存在于进行任何静脉血栓栓塞治疗措施之前，黑人和白人患者在创伤后接受预防性标准护理的比例分别为 56.6% 和 70.1%。接受医疗服务方面也存在同样的差异（61.7% vs 69.5%）。标准化静脉血栓栓塞的预防和强制实施这两种措施，消除了静脉血栓栓塞种族或民族差异。该路径与 ERAS 一致，遵循循证证据支持，帮助医生进行临床管理。毫无疑问，将同样的护理方式应用于所有的患者，所有患者的结果都是相同的。这一发现在另一项研究中得到了印证，该研究将医疗保健系统中的健康教育和电话随访标准化，以减少少数族裔在医疗资源利用率方面的种族或民族差异[46]。结合 Wah 等[38] 对 ERAS 的发现，这些数据表明标准化流程减少了护理差异，并有可能在消除已有差异的同时实现更公平的护理。

手术医生的偏好可能是影响 ERAS 路径发挥作用的另一个重要因素。手术医生的个人偏好在健康结局方面发挥着重要的作用。具体来说，手术医生无意识的偏见与医患互动、治疗决策和治疗依从性方面的负面影响有关[47]。研究人员在 Johns Hopkins 医院对外科医生的无意识偏见进行了临床调查，发现在大多数临床病例问答中存在种族和社会偏见[48]。ERAS 路径通过为所有患者提供康复全流程管理的理念，可以消除管理决策中无意识和有意识的偏见。

未来方向

外科医务人员需要认识到手术差异是一个基本的、可预防的问题。一项针对普外科医生的美国全国性调查发现，只有不到 1/4 的外科医生愿意审视自己在行医中的差异[49]。在承认存在差异的外科医生中，大多数认为种族差异是由患者层面的因素造成的，包括患者的态度和信念（即指责患者）。尽管美国国立卫生研究院、外科医师协会不断加大对差异的研究，并呼吁采取行动，但仍有较高比例的外科医生对差异造成的影响缺乏认识。医疗服务提供者和医疗保健系统应该承担起消除手术患者健康差异和实现外科患者医疗公平的责任。这些工作将进一步支持美国医疗健康部在《健康人民 2020》愿景中的核心目标，即消除差异，解决健康的社会决定因素，并促进获得高质量医疗服务的机会[9]。随着 ERAS 在世界范围内被越来越多地采纳，凸显 ERAS 能够解决手术差异的潜在作用，是一种加深人们对 ERAS 认识的重要方式。

了解 ERAS 能够减少差异的机制有利于开发更有效的干预措施，从而改善结果。这一领域的研究不仅应使用定量研究，也应考虑使用定性的方法。定性研究能够为设计患者使用路径提供有价值的数据，帮助他们实现对手术的不同需求和期望。这些数据还将进一步阐明与手术差异相关的患者和护理人员因素，指导制定和实施更多以患者为中心的干预措施。

未来的工作还应聚焦提高不同人群对 ERAS 的依从性。研究表明，在 ERAS 实施后，结果的改善与整体依从性相关[50]。然而，Wahl 等[38] 发现，当按种族或民族进行分层时，ERAS 的总体依从性各不相同，白人患者的依从性为 86.4%，黑人患者为 76.2%。在另一项研究中，社会经济地位较高的患者更有可能坚持执行 ERAS 方案[39]。依从性方面存在差异的原因尚不清楚。但是，从慢性疾病药物依从性研究中获得的经验表明，健康认知力（即个人获取、处理和理解健康信息的能力）可能是影响 ERAS 依从性的一个潜在的可变因素[51]。健康认知力、ERAS 依从性和手术结果之间的联系，在很大程度仍值得探索。

科学技术可用于解决手术差异。科学技术已经用于围手术期监测和干预措施[52]，可能有助于提高 ERAS 的依从性并有可能改善手术结果。未来有望在 ERAS 中进行使用科学技术的初步研究。McGill 大学的一项研究表明，结直肠外科手术患者使用一项专门设计的应用程序来知晓每日的康复要点，在每日问卷调查中可达 90% 的依从性[53]。在笔者医院，最近推出的基于应用程序的康复项目也受到了患者的青睐，但在不同种族或民族人群中初始接受程度不尽相同。尽管已有的研究表明，ERAS 的依从性因种族或民族而异，但任何跨越种族或民族因素而提高依从性的措施都有可能影响结果的差异性。未来的研究可以通过科学技术的使用来增加对 ERAS 路径的实施，解决手术差异。

总结

手术存在差异。部分手术患者对就医路径准入、护理和治疗效果存在着不同程度的不满。我们有机会更好地发现、理解并减少这些结局差异。ERAS 路径通过标准化的围手术期管理流程和多学科合作理念，为所有患者提供最佳临床证据的手术治疗。因此，ERAS 提供了一个独特的实用模式，可以改善医疗效果并减少弱势患者的手术差异。在全球努力实现健康公平、公平使用卫生资源的进程中，ERAS 理念将其向前推进了一步，应该成为手术护理的标准。

参考文献

［1］ Gustafsson UO, Scott MJ, Schwenk W, et al. Guidelines for perioperative care in elective colonic surgery: Enhanced Recovery After Surgery (ERAS(R))) Society recommendations. World J Surg 2013; 37(2): 259−284.

［2］ Ljungqvist O, Scott M, Fearon KC. Enhanced recovery after surgery: a review. JAMA Surg 2017; 152(3): 292−298.

［3］ Grant MC, Yang D, Wu CL, et al. Impact of enhanced recovery after surgery and fast track surgery pathways on healthcare−associated infections: results from asystematic review and meta−analysis.Ann Surg 2017; 265(1): 68−79.

［4］ Varadhan KK,Neal KR, Dejong CH, et al. The enhanced recovery after surgery (ERAS) pathway for patients undergoing major elective open colorectal surgery:a meta−analysis of randomized controlled trials. Clin Nutr 2010; 29(4): 434−440.

［5］ Kehlet H.Fast−track colorectal surgery. Lancet 2008; 371(9615): 791−793.

［6］ Fearon KC, Ljungqvist O, Von Meyenfeldt M, et al. Enhanced recovery after sur-gery: a consensus review of clinical care for patients undergoing colonic resection. Clin Nutr 2005; 24(3): 466−477.

［7］ Lassen K, Soop M, Nygren J, et al. Consensus review of optimal perioperative care in colorectal surgery: Enhanced Recovery After Surgery (ERAS) Group rec-ommendations. Arch Surg 2009; 144(10): 961−969.

［8］ Nelson A. Unequal treatment: confronting racial and ethnic disparities in health care.J Natl Med Assoc 2002; 94(8): 666−668.

［9］ Services USDoHaH.Healthy people 2020: understanding and improving health. 2nd edition. Washington,DC: U.S. Government Printing Office; 2010.

［10］ Frieden TR.CDC health disparities and inequalities report − United States, 2013. Foreword. MMWR Suppl 2013; 62(3): 1−2.

［11］ Haider AH, Dankwa−Mullan I, Maragh−Bass AC, et al.Setting a national agenda for surgical disparities research: recommendations from the National Institutes of Health and American College of Surgeons Summit. JAMA Surg 2016; 151(6): 554−563.

［12］ Meara JG, Leather AJ, Hagander L, et al.Global Surgery 2030: evidence and so-lutions for achieving health, welfare, and economic development. Int J Obstet Anesth 2016; 25: 75−78.

［13］ Healy MA, Mullard AJ, Campbell DA Jr, et al.Hospital and payer costs associated with surgical complications. JAMA Surg 2016; 151(9): 823−830.

［14］Schneider EB,Haider A, Sheer AJ, et al. Differential association of race with treatment and outcomes in Medicare patients undergoing diverticulitis surgery. Arch Surg 2011; 146(11): 1272–1276.

［15］Cooper WA,Thourani VH,Guyton RA, et al.Racial disparity persists after on–pump and off–pump coronary artery bypass grafting. Circulation 2009;120(11Suppl): S59–64.

［16］Farjah F, Wood DE, Yanez ND 3rd, et al.Racial disparities among patients with lung cancer who were recommended operative therapy. Arch Surg 2009; 144(1):14–18.

［17］Greenstein AJ,Litle VR, Swanson SJ, et al.Racial disparities in esophageal cancer treatment and outcomes. Ann Surg Oncol 2008; 15(3): 881–888.

［18］Pollack CE,Bekelman JE, Epstein AJ, et al. Pacial disparities in changing to a high–volume urologist among men with localized prostate cancer. Med Care 2011; 49(11): 999–1006.

［19］Hicks CW, Hashmi ZG, Velopulos C, et al. Association between race and age in survival after trauma.JAMA Surg 2014; 149(7): 642–647.

［20］Singh JA，,Lu X, Rosenthal GE, et al. Racial disparities in knee and hip total joint arthroplasty: an 18–year analysis of national Medicare data. Ann Rheum Dis 2014; 73(12): 2107–2115.

［21］Haider AH,Scott VK, Rehman KA, et al. Racial disparities in surgical care and outcomes in the United States: a comprehensive review of patient，provider, and systemic factors.J Am Coll Surg 2018; 216(3): 482–492. e12.

［22］Satcher D, Fryer GE Jr, McCann J, et al. What if we were equal? A comparison of the black–white mortality gap in 1960 and 2000. Health Aff (Millwood) 2005; 24(2): 459–464.

［23］Schneider EB, Haider AH, Hyder O, et al. Assessing short– and long–term outcomes among black vs white Medicare patients undergoing resection of colorectal cancer. Am J Surg 2013; 205(4): 402–408.

［24］Ravi P, Sood A, Schmid M, et al.Racial/ethnic disparities in perioperative outcomes of major procedures: results from the national surgical quality improvement program. Ann Surg 2015; 262(6): 955–964.

［25］Gunnells DJ Jr, Morris MS, DeRussy A, et al. Racial disparities in readmissions for patients with Inflammatory Bowel Disease (IBD) after colorectal surgery. J Gastrointest Surg 2016; 20(5): 985–993.

［26］Akinyemiju T,Meng Q, Vin–Raviv N. Race/ethnicity and socio–economic differences in colorectal cancer surgery outcomes: analysis of the nationwide inpatient sample. BMC Cancer 2016; 16: 715.

［27］Damle RN, Flahive JM, Davids JS, et al.Examination of racial disparities in the receipt of minimally invasive surgery among a national cohort of adult patients undergoing colorectal surgery. Dis Colon Rectum 2016; 59(11): 1055–1062.

［28］Girotti ME, Shih T, Revels S, et al.Racial disparities in readmissions and site of care for major surgery. J Am Coll Surg 2014; 218(3): 423−430.

［29］ Giglia MD, DeRussy A, Morris MS, et al. Racial disparities in length−of−stay persist even with no postoperative complications.J Surg Res 2017; 214: 14−22.

［30］ Lucas FL,Stukel TA,Morris AM, et al.Race and surgical mortality in the United States.Ann Surg 2006; 243(2): 281−286.

［31］ Artinyan A, Mailey B, Sanchez−Luege N, et al.Race, ethnicity, and socioeconomic status influence the survival of patients with hepatocellular carcinoma in the United States. Cancer 2010; 116(5): 1367−1377.

［32］ Feyssa E,Jones−Burton C, Ellison G, et al.Racial/ethnic disparity in kidney trans−plantation outcomes: influence of donor and recipient characteristics. J Natl Med Assoc 2009; 101(2): 111−115.

［33］ Singh TP, Almond C, Givertz MM, et al. lmproved survival in heart transplant recipients in the United States: racial differences in era effect.Circ Heart Fail 2011; 4(2): 153−160.

［34］ Mahle WT, Kanter KR, Vincent RN. Disparities in outcome for black patients after pediatric heart transplantation.J Pediatr 2005; 147(6): 739−743.

［35］ Torain MJ，Maragh−Bass AC,Dankwa−Mullen I, et al. Surgical disparities: a comprehensive review and new conceptual framework.J Am Coll Surg 2016; 223(2): 408−418.

［36］ Kirby JB, Kaneda T.Unhealthy and uninsured: exploring racial differences in health and health insurance coverage using a life table approach. Demography 2010; 47(4): 1035−1051.

［37］ Hughes M,Coolsen MM, Aahlin EK, et al. Attitudes of patients and care providers to enhanced recovery after surgery programs after major abdominal surgery.J Surg Res 2015; 193(1): 102−110.

［38］ Wahl TS,Goss LE, Morris MS, et al.Enhanced Recovery After Surgery (ERAS) eliminates racial disparities in postoperative length of stay arter colorectal surgery.Ann Surg 2017.［Epub ahead of print］.

［39］ Leeds IL, Alimi Y，Hobson DR, et al.Racial and socioeconomic differences mani−fest in process measure adherence for enhanced recovery after surgery pathway. Dis colon rectum 2017; 60(10): 1092−1101.

［40］ Paquette I, Finlayson SR.Rural versus urban colorectal and lung cancer patients: differences in stage at presentation.J Am Coll Surg 2007; 205(5): 636−641.

［41］ McLeod RS, Aarts MA, Chung F, et al.Development of an enhanced recovery af−ter surgery guideline and implementation strategy based on the knowledge−to−action cycle.Ann Surg 2015; 262(6): 1016−1025.

［42］ Pedziwiatr M, Kisialeuski M, Wierdak M, et al. Early implementation of Enhanced Recovery After Surgery (ERAS(R)) protocol− compliance improves outcomes: a prospective cohort study. Int J Surg 2015; 21: 75−81.

［43］ ERAS Compliance Group. The impact of enhanced recovery protocol compliance on elective colorectal cancer resection: results from an international registry. Ann Surg 2015; 261(6): 1153−1159.

［44］ Pasquale M, Toselli P, Kolesky R, et al. 2015 Annual NSQIP Presentation presented at ACS (American College of Surgeons) NSQIP (National Surgical Quality Improvement Program) National Conference, ERIN session, Chicago, IL，July 25−28, 2015.

［45］ Lau BD, Haider AH, Streiff MB, et al. Eliminating healthcare disparities via mandatory clinical decision support: the venous thromboembolism (VTE) example. Med Care 2015; 53(1): 18−24.

［46］ Misky GJ, Carlson T, Thompson E, et al. Implementation of an acute venous thromboembolism clinical pathway reduces healthcare uilization and mitigates health disparities. J Hosp Med 2014; 9(7): 430−435.

［47］ Hall WJ, Chapman MV, Lee KM, et al. Implicit racial/ethnic bias among health care professionals and its influence on health care outcomes: a systematic review. Am J Public Health 2015; 105(12): e60−76.

［48］ Haider AH, Schneider EB,Sriram N, et al. Unconscious race and social class bias among acute care surgical clinicians and clinical treatment decisions. JAMA Surg 2015; 150(5): 457−464.

［49］ Britton BV, Nagarajan N,Zogg CK, et al.Awareness of racial/ethnic disparties in surgical outcomes and care: factors affecting acknowledgment and action. Am J Surg 2016; 212(1): 102−108.e2.

［50］ Aarts MA, Rotstein OD, Pearsall EA, et al. PostoperatIve ERAS interventions have the greatest impact on optimal recovery: experience with implementation of eras across multiple hospitals. Ann Surg 2018; 267(6): 992−997.

［51］ Lee YM, Yu HY, You MA, et al. Impact of health literacy on medication adherence in older people with chronic diseases. Collegian 2017; 24(1): 11−18.

［52］ Cook DJ,Thompson JE, Prinsen SK, et al.Functional recovery in the elderly after major surgery: assessment of mobility recovery using wireless tecnnology. AnnThorac Surg 2013; 96(3): 1057−1061.

［53］ Pecorelli N, Fiore JF Jr, Kaneva P, et al. An app for patient education ana selfaudit within an enhanced recovery program for bowel surgery: a pilot study assessing validity and usability. Surg Endosc 2017; 32(5): 2263−2273.

11. 社区医院中的加速外科康复

Amanda Hayman, MD, MPH

关键词

社区医院，结肠和直肠手术，加速康复，阿片类药物

要点

- 多学科协作和管理支持对加速康复方案的成功至关重要。
- 加速康复方案的关键原则是阿片类药物镇痛治疗方案、减少禁食时间和减少静脉输液。
- 由于不同的实践模式和临床分散性，从社区外科医生那里获得支持可能比较困难。
- 对加速康复方案的结果进行前瞻性追踪可能会获取更多有针对性的干预措施。

　　许多关于加速康复方案的文献都集中在大型四级学术中心的实施上。然而，最常见实施加速康复方案的是结直肠切除术。在美国，加速康复方案更多地在具有同等生存率的社区中实施[1]。社区医院面临着独特的挑战，然而美国围绕加速康复方案的讨论并没有总是将这些挑战考虑在内（表 11-1）。

　　尽管存在这些阻碍，许多社区医院仍在其内部成功地实施了可持续发展的加速康复方案[2]。在社区环境中实施加速康复方案也有很大优势，主要的驱动力是其规模较小、较稳定且密切联系的临床团队，以及在庞大的医疗系统中发挥重大作用的行政部门和领导层。

　　学术机构共同承担着社区医院面临的挑战。由于整个医疗系统报销减少带来的财务压力，学术部门的外科医生面临的压力比社区外科医生相对以往更大。当地的医疗保健市场，尤其是城市，竞争日益激烈。许多学术部门内的医生报酬结构已通过奖金部分过渡或完全过渡到一个以相对价值单位为基础的模式。这些变化及外科手术结果透明度的提高和临床数据的公开可用性，迫使临床医生更有责任提供高效的治疗，这是加速康复的基础。美国外科医师协会国家外科手术质量改进计划的成

功，鼓励了全球范围内手术质量的改善，他们最近启动的"改善外科护理和康复计划"已向美国所有医院免费开放，旨在支持实施加速康复方案。

表11-1　在社区环境中实施加速康复计划的挑战和优势	
挑战	**优势**
• 缺乏传统的临床科室结构或领导 • 分散的护理路径 • 低容量的外科诊所或医院 • 多家医院或医疗保健系统附属机构的外科医生 • 改变医疗途径的财政受限 • 加速康复方案所节约的成本直接受益者只有医院系统，而不是非医院雇用的外科医生 • 缺乏切实改变医生操作的鼓励或强制措施 • 受过培训的学员数量有限或没有	• 对频繁跳槽学员的依赖较低 • 拥有核心临床团队的小机构 • 医疗系统通常有多个医院，可以在整个系统范围内协调并推进流程 • 拥有对质量或流程改进和成本节约感兴趣的行政拥护者 • 团队较稳定、中级水平医务人员较多

在社区规划和实施加速康复计划

本部分概述了在社区中成功实施加速康复方案所必需的基本步骤。

步骤1：创建一个多学科团队

推选医生同行领导者

一个有远见的医疗系统在准备实施加速康复方案时必须明白，加速康复方案需要有一个项目领导人和一位专门的医生领导者。每个相关学科（包括外科、麻醉科）、不同护理阶段（术前、术中、术后麻醉复苏和回到病区），以及药物和营养方面，都应该有相关的医生领导者。理想的情况是，医生领导者由目前在临床活跃的、在当地社区外科中广为人知且受人尊重的人担任。临床需求是多学科项目建设的障碍，这些需求必须被预先考虑。因此，为了成功实施加速康复方案，医疗保健系统应该保障医生领导者有足够的时间致力于这个项目。通常情况下，这是一种附带津贴的医疗主任职位，或者是按小时领取津贴的顾问职位。此外，医生领导者与可以担任项目管理者的行政伙伴结盟共同创建一个多学科团队，对保持发展势头非常重要。

步骤 2：选择捆绑治疗对社区医院的影响

选择将哪些元素包含在特定的医院捆绑治疗包中，很大程度上取决于当地的文化、专业知识和资源。正如既往对减少外科手术部位感染的研究所表明的那样，捆绑治疗的确切要素可能比选择适用于单个中心的捆绑治疗过程更重要[3]。加速康复方案的 3 个共同原则集中在：阿片类药物镇痛方案、减少禁食时间和以目标为导向的输液管理（图 11-1）。

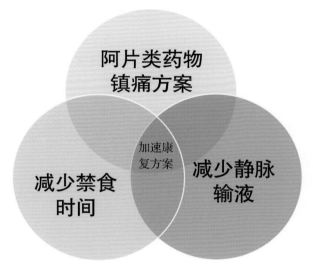

图11-1　加速康复方案的3个主要原则

- 阿片类药物的镇痛方案：一个常见的争议是选择哪种局部麻醉方式。选项包括腹横机平面阻滞（使用常规布比卡因或脂质体布比卡因）、腰方肌阻滞、单剂量鞘内注射（吗啡、氢吗啡酮或布比卡因）或基于硬膜外导管的阿片类药物和局麻药输注。尽管作者的治疗中心在使用鞘内注射吗啡方面取得了很好的效果，但要安全地实施此操作，需要进行严格的术后呼吸监测，以免出现呼吸抑制或呼吸暂停。这可能会减少患者在小医院接受局部麻醉的机会。在术前和术后的护理阶段最大限度地使用镇痛药物同样重要。这些药物包括非甾体消炎药（如塞来昔布、酮咯酸和布洛芬）、加巴喷丁类药物（加巴喷丁和普瑞巴林）和对乙酰氨基酚制剂（由于静脉注射的费用较高，以及静脉注射与口服相比临床益处并无增加，因此建议使用口服制剂）。同时添加阿片类药物，通常是曲马多和羟考酮，应根据情况调整剂量。不建议任何肠胃外使用阿片类药物，包括患者自控镇痛药物，建议尽快开始口服制剂。

- 减少禁食时间：美国麻醉医师协会指南允许非急需施行手术的健康患者在术前 2 小时内摄入清流食（无渣的液体饮料）[4]。笔者和他的同事把这个时间提前到了术前 4 小时，以便进行手术调度。术后，笔者让患者在手术当晚开始饮用清流食。以护理为主导的方案允许患者在手术当天或术后第一天接受限制纤维饮食。也会在腹部手术的术前和术后给有营养风险的患者提供免疫营养饮料（含精氨酸的蛋白质饮料）。关于这个措施，笔者和他的同事从营养部门获得了强有力的支持。

- 以目标为导向的输液管理：尽管许多研究讨论了以目标为导向的方法，但实际上，发现患者真正的液体状态可能具有挑战性。尽管术前会进行机械性肠道准备，但大多数选择性结肠切除术可以采用微创技术，微创技术的好处是出血量最少，围手术期液体转移量少。同样重要的是，麻醉师需要记住，尽管有导尿管，但大多数结直肠切除术是在截石位和倾斜的头低脚高位进行的，而导尿管置于腿部，可能导致尿量读数偏低。因此，笔者和他的同事设定了一个目标，常规病例每小时补充大约 500 mL 的晶体溶液。术后，每小时给患者补充 40 mL 晶体溶液，直到第二天早上停止所有静脉输液。

步骤 3：从私人执业医生那里获得支持

由于许多私人执业医生以按服务收费的模式运作，医疗机构可能认为他们不会带来收益，导致他们参加每月部门会议或发病率和死亡率会议的机会可能较少。因此，在这样一个分散的医疗系统中，护理方式的改变很难被宣传。笔者和同事发现，促进改革最有效的方法是让各个医疗服务提供者参与他们自己的领域，即通过在诊所、行政或商务会议上进行点对点的讨论。这些小场所促进了更细致的讨论，可以更好地确定参与者的关注点及实施中的障碍。然而，对部分参与者来说，这些面对面的会议可能过于占用时间，但这可能是促进改变最有效的方式。外科医生也会对这些数据做出反应。如果有医生对加速康复的某些具体因素表示担忧，医生领导者应该提供研究结果以消除担忧。为证明加速康复方案的安全性和有效性，在计划实施后向当地意见提出者提供手术结果的数据也是至关重要的。最后，在美国，给医生提供以美国外科医师协会国家外科手术质量改善计划或内部数据为基础的反馈是非常具有说服力的。

步骤 4：为成功提供工具

使用电子医疗记录：医嘱集

为了确保成功实施加速康复方案，护理捆绑治疗包的变化必须在医生的日常工作流程中根深蒂固。社区外科医生的门诊设置中可能没有与医院相同的电子病历系统，这进一步分散了患者的护理，同时使持续关注加速康复计划指标的依从性变得更加困难。然而，由于许多加速康复方案是在住院期间实施的，因此为术前和术后护理阶段创建循证医嘱集是至关重要的。笔者所在机构中，可以跟踪由外科医生和医院设置的加速康复方案医嘱在该系统 53 个机构中的使用情况。这使我们能够确定那些高绩效的医院及可以从继续教育中受益的医院。

为医生提供患者资源

虽然设定患者对医院的加速康复方案的体验和出院计划的期望对成功至关重要，但为患者做准备所花费的额外时间和资源是外科医生愿意参与加速康复方案的主要障碍。因此，医院系统应该提供多媒体患者资源来支持外科医生的工作。如果一个医疗中心有一个强大的术前诊所，这将是提供这些资源的理想环境。笔者及同事已经创建了结直肠手术患者专用文件夹，其中包含术前、住院和出院后的指导和指南，还创建了一个在线视频来回顾类似的信息，这些都可以在医院系统网站上找到。

步骤 5：持续性的成功

随时间推移跟踪临床结果

项目实施后，项目经理应不断向医院反馈其绩效。由于外科医生天生具有竞争力，将个别外科医生的结果和对加速康复方案的依从性与他们自己的历史结果或与其同行的结果进行比较，可以成为强大的激励因素。此外，提供证据证明加速康复方案的实施不会对患者的预后产生不利影响也同样重要。因此，定期向问题提供者和护理团队反馈他们的表现有助于确保持续遵守该计划（表 11–2）。

提醒护理团队

鉴于临床医生频繁更换的现实，在最初推出加速康复方案后，加速康复计划领导者应该至少每年向临床团队提供更新的信息、注意事项和患者的治疗结果，以保证加速康复方案的依从性，这非常重要，可以通过继续教育研讨会、大型巡讲或较小的非正式的病房信息会议来实现。

表11-2 实施加速康复方案后的局部手术结果

组别	2014			2015			2016			2017		
	A	B	C	A	B	C	A	B	C	A	B	C
住院人数	272	219	22	253	180	18	239	191	20	237	200	17
住院时长（天）	5	4	6	4	4	6	4	3	5	4	3	4
30天再入院人数，率（%）	29（11%）	0（0%）	0（0%）	24（9%）	3（2%）	3（17%）	30（13%）	1（1%）	4（20%）	18（8%）	3（2%）	3（18%）
30天再手术人数，率（%）	15（6%）	9（4%）	0（0%）	10（4%）	6（3%）	0（0%）	14（6%）	3（2%）	2（10%）	5（2%）	4（2%）	1（6%）

A，B：高容量城市医院；C：低容量郊区医院。

预测障碍和失败的风险

了解当地的文化及资源和后勤限制对于每个中心创建现实和实用的加速康复方案至关重要。对系统的加速康复计划进行一些产品化定制可能也是必要的。笔者及同事在实施加速康复计划时曾遇到障碍。例如，在较小规模的医院，手术室的护理人员数量有限，无法满足手术室对高强度术后患者的需求（如滴注胰岛素或鞘内注射后连续监测脉搏血氧饱和度以观察是否出现呼吸抑制）及为住院患者和门诊患者提供营养液；专有药物（如布比卡因脂质体、肠外对乙酰氨基酚/布洛芬和爱维莫潘）有限、局部麻醉的专业知识和接受度有限，以及缺乏综合性术前病房。

最后，知道患者何时不是一个好的加速康复方案候选者是必要的。特别在实施的早期，如果患者出现可能与加速康复计划有关的并发症（肾功能不全或非甾体抗炎药引起的出血，鞘内注射引起的呼吸抑制、肠梗阻时早期进食引起的误吸）或术后早期再入院，可能阻碍临床团队给患者实施加速康复方案。对加速康复方案的效果可能不理想的患者包括非择期手术患者（如急性肠梗阻或急诊手术），以及老年、残疾、精神状态改变或肾功能衰竭患者。

尽管许多患者可能不是满足所有加速康复方案条件的最佳人选，但是向社区外科重申加速康复方案的一些核心原则可以安全地应用于大多数患者是非常重要的。随着加速康复方案知识的传播和接受度的提高，本文所述的步骤有望指导社区医院实施加速康复方案，并帮助改善患者的治疗效果和术前体验，同时通过减少资源使用和缩短住院时间来节约成本。

参考文献

［1］ Veenstra CM, Epstein AJ, Liao K, et al. Hospital academic status and value of care for nometastatic colon cancer. J Oncol Pract 2015; 11(3): e304−312.

［2］ Geltzeiler CB, Rotramel A, Wilson C, et al. Prospective study of colorectal enhanced recovery after surgery in a community hospital. JAMA Surg 2014; 149(9): 955−961.

［3］ Tanner J, Padley W, Assadian O, et al. Do surgical care bundle reduce the risk of surgical site infections in patients undergoing colorectal surgery? A systematic review and cohort meta−analysis of 8,515 patients. Surgery 2015; 138(1): 66−77.

［4］ American Society of Anesthesiologists Committee. Practice guidelines for preoperative fasting and the use of pharmacologic agents to reduce the risk of pulmonary aspiration: application to healthy patients undergoing elective procedures: an updated report by the American Society of Anesthesiologists Committee on standards and practice parameters. Anesthesiology 2011; 3(114): 495−511.

12. 加速外科康复：

结直肠手术的最新进展

Jim P. Tiernan, MD, PhD, FRCS   David Liska, MD, FACS, FASCRS

关键词

加速康复，快通道外科，结直肠癌，创新

要点：

- ERAS 已成为一种促进结直肠切除术后早期康复和出院的安全有效的方法。
- ERAS 方案的依从性是影响最佳康复效果的一个重要因素。
- 通过药物遗传学检测进行的个性化镇痛可能是 ERAS 方案的一个新方向。
- 在近期的刊物中，咀嚼口香糖、碳水化合物负荷、免疫营养，以及硬膜外镇痛和目标导向液体疗法的常规应用价值都受到质疑，因此，需要进一步的研究来指导个性化的、有效的干预措施。

引言

　　20 多年前首次阐述了结直肠切除术后细致的镇痛管理、早期经口进食和早期活动的好处[1-3]。传统的开放式切除术和经口进食的延迟，通常让住院时间长达 12 天[5]，但当结合腹腔镜切除术时，住院时间可缩短至仅 2 天[4]，这是一个巨大的典范式转变。从那时起，在麻醉师、手术室团队、护士和康复专业人员的支持下，全球的结直肠外科学界接受了快通道外科或 ERAS 的理念。一项随机试验的荟萃分析证实，ERAS 降低了总体发病率、缩短了住院时间，没有增加再入院率[6]，最初对并发症发生率继发性增加的担忧并未得到证实。ERAS 还完善了微创切除的应用。随机研究发现，相较于开放式切除术，微创手术可有效减少住院时长，增强免疫应答反应[7, 8]。探索 ERAS 方案中各组成部分之间的相对影响是研究者面临的挑战，也是多模式干预的本质问题。本文回顾了结直肠手术 ERAS 方案的一些新干预措施、争议点和最新改进。

方法

由 2 名独立评审员对 PubMed、Embase 和 Cochrane 数据库进行了详细检索，以确定与 ERAS 和结直肠手术相关的英文文献。最初使用的关键词是"加速康复"和/或"快通道外科"和"腹部"，或"结直肠癌"，或"胃肠道"。通过交叉引用文章进行了进一步的检索。

结果

术前

碳水化合物负荷

众所周知，对于严重虚弱的患者，胰岛素抵抗会增加发病率和死亡率，并且是手术患者住院时长的独立预测因子。Ljungqvist 及同事[9]推测，预防或治疗与手术相关的胰岛素抵抗可以影响手术结局，从而避免将禁食和术前碳水化合物负荷纳入 ERAS 方案组合[10, 11]。一些随机试验试图评估碳水化合物负荷的个体获益。2014 年的一篇 Cochrane 综述[12]发现，尽管并发症发生率与碳水化合物负荷无相关性，但住院时间却小幅度减少。然而，这可能是由于缺乏适当的盲法而导致潜在的偏见。最近的一项网络荟萃分析包括 43 项试验，涉及 3110 多名患者，在一项设计完善的多重治疗分析中，将低剂量和高剂量碳水化合物负荷与水和安慰剂进行了比较。在术后并发症发生率或大多数次要结局方面，治疗组和对照组之间没有统计学意义上的显著差异；与禁食相比，住院时间略有优势，但与水或安慰剂相比，则没有区别[13]。关于糖尿病患者碳水化合物负荷的安全性和有效性的数据还不足[14]。

免疫营养

免疫营养理念是另一种术前营养干预方法，它在 ERAS 路径中引起了人们的关注。早期，减少感染并发症、缩短住院时间和保留小肠功能的研究均集中在免疫调节底物，如精氨酸、谷氨酰胺和 ω–3 脂肪酸[15]。随后的研究显示出了综合效益。Moya 及同事[16]进行的一项包括 128 位患者的随机对照试验结果显示，免疫营养可降低伤口感染率。一项针对 772 名患者的人口数据库的分析显示，使用基于精氨酸的免疫营养可降低再入院率，降低伤口感染和血栓栓塞的风险[17]。这节省了大量的医疗费用。一项针对华盛顿州 3375 名患者的前瞻性队列研究显示，严重不良事件发生率无显著差异，但在倾向匹配之后，术前 5 天接受免疫营养组的住院时间延长率（定义为 > 住院时间中位数的 1.5 倍）显著降低[18]。这个研究和其他有关免疫营养研究的公认局限性是缺乏对患者依从性的衡量标准，因而可能存在偏差。

肠道准备

尽管许多加速康复方案建议省略常规的肠道准备，但近期美国的多数研究重新推荐，在择期结直肠手术之前常规联合使用机械性肠道准备与口服抗生素。由于相互矛盾的研究，即在设计上有微小但重要的差异，这仍然是美国和欧洲国家之间存在不同实践和观点的争议性问题。美国的观察性研究表明，机械性肠道准备与口服抗生素联合使用具有的优势包括：降低手术部位感染率，缩短术后住院时间和降低再入院率[19, 20]。Kiran 及同事[21]在一项对 8000 多名患者进行的美国外科医师协会国家外科手术质量改进计划研究表明，同时使用机械性肠道准备和口服抗生素组的手术部位感染、吻合口瘘和肠梗阻减少了约 50%。

硬膜外和区域镇痛

围手术期多模式镇痛是加速康复方案的重要组成部分。多模式镇痛的目标是使用镇痛药物的组合，以加成或协同作用的方式作用于不同部位，从而以最少的阿片类药物消耗来实现疼痛缓解。长期以来，一直建议通过将胸段硬膜外麻醉的局部麻醉方式作为开放式结直肠手术的金标准。许多研究表明，这种麻醉方式优于静脉注射阿片类药物镇痛[22, 23]。然而，在腹腔镜手术后，尤其是接受加速康复方案的患者，并没有观察到这些益处[24, 25]。此外，低血压、尿潴留和瘙痒是与胸段硬膜外麻醉相关的常见副作用。由于这些原因，近来的研究已转移到使用腹横肌平面（TAP）阻滞作为多模式镇痛的重要组成部分。腹横肌平面阻滞是 Rafi[26]于 2001 年首次描述的，它是将局部麻醉剂渗入腹内斜肌和腹横肌之间的神经血管平面。多项研究和荟萃分析表明，与单独使用阿片类镇痛药物相比，用于腹部内窥镜手术的 TAP 阻滞或 TAP 导管可以带来更好的镇痛效果，并可减少术后阿片类药物的消耗量[27, 28]。在一项小型随机双盲前瞻性试验中，Keller 及同事[29]证明 TAP 阻滞剂可改善短期阿片类药物的使用和疼痛，但不会降低阿片类药物的总体用量、缩短住院时间和降低再入院率。最近发表的一项关于在腹腔镜结直肠手术中使用短效局麻药的 TAP 阻滞疗效的荟萃分析，包括来自 6 项研究的 452 例患者，发现 TAP 阻滞对术后早期（0~2 h）和晚期（24 h）运动时的疼痛有显著影响。但是，它对术后早期和晚期休息时阿片类药物的消耗量或疼痛没有显著影响[30]。用于 TAP 阻滞的脂质体布比卡因通过延迟释放机制显示出了长期术后镇痛的前景[31]；然而，尚无大规模的随机对照试验来指导实践或验证该干预措施的镇痛效果和价值。

术中

目标导向的输液管理

术中容积状态变化对胃肠道黏膜的影响已被认为是术后肠功能延迟恢复的原因之一[32]，从而引出了目标导向液体疗法（GDFT）的概念。传统上，术中少尿被认为代表了血容量不足和肾灌注不足，因而触发了静脉输液治疗的增加。然而，现在认识到，少尿可能是对麻醉和手术的正常生理反应，因此，不应单独用它来评估容量状态[33]。使用各种微创技术来测量每搏输出量和心排血量已用于指导术中液体需求量[34]。初步尝试是希望证明可缩短住院时间、减少术后并发症[35, 36]。最近的一项荟萃分析，包括 23 项研究和 2099 名患者，发现 GDFT 可显著减少发病率、缩短住院时间和排便时间，但死亡率或麻痹性肠梗阻的风险无差异[37]。研究将患者分为 ERAS 路径治疗组与对照组：对于 ERAS 路径治疗组，唯一的好处是缩短了住在重症监护室的时间和首次排便的时间（非肠梗阻患者）；而对于未按 ERAS 路径进行治疗的对照组，在总体发病率和总住院时间方面均有显著的优势。研究人员得出结论，GDFT 可能无法使所有择期手术患者受益，特别是那些采用 ERAS 路径治疗的患者。将 GDFT 常规纳入此类路径时，会带来成本效益问题。在该领域的一项新进展中，Asklid 及同事[38]在瑞典对 911 名患者的数据库分析发现，限制性围手术期液体疗法与 5 年生存率之间可能存在关联。由于尚不清楚机制，所以仍需进一步评估。

专业的手术室团队

研究人员试图探讨应用 ERAS 方案后结果的可变性和治疗效果的差异。研究围手术期团队是一种新颖的方式。Grant 和同事[39]假设，由外科医生、麻醉师和注册麻醉护士组成的术中治疗团队网络将影响网络的中心性（网络中团队成员的重要性），从而影响临床结果。他们得出结论，专业的团队改善了中心性，从而显著改善了临床结果，包括 ERAS 依从性、住院时间、手术部位感染及重返手术室的风险。

培训和实施

另一项关于 ERAS 方案差异性的研究是培训。最近，关于该主题所涉及的培训方案达成了共识。一群欧洲研究者，即 ERAS 方案的专家，使用了改进的 Delphi 方法制定 ERAS 培训课程，即可成功执行的框架和疗效评估的方法[40]。这使得人们更容易实施 ERAS，并且提供了标准化指标。

术后

咀嚼口香糖

多项试验表明，术后嚼口香糖可以使肠功能更早恢复，并缩短住院时间。Cochrane 综述证实了荟萃分析一些小的益处，但由于样本量普遍较小，因此试验的质量较差[41]。de Leede 及同事最近发表了一项大型、高质量、多中心的随机对照试验[42]，评估基于 ERAS 术后护理设置的咀嚼口香糖。该试验能够检测 1 天的住院时间差异，每个研究组有 1000 名患者，令人印象深刻。研究人员发现住院时间、胃肠胀气、排便时间或长达 30 天的并发症发生率无显著差异。

个性化镇痛

药物遗传学是相对较新的领域，在二级护理中过度使用麻醉药，导致目前阿片类药物滥用也属于药物遗传学。它也与所有医学领域正在进行的个性化治疗密切相关。个性化镇痛的理论基础是某些基因突变导致个体患者对镇痛药的不同反应[43]，特别是非甾体类抗炎药和阿片类镇痛药。Senagore 及同事[44]连续评估了 63 例进行择期结直肠或腹疝手术的患者，并将其与接受 ERAS 路径相同治疗的对照组进行了比较。研究组对 CYP1A2、CYP2C19、CYP2C9、CYP2D6、CYP3A4、CYP3A5、COMT、OPRM1 和 ABCB1 基因进行了测试，并将结果用于制定个性化的镇痛方案。研究人员发现，与对照组相比，麻醉药品的消耗量减少了 50%，并且与镇痛药相关的副作用更少。尽管该研究存在样本量少和非随机设计的问题，但从手术、经济和公共卫生的角度来看，结果都是振奋人心的。

提早出院：多早才安全？

随着 ERAS 方案已成为护理标准，人们努力探究安全出院的时间界限。Keller 及同事[45, 46]确定了手术时长、是否存在并发症和改良衰弱指数，这三项中有两项不符合出院要求为不能早期出院（定义为手术后 3 天内）的危险因素。Lawrence 及同事[47]对一名外科医生在 5 年内进行的所有主要切除术进行了回顾性研究，发现术后 24～48 小时出院的 234 名患者，没有增加再次入院的风险。识别不能早期出院的风险因素、管理患者的期望，可能是避免早期出院失败或再次入院的关键。

一些研究者提倡使用降钙素或 C 反应蛋白等炎症标志物作为安全出院的标志[48, 49]。据报道，C 反应蛋白在术后第三天的阴性预测值为 96.9%（临界值 < 2.7 ng/mL），在术后第五天排除吻合口瘘的阴性预测值为 98.3%（临界值为 2.3 ng/mL）。降钙素也有类似的表现。C 反应蛋白应用广泛且相对便宜，便于临床评估及后续确定何时安全出院。

μ – 阿片受体拮抗剂

阿维莫泮和甲基纳曲酮都是外周 μ – 阿片受体拮抗剂，在美国，经食品和药物管理局批准用于治疗胃肠功能障碍——阿维莫泮用于术后肠梗阻，甲基纳曲酮用于阿片类药物引起的便秘。几项随机试验评估了阿维莫泮在大型开腹和结直肠手术中的作用[50-52]，其中绝大多数显示出肠梗阻的上、下消化道症状发生率的临床益处，并减少将近 1 天的住院时间。尽管最近的成本效益模型分析表明总体效益良好，但成本效益一直是一个令人担忧的问题[53]。在接受腹腔镜手术或转移性造口的结直肠切除术患者中，μ – 阿片受体拮抗剂的益处和价值尚待进一步研究。

加速外科康复干预对个体的影响

最近的几篇文章试图量化 ERAS 组成中各部分对临床结果的影响。Jurt 及同事[54]对 300 多位连续使用 ERAS 方案治疗的结直肠癌患者进行了回顾性研究，并得出结论——微创手术是最重要的单一因素。严格遵守治疗方案可有效改善结果。Pisarska 及同事[55]进行了类似的研究，但根据患者对 ERAS 方案的 16 个组成部分不同的依从程度，将患者分为 3 组。结果发现，与遵循方案 70% ~ 90% 的人相比，完全遵守方案会带来更好的结果。一项对腹腔镜结直肠 ERAS 手术预后因素的系统评价证实，依从性是最常见的预测因素[56]。最近 Aarts 及同事[57]分析了 15 所医院采用 ERAS 方案的 2876 名结直肠癌患者。他们发现，依从性与最佳康复效果关系最密切相关，并且对进行开放式手术的患者的影响最大。

总结

ERAS 已被视为一种优化康复的安全有效手段。ERAS 各个组成部分的循证证据在数量和质量上都在增加，这将带来令人兴奋的新研究途径，并且可以减少无效的干预措施。

参考文献

［1］Bradshaw BG, Liu SS, Thirlby RC. Standardized perioperative care protocols and reduced length of stay after colon surgery. J Am Coll Surg 1998; 186(5): 501−506.

［2］Liu SS, Carpenter RL, Mackey DC, et al. Effects of perioperative analgesic technique on rate of recovery after colon surgery. Anesthesiology 1995; 83(4): 757−765.

［3］Moiniche S, Bulow S, Hesselfeldt P, et al. Convalescence and hospital stay after colonic surgery with balanced analgesia, early oral feeding, and enforced mobilisation. Eur J Surg 1995; 161 (4): 283−288.

［4］ Bardram L, Funch-Jensen P, Jensen P, et al. Recovery after laparoscopic colonic surgery with epidural analgesia, and early oral nutrition and mobilisation. Lancet 1995; 345(8952): 763-764.

［5］ Bokey EL, Chapuis PH, Fung C, et al. Postoperative morbidity and mortality following resection of the colon and rectum for cancer. Dis Colon Rectum 1995; 38(5): 480-486［discussion: 6-7］.

［6］ Greco M, Capretti G, Beretta L, et al. Enhanced recovery program in colorectal surgery: a meta-analysis of randomized controlled trials. World J Surg 2014; 38(6): 1531-1541.

［7］ Veenhof AA, Vlug MS, van der Pas MH, et al. Surgical stress response and postoperative immune function after laparoscopy or open surgery with fast track or standard perioperative care: a randomized trial. Ann Surg 2012; 255(2): 216-221.

［8］ Vlug MS, Wind J, Hollmann MW, et al. Laparoscopy in combination with fast track multimodal management is the best perioperative strategy in patients undergoing colonic surgery: a randomized clinical trial (LAFA-study). Ann Surg 2011; 254(6): 868-875.

［9］ Ljungqvist O, Nygren J, Thorell A. Modulation of post-operative insulin resistance by pre-operative carbohydrate loading. Proc Nutr Soc 2002;61 (3): 329-336.

［10］ Ljungqvist O. Modulating postoperative insulin resistance by preoperative carbohydrate loading. Best Pract Res Clin Anaesthesiol 2009; 23(4): 401-409.

［11］ Nygren J. The metabolic effects of fasting and surgery. Best Pract Res Clin anaesthesiology 2006; 20(3): 429-438.

［12］ Smith MD, McCall J, Plank L, et al. Preoperative carbohydrate treatment for enhancing recovery after elective surgery. Cochrane Database Syst Rev 2014; (8): CD009161.

［13］ Amer MA, Smith MD, Herbison GP, et al. Network meta-analysis of the effect of preoperative carbohydrate loading on recovery after elective surgery. Br J Surg 2017; 104(3): 187-197.

［14］ Gustafsson UO, Nygren J, Thorell A, et al. Pre-operative carbohydrate loading may be used in type 2 diabetes patients. Acta Anaesthesiol Scand 2008; 52(7): 946-951.

［15］ Zheng YM, Li F, Zhang MM, et al. Glutamine dipeptide for parenteral nutrition in abdominal surgery: a meta-analysis of randomized controlled trials. World J Gastroenterol 2006; 12(46): 7537-7541.

［16］ Moya P, Miranda E, Soriano-lrigaray L, et al. Perioperative immunonutrition in normo-nourished patients undergoing laparoscopic colorectal resection. Surg Endosc 2016; 30(11): 4946-4953.

［17］ Banerjee S, Garrison LP, Danel A, et al. Effects of arginine-based immunonutrition on inpatient total costs and hospitalization outcomes for patients undergoing colorectal surgery. Nutrition 2017; 42: 106-113.

［18］ Thornblade LW, Varghese TK Jr, Shi X, et al. Preoperative immunonutrition and elective colorectal resection outcomes. Dis Colon Rectum 2017; 60(1): 68−75.

[19] Cannon JA, Altom LK, Deierhoi RJ, et al. Preoperative oral antibiotics reduce surgical site infection following elective colorectal resections. Dis Colon Rectum 2012; 55(11): 1160−1166.

[20] Toneva GD, Deierhoi RJ, Morris M, et al. Oral antibiotic bowel preparation reduces length of stay and readmissions after colorectal surgery. J Am Coll Surg 2013;216(4): 756−762[discussion: 62−63] .

[21] Kiran RP, Murray AC, Chiuzan C, et al. Combined preoperative mechanical bowel preparation with oral antibiotics significantly reduces surgical site infection, anastomotic leak, and ileus after colorectal surgery. Ann Surg 2015; 262(3): 416−425 [discussion: 23−25] .

[22] Pöpping DM, Elia N, Van Aken HK, et al. Impact of epidural analgesia on mortality and morbidity after surgery: systematic review and meta−analysis of randomized controlled trials. Ann Surg 2014; 259(6): 1056−1067.

[23] Feldheiser A, Aziz O, Baldini G, et al. Enhanced Recovery After Surgery (ERAS) for gastrointestinal surgery, part 2: consensus statement for anaesthesia practice. Acta Anaesthesiol Scand 2016; 60(3): 289−334.

[24] Levy BF, Scott MJ, Fawcett W, et al. Randomized clinical trial of epidural, spinal or patient−controlled analgesia for patients undergoing laparoscopic colorectal surgery. Br J Surg 2011; 98(8): 1068−1078.

[25] Hübner M, Blanc C, Roulin D, et al. Randomized clinical trial on epidural versus patient−controlled analgesia for laparoscopic colorectal surgery within an enhanced recovery pathway. Ann Surg 2015; 261(4): 648−653.

[26] Rafi AN. Abdominal field block: a new approach via the lumbar triangle. Anaesthesia 2001; 56(10); 1024−1026.

[27] Baeriswyl M, Kirkham KR, Kern C, et al. The analgesic efficacy of ultrasound− guided transversus abdominis plane block in adult patients: a meta−analysis. Anesth Analg 2015; 121(6): 1640−1654.

[28] Zhao X, Tong Y, Ren H, et al. Transversus abdominis plane block for postoperative analgesia after laparoscopic surgery: a systematic review and meta−analysis. Int J Clin Exp Med 2014; 7(9): 2966−2975.

[29] Keller DS, Ermlich BO, Schiltz N, et al. The effect of transversus abdominis plane blocks on postoperative pain in laparoscopic colorectal surgery: a prospective, randomized, double−blind trial. Dis Colon Rectum 2014; 57(11): 1290−1297.

[30] Oh TK, Lee SJ, Do SH, et al. Transversus abdominis plane block using a short− acting local anesthetic for postoperative pain after laparoscopic colorectal surgery: a systematic review and meta−analysis. Surg Endosc 2018; 32(2): 545−552.

[31] Stokes AL, Adhikary SD, Quintili A, et al. Liposomal bupivacaine use in transversus abdominis plane blocks reduces pain and postoperative intravenous opioid requirement after colorectal surgery. Dis Colon Rectum 2017; 60(2): 170−177.

[32] Holland J, Carey M, Hughes N, et al. Intraoperative splanchnic hypoperfusion, increased intestinal permeability, down-regulation of monocyte class Ⅱ major histocompatibility complex expression, exaggerated acute phase response, and sepsis. Am J Surg 2005; 190(3): 393-400.

[33] Egal M, de Geus HR, van Bommel J, et al. Targeting oliguria reversal in perioperative restrictive fluid management does not influence the occurrence of renal dysfunction: A systematic review and meta-analysis. Eur J Anaesthesiol 2016; 33(6): 425-435.

[34] Funk DJ, Moretti EW, Gan TJ. Minimally invasive cardiac output monitoring in the perioperative setting. Anesth Analg 2009; 108(3): 887-897.

[35] Abbas SM, Hill AG. Systematic review of the literature for the use of oesophageal Doppler monitor for fluid replacement in major abdominal surgery. Anaesthesia 2008; 63(1): 44-51.

[36] Harten J, Crozier JE, McCreath B, et al. Effect of intraoperative fluid optimisation on renal function in patients undergoing emergency abdominal surgery: a randomised controlled pilot study (ISRCTN 11799696). Int J Surg 2008; 6(3): 197-204.

[37] Rollins KE, Lobo DN. Intraoperative goal-directed fluid therapy in elective major abdominal surgery: a meta-analysis of randomized controlled trials. Ann Surg 2016; 2633: 465-476.

[38] Asklid D, Segelman J, Gedda C, et al. The impact of perioperative fluid therapy on short-term outcomes and 5-year survival among patients undergoing colorectal cancer surgery - a prospective cohort study within an ERAS protocol. Eur J Surg Oncol 2017; 43(8): 1433-1439.

[39] Grant MC, Hanna A, Benson A, et al. Dedicated operating room teams and clinical outcomes in an enhanced recovery after surgery pathway for colorectal surgery. J Am Coll Surg 2018; 226(3): 267-276.

[40] Francis NK, Walker T, Carter F, et al. Consensus on training and implementation of enhanced recovery after surgery: a delphi study. World J Surg 2018; 42(7): 1919-1928.

[41] Pereira Gomes Morais E, Riera R, Porfirio GJ, et al. Chewing gum for enhancing early recovery of bowel function after caesarean section. Cochrane Database Syst Rev 2016; (10): CD011562.

[42] de Leede EM, van Leersum NJ, Kroon HM, et al. Multicentre randomized clinical trial of the effect of chewing gum after abdominal surgery. Br J Surg 2018; 105(7): 820-828.

[43] Ko TM, Wong CS, Wu JY, et al. Pharmacogenomics for personalized pain medicine. Acta Anaesthesiol Taiwan 2016; 54(1): 24-30.

[44] Senagore AJ, Champagne BJ, Dosokey E, et al. Pharmacogenetics-guided analgesics in major abdominal surgery: further benefits within an enhanced recovery protocol. Am J Surg 2017; 213(3): 467-472.

［45］Keller DS, Bankwitz B, Woconish D, et al. Predicting who will fail early discharge after laparoscopic colorectal surgery with an established enhanced recovery pathway. Surg Endosc 2014; 28(1): 74−79.

［46］Keller DS, Bankwitz B, Nobel T, et al. Using frailty to predict who will fail early discharge after laparoscopic colorectal surgery with an established recovery pathway. Dis Colon Rectum 2014; 57(3): 337−342.

［47］Lawrence JK, Keller DS, Samia H, et al. Discharge within 24 to 72 hours of colorectal surgery is associated with low readmission rates when using enhanced recovery pathways. J Am Coll Surg 2013; 216(3): 390−394.

［48］Giaccaglia V, Salvi PF, Antonelli MS, et al. Procalcitonin reveals early dehiscence in colorectal surgery: the PREDICS study. Ann Surg 2016; 263(5): 967−972.

［49］Dupre A, Gagniere J, Samba H, et al. CRP predicts safe patient discharge after colorectal surgery. Ann Surg 2018; 267(2): e33.

［50］Ludwig K, Enker WE, Delaney CP, et al. Gastrointestinal tract recovery in patients undergoing bowel resection: results of a randomized trial of alvimopan and placebo with a standardized accelerated postoperative care pathway. Arch Surg 2008; 143(11): 1098−1105.

［51］Viscusi ER, Goldstein S, Witkowski T, et al. Alvimopan, a peripherally acting mu−opioid receptor antagonist, compared with placebo in postoperative ileus after major abdominal surgery: results of a randomized, double−blind, controlled study. Surg Endosc 2006; 20(1): 64−70.

［52］Delaney CP, Weese JL, Hyman NH, et al. Phase III trial of alvimopan, a novel, peripherally acting, mu opioid antagonist, for postoperative ileus after major abdominal surgery. Dis Colon Rectum 2005;48（6）:1114−1125［discussion: 25−26］;［author reply: 27−29］.

［53］Earnshaw SR, Kauf TL, McDade C, et al. Economic impact of alvimopan considering varying definitions of postoperative ileus. J Am Coll Surg 2015; 221(5): 941−950.

［54］Jurt J, Slieker J, Frauche P, et al. Enhanced recovery after surgery: can we rely on the key factors or do we need the bel ensemble? World J Surg 2017; 41(10): 2464−2470.

［55］Pisarska M, Pedziwiatr M, Malczak P, et al. Do we really need the full compliance with ERAS protocol in laparoscopic colorectal surgery? A prospective cohort study. I nt J Surg 2016; 36(Pt A): 377−382.

［56］Messenger DE, Curtis NJ, Jones A, et al. Factors predicting outcome from enhanced recovery programmes in laparoscopic colorectal surgery: a systematic review. Surg Endosc 2017; 31(5): 2050−2071.

［57］Aarts MA, Rotstein OD, Pearsall EA, et al. Postoperative ERAS interventions have the greatest impact on optimal recovery: experience with implementation of ERAS across multiple hospitals. Ann Surg 2018; 267(6): 992−997.

13. 加速外科康复：

肝胆

Heather A. Lillemoe, MD   Thomas A. Aloia, MD

关键词

加速康复，ERAS，快通道，肝胆外科，肝切除术，胰腺切除术，基于患者报告临床结局，预期的肿瘤治疗

要点

- ERAS 的主要目标是迅速恢复患者的正常生活功能，对于癌症患者，则是恢复预期的肿瘤治疗。实现这些目标的策略是尽量减少围手术期的压力，以及减少过量使用液体和麻醉剂。
- 实施 ERAS 的基础在于患者和护理人员的参与和教育。所有 ERAS 通用的核心组成部分包括早期经口进食、目标导向液体疗法、非麻醉性镇痛和早期下床活动。
- 兼顾客观性与主观性的检查报告、以患者为中心的措施，评定方案都是推进这一领域发展的当务之急，依从性监测和审核流程也是如此。

引言

　　ERAS 是一种多学科、循证的围手术期管理方法。该方案最初应用于结直肠外科优化手术患者的护理，现已扩展到包括肝胰胆（HPB）外科在内的绝大多数外科亚专科[1-4]。ERAS 概念的核心是减少对手术的典型生理神经内分泌应激反应（图 13–1）[5, 6]。通过特定的术前、术中和术后管理，ERAS 方案建立了一条途径，可有效帮助患者快速恢复内环境稳定。整合 ERAS 的主要目标是在外科手术的应激后，快速、安全地恢复患者基本功能。

　　促进患者康复的关键是患者和护理人员及多学科所有康复团队成员的参与。怎么强调患者参与和教育的重要性都不为过，因为它是整个 ERAS 方案的基础。只有

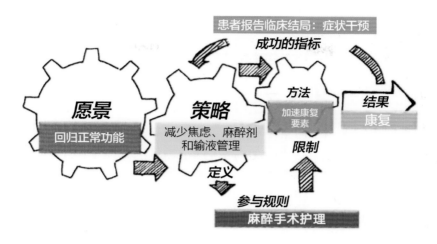

图13-1　持续监测的影响ERAS成功的几个策略性目标

来源：Manso M, Schmelz J, Aloia T. ERAS–anticipated outcomes and realistic goals. J Surg Oncol 2017; 116(5): 572. 已授权。

在患者的支持下，加速康复的"支柱"才能屹立。这些支柱是每个 ERAS 方案的关键部分，包括术后早期进食、目标导向液体疗法（GDFT）、非麻醉性镇痛和早期下床活动（图 13-2）。当然，有一些基础措施适用于所有手术，如术前血栓栓塞的预防、适当的抗生素剂量及手术切口的位置和大小。

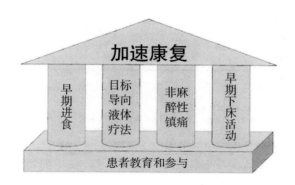

图13-2　加速康复外科的基础和支柱

来源：Kim BJ, Aloia TA. What is "enhanced recovery," and how can I do it? J Gastrointest Surg 2017; 22(1): 165. 已授权。

　　从历史上来看，ERAS 的文献一直关注住院时间（LOS）和并发症等结果[7]。但是目前重点已经开始转向基于患者报告临床结局的结果评估和长期结果，如肿瘤切除术后恢复预期的肿瘤治疗。此外，诸如成本效益和依从性等措施也在不断涌现。最后，认识到 ERAS 是一个动态的护理系统非常重要，它会随着新证据的出现而调整和发展。

加速外科康复的核心要素

基础：患者评估、教育和参与

与所有术前评估一样，加速康复方案评估患者的第一步是术前病史和体格检查。医务人员应该对可能导致全麻和肝胆外科手术后不良后果风险增加的共病进行详细的核查，包括高龄、既往存在的肺部或心脏疾病和（或）门脉高压的迹象。对于以上情况和其他可能导致"临界可操作性"的医疗条件，应尽可能加以优化，以防止并发症[8, 9]。应特别注意术前用药，包括抗凝剂、类固醇和麻醉药的使用，因为使用这些药物可能会产生不良结果，并影响 ERAS 的实施[10, 11]。对于癌症患者，应详细回顾其肿瘤病史，包括既往放疗、既往手术切除、动脉内治疗和化疗（包括术前或后期的治疗计划）。

为了确定每个患者的功能状态，至少应该使用经过验证的工具，如美国东部肿瘤协作组体能状态评分（the Eastern Cooperative Oncology Group Performance status）[12, 13]。随着人口老龄化及易产生虚弱的术前系统治疗的增加，强烈建议检测术前虚弱程度[14, 15]。尽管尚不能精确定义虚弱的因素，但如年龄、术前白蛋白水平和肌肉衰减等临床病理因素均与术后发病率有关[16-18]。客观有效的功能能力测试，如计时起立 – 行走试验、6 分钟步行试验和握力试验，都对评估身体虚弱有帮助[19-21]。此外，可使用简易认知评估工具（Mini–Cog）或简易精神状态检查表（MMSE）等工具筛查神经认知功能障碍[22-24]，患者报告治疗结果的评估工具可用于确定其基线症状和症状干扰情况[25]。通过术前评估虚弱或确定"有风险"的患者，虽不能完全排除手术干预或应用 ERAS 路径的问题，但可以有针对性地进行康复前准备工作，预测术后发病率，并可以指导、调整围手术期护理。

加速康复的理念最重要的是患者教育和参与。在术前就诊时，不仅应该对患者及护理人员进行手术方面的培训，还应对 ERAS 方案的组成部分进行培训。讨论 ERAS 的基本原则并设定期望值，特别是设定对多模式镇痛的使用、早期下床活动和进食以及及时出院的期望将极大地促进 ERAS 的成功实施。向每位患者提供整体的出院标准，可有效协调患者和医务人员的目标（表 13–1）。应向患者提供教育材料的复印文件，为确保患者理解，应该使用与其教育水平相当的语言提供参考建议。务必先与患者和护理人员充分沟通关于手术和 ERAS 方案的问题，然后再提供治疗方案。

表13-1　　出院标准表
医疗标准
• 独立行走
• 口服镇痛药适当控制疼痛
• 耐受口服饮食
• 肠道功能的适当恢复
• 无感染的表现或症状
• 并发症控制良好
安全/满意度标准
• 心理上准备好出院
• 安全的环境/交通
• 门诊静脉血栓栓塞预防管理具备舒适性
• 口述出院说明
• 口述解决问题的联系人
• 确认随访

围手术期营养

　　基本营养状况评估是术前评估的重要组成部分。全面的检查应该包括饮食变化和近期体重减轻方面的问题：体重指数（BMI），以及白蛋白、前白蛋白和（或）铁蛋白水平。根据 ERAS® 协会的肝脏手术指南，6 个月内体重减轻超过 10%~15%，BMI 低于 18.5 kg/m²，血清白蛋白低于 3 g/dL 是延迟手术切除以补充营养的标准[26]。对于接受肿瘤切除术的患者，接受新辅助化疗会增加营养不良和肌肉减少的风险。尽可能在术前确定并解决肌肉减少症和肌肉减少性肥胖症，可以更好地了解和预防发病率和死亡率增加的风险[14, 27]。

　　尽管已有术前禁食的指导方针，但许多患者仍被告知在全身麻醉的手术前要忍受长时间的禁食[28]。目前美国麻醉医师协会指南建议，对于胃功能正常的择期手术患者，只需要在全身麻醉的手术前禁食清流食达 2 小时，禁食"轻"固体达 6 小时[29]。这符合 ERAS® 协会专门针对肝脏和胰腺外科的指南[26, 30]。有力的证据支持结直肠手术中的碳水化合物负荷可以最大限度地增加糖原储存，并在术后尽量减少胰岛素抵抗[31]。缺乏支持肝胆外科手术前碳水化合物负荷的数据；它可能是有益的，尤其是在胰十二指肠切除术前应予以考虑[26, 30]。口服肠道准备可能导致围手术期体液移位和电解质失衡，因在肝胰胆手术中缺乏证据或理由，不推荐使用[26, 30, 32]。

ERAS 最后一个营养方面的关键措施是术后早期进食。文献尤其支持胃肠手术和肝胆手术后的早期进食和快速饮食改善[26, 33-36]。应在手术当天给予无经口进食禁忌证的患者清流食，并在手术后第一天进行固体饮食。应避免预防性使用鼻胃管，因为可能会增加误吸风险，延迟饮食进程，并导致下床活动和出院的延迟[26, 30]。如果需要肠内引流，建议尽早取出引流管。静脉输液应该谨慎使用。最近的研究发现，测量脑钠肽（BNP）水平能准确推测正常血容量情况，并能更准确地指导术后输液管理[37]。能耐受清流食的患者几乎不需要补充输液。麻醉团队应酌情给予止吐预防药物，以防止术后恶心或呕吐，并促进早期进食。围手术期使用类固醇也可以改善机体术后应激反应，并有止吐和镇痛作用[38, 39]。

GDFT

GDFT 的概念使用了血流动力学参数（如每搏输出量变异度和/或脉压变化）指导液体管理。可以动态评估血管内容积状态，以便在适当的时间给予适当数量和类型的静脉输液，并测量对静脉输液的血流动力学反应。虽然，尿量、平均动脉压和中心静脉压等常规参数是重要的血流动力学因素，但每搏量变异可以更准确地预测术中的液体反应性。近期的一项随机临床试验（RCT）证明了 GDFT 的作用，该试验将传统的输液与 GDFT 进行了比较，其中用 GDFT 治疗的患者术后并发症的发生率较低[40]。

GDFT 应在术后即刻实施，而后过渡到使用尿量和血流动力学指标来指导液体复苏。此外，脑钠肽是一项重要的指标，测量脑钠肽有助于术后准确评估血容量状态。脑钠肽是一种含 32 个氨基酸的蛋白质，由心肌细胞在容量过载的情况下对扩张的反应而产生。研究表明，在胰腺切除术后，相比血尿素氮/肌酐比值的变化，它能更好地评估血容量状态[41]。最近，MD Anderson 癌症中心制定了一项术后脑钠肽指导方案，其中包括每日测量脑钠肽水平，此方案已被证明可减少肝脏手术后的心肺和肾脏并发症（表 13-2）[37]。

非麻醉性和神经轴镇痛

多模式非麻醉性镇痛是加速康复的核心组成部分。阿片类药物不仅是引起全国性重大公共卫生危机的成瘾物质，而且还会对患者的感受、功能、康复和生存产生负面影响。全身性阿片类药物可缓解疼痛，但会引起嗜睡、恶心、呕吐、口干、肠蠕动障碍和呼吸抑制等副作用。这些副作用会导致术后并发症并延长住院时间[42]。

表13-2　　脑钠肽指导下的肝脏外科液体复苏算法		
脑钠肽水平	输液管理	其他干预措施
<100 pg/mL[a]	追加250～500 mL 继续当前MIVF速度	无
100～200 pg/mL	无追加 最小化MIVF速度	无
>200 pg/mL	最小化MIVF速度或KVO	考虑利尿和/或心脏检查

KVO：保持静脉开放；MIVF：维持静脉输液。

a：或尿量少于 50 mL 超过 2 小时。

研究表明，在癌症患者中阿片类药物可能通过 mu- 受体激活血管内皮生长因子，直接抑制肿瘤生长和转移，从而在增强肿瘤生物学中发挥作用[43-45]。几项研究数据表明，接受阿片类药物镇痛方案肿瘤患者的预后有所改善[46-49]。

ERAS 方案在使用多模式阿片类药物备用镇痛策略时最有效。通常采用的预防性方案，包括术前给予非麻醉性神经调节剂（如普瑞巴林），联合非甾体抗炎药（COX-2 抑制剂）和非成瘾性阿片类物质（如曲马多）。还强烈支持通过对切口区域的神经轴或区域阻滞进行区域镇痛。硬膜外放置和其他区域阻滞应由经验丰富的医生进行，以覆盖所需的切口区域。外科医生和麻醉科团队需要围绕这些策略的决策持续沟通。这种预防性策略的目的是减轻手术创伤的急性疼痛，通常持续约 48 小时，以避免大剂量麻醉。一项对在 MD Anderson 癌症中心接受肝胆外科手术的 140 名患者的随机临床试验直接比较了胸段硬膜外镇痛（TEA）和患者自控静脉镇痛（PCA），结果显示胸段硬膜外镇痛显著减少了麻醉剂的使用，降低了疼痛评分，并获得了更好的患者报告临床结局[50]。其他研究也证明了这些方法的肿瘤学益处[47, 49]。

一些人担心使用胸段硬膜外镇痛会导致与镇痛相关的并发症，如低血压和灌注不足。重要的是，上述试验表明，与患者自控静脉镇痛组相比，胸段硬膜外镇痛组的围手术期发病率相当，而且镇痛相关并发症并没有增加[50]。之前的数据还表明，胸段硬膜外镇痛可降低术后肠梗阻的发生率，降低术后肺炎的风险，并且降低胰岛素抵抗[51-53]。另一种常用的区域性镇痛技术是腹横肌平面阻滞，这种技术在超声引导下，将局部麻醉剂注射到腹内斜肌和腹横肌之间。与安慰剂相比，腹横肌平面阻滞可减少麻醉药物的使用、降低疼痛评分、减少术后恶心和呕吐，还可避免使用外置导尿管[54, 55]。在开放式肝胰胆手术中，胸段硬膜外镇痛与腹横肌平面阻滞孰优孰劣的问题仍然没有答案，目前对两种方法在不同类型腹部手术中的比较显示出不同的结果[56, 57]。

早期下床活动，尽早取出引流管

术后早期开始活动是 ERAS 的另一个关键方面，患者手术后尽早下床活动。虽然早期下床活动是一种简单的干预措施，但它对减少肠梗阻、改善肺功能和减少术后血栓栓塞发生都有着深远的影响[26, 30]。对于基础功能障碍的患者，物理治疗师和作业治疗师应在术后早期介入。限制放置和尽早移除不必要的引流管、导管或导尿管是有益的，ERAS 非常强调这一方面。虽然导尿管对于术后即刻的血流动力学监测和 GDFT 至关重要，但应在患者能够走动时（通常为术后第 1～2 天）立即拔除。对于老年男性，可以使用预防性 α 受体阻滞剂以避免尿潴留和随后的尿导管更换。

肝胆外科微创手术方法

来自专业、大容量中心的经验表明，微创肝胆外科手术是安全有效的[58-61]。腹腔镜肝切除术（LLR）已被广泛应用，并正在成为小型肝切除术的标准做法（尤其是左外侧肝切除）[62]。2009 年，一项大型的多中心研究证明了腹腔镜肝切除术的可行性和安全性[59]。将腹腔镜肝切除术和开放式手术进行比较，会发现小切口的优势非常突出：疼痛减轻、术后肠梗阻减少和疝发生率降低。重要的是，肿瘤切除不受腹腔镜手术的影响[63-66]。尽管有证据表明，与非 ERAS 管理相比，采用 ERAS 方法可加快腹腔镜手术后的恢复，但很少有证据证明，采用 ERAS 方案时腹腔镜手术优于开腹手术[67, 68]。最近的一项双盲、多中心随机临床试验比较了均采取 ERAS 方案的腹腔镜手术与开放式左外侧肝切除术，结果未能显示两组之间在恢复方面的任何差异，因此提前终止了试验[69]。最常见的胰腺微创手术是腹腔镜远端胰腺切除术。关于腹腔镜摘除术和腹腔镜胰十二指肠切除术的报道越来越多，腹腔镜治疗胰腺炎的方法也越来越多[70]。对腹腔镜远端胰腺切除术和胰十二指肠切除术的研究都显示出了良好的结果[71, 72]。然而，在这些非随机分析中，选择偏倚是固有的。腹腔镜胰腺手术在特定的临床情况下是可行的，但很大程度上取决于操作者的技能和经验。

对于每一个考虑采用微创方法的病例，都必须考虑手术的安全性、有效性和效率。此外，应考虑与微创技术相关的费用，因为较长的手术时间和一次性器械可能会增加腹腔镜手术的费用; 然而, 这可能会因住院时间的改善而被抵消[60]。尽管在微创肝胰胆手术中 ERAS 的影响程度可能较小, 但围手术期护理和手术方法之间的协同效应可能是显著的。

肝胰胆手术和依从性监测的结果

有研究直接比较肝胰胆手术后加速康复与传统护理路径对恢复的影响, 结果表明, 住院时间、疼痛相关指标和发病率等各种指标都有所改善。在一项随机试验中, Jones 及同事[1]证明, 与开放式肝脏手术后的标准护理相比, ERAS 可以更及时地做好出院准备并缩短住院时间 (住院时间 4 天 vs 7 天; $P < 0.001$)。然而, 手术并发症和患者满意度在两组之间无显著差异。在一项随机对照试验的荟萃分析中, 将 ERAS 与传统的肝脏手术途径进行了比较, 采取 ERAS 管理患者的并发症和住院时间明显减少[2]。对胰腺外科 ERAS 的系统综述显示, 与标准护理相比, 大多数研究中 ERAS 缩短了住院时间并降低了再入院率。在 6 项研究中, 有 5 项研究没有发现 ERAS 显著降低发病率, 但胰十二指肠切除术后使用 ERAS 可减少胃排空延迟除外[73, 74]。虽然这些结果令人鼓舞, 但值得注意的是, 检测并发症等结果的方法存在差异, 并且 ERAS 标准在所有研究中并不一致。

这一问题强调了合规性监控和监察的重要性。ERAS® 协会现在有肝切除术和胰十二指肠切除术的指南, 根据推荐等级创建了 ERAS 要素的参考列表[26, 30]。虽然这些原则是基于循证的, 但对每个组成部分对改善结果的影响知之甚少[6]。同样, 如果没有跨专业的统一标准, ERAS 依从性就无法直接比较研究。ERAS 依从组已经表明, 在结直肠外科手术中, 对 ERAS 方案的依从性越高, 实质性效益也越好。因此, 方案不仅要积极实施所有推荐的要素, 而且还应制定监控和报告依从性的策略[75, 76]。强烈建议采用方案驱动的路径作为确保依从性的一种手段。表 13-3 展示了一个在大型三级癌症中心进行肝脏手术的 ERAS 方案的示例。ERAS® 协会已根据指南开发了审核系统, 用于持续监测依从性和结果[5]。

基于患者报告临床结局和返回预期的肿瘤治疗

如前所述, 所有 ERAS 路径的主要目标是使患者安全、快速地恢复其基本功能。但在病历中很少发现功能恢复。只有患者可以描述他们的经历和功能恢复情况, 而经过验证的基于患者报告临床结局是记录这些结果的唯一渠道。虽然临床结果研究表明, 与传统途径相比, ERAS 在住院时间、发病率和成本方面有了客观的改善,

表13-3 得克萨斯大学MD Anderson癌症中心加速肝胆外科康复的方案		
	因素	加强恢复措施
术前	教育	向患者和护理人员提供程序和针对ERAS患者的教育材料
	输液管理	术前放置静脉留置针
	术前禁食	手术前2小时允许食用清流食 手术前6小时允许食用固体食物
	肠道准备	不需要机械性肠道准备
	预防镇痛	塞来昔布，400 mg，口服；普瑞巴林，75 mg，口服（除外年龄＞65岁者）；曲马多缓释片，300 mg，术前口服。根据麻醉团队的需要，使用抗焦虑药和止吐药
术中	围手术期类固醇	地塞米松，10 mg，麻醉诱导下静脉给药
	可减少阿片类镇痛剂使用的药物	对乙酰氨基酚，1000 mg，每6小时一次，并尽量减少术中麻醉药品使用。
	全静脉镇痛	静脉注射丙泊酚作为主要麻醉剂，与静脉注射右美托咪定、静脉注射氯胺酮和静脉注射利多卡因联合使用，由麻醉师根据需要滴定
	输液管理	GDFT与每搏输出量检测
	区域麻醉	MIS：长效布比卡因伤口浸润麻醉；开放：首选硬膜外
	引流管	在有准确指示的情况下才可使用
术后	可减少阿片类镇痛剂使用的药物	术后根据方案使用普瑞巴林、对乙酰氨基酚、塞来昔布和曲马多。在使用羟考酮后30 min内仍未缓解，必要时每30 min静脉注射氢吗啡酮0.5 mg。PCA仅在硬膜外麻醉失败时使用
	按需镇痛	硬膜外镇痛：每次疼痛给予硬膜外滴定。非硬膜外镇痛：轻度疼痛，每6小时口服对乙酰氨基酚500 mg一次；中度疼痛，每6小时口服曲马多50 mg一次；重度疼痛，氢吗啡酮，0.5 mg，每15分钟一次，最多两次
	导管和引流管	限制鼻胃管的使用。早期移除导尿管
	早期下床活动	手术当天：坐在床边；POD1：从床上坐到椅子上，每天至少移动4次
	液体管理	基于BUN和UOP的肝胆输液方案。在口服600 mL后，应尽量降低静脉输液速度和减少生理盐水盐水封管液的用量
	早期口服输入	允许患者手术当天饮用清流食。术后第一天正常饮食
	出院标准	正式出院标准：可独立行走、疼痛得到充分控制（使用上述口服药物）、耐受经口饮食、肠功能恢复良好、无感染迹象、并发症控制良好

BUN：血尿素氮；MIS：微创手术；PCA：患者自控静脉镇痛；POD1：术后第一日；UOP：尿量。

但基于患者报告临床结局有助于了解 ERAS 对患者功能和情绪恢复的影响。ERAS 推荐使用经验证的基于患者报告临床结局工具，因为它们可提供有意义的数据，以确保实践中的变化可改善以患者为中心的结果[77, 78]。

对于外科肿瘤患者来说，整体上获得真正功能恢复的必然结果是返回到预期的肿瘤治疗[79]。该质量指标代表的是实际接受各类型术后辅助治疗的患者数量与计划接受辅助治疗的患者数量的比值[6, 79]。肿瘤的成功切除是肿瘤治疗的关键，但由于癌症的多学科管理率高，通常建议采用辅助疗法[79, 80]。返回预期的肿瘤治疗是一个重要的结果，可用于验证成功康复的程度。一旦患者被批准可以继续进一步的肿瘤治疗，他就已经超过了能够对生存产生真正影响的恢复阈值。在 MD Anderson 癌症中心，肝脏手术后实施 ERAS 方案使返回预期的肿瘤治疗发生率在 21 天增加到 95%（标准治疗在 32 天时为 87%）[77]。

总结

研究已经表明 ERAS 方案可有效改善肝胆外科手术结果，如住院时间和术后并发症等。最近，对长期肿瘤和以患者为中心的功能结果分析的转变表明，与传统恢复方法相比，ERAS 在这些领域具有优势。实施策略、依从性评估和结果反馈有可能进一步提高 ERAS 在肝胆外科手术中的作用。

参考文献

[1] Jones C, Kelliher L, Dickinson M, et al. Randomized clinical trial on enhanced recovery versus standard care following open liver resection. Br J Surg 2013; 100(8): 1015-1024.

[2] Ni TG, Yang HT, Zhang H, et al. Enhanced recovery after surgery programs in patients undergoing hepatectomy: a meta-analysis. World J Gastroenterol 2015; 21(30): 9209-9216.

[3] Barton JG. Enhanced recovery pathways in pancreatic surgery. Surg Clin North Am 2016; 96(6): 1301-1312.

[4] Page AJ, Ejaz A, Spolverato G, et al. Enhanced recovery after surgery protocols for open hepatectomy-physiology, immunomodulation, and implementation. J Gastrointest Surg 2015; 19(2): 387-399.

[5] Ljungqvist O, Scott M, Fearon KG. Enhanced recovery after surgery: a review. JAMA Surg 2017; 152(3): 292-298.

[6] Manso M, Schmelz J, Aloia T. ERAS-anticipated outcomes and realistic goals. J Surg Oncol 2017; 116(5): 570-577.

[7] Day RW, Fielder S, Calhoun J, et al. Incomplete reporting of enhanced recovery

elements and its impact on achieving quality improvement. Br J Surg 2015; 102(13): 1594−1602.

[8] Kim BJ, Tzeng CD, Cooper AB, et al. Borderline operability in hepatectomy patients is associated with higher rates of failure to rescue after severe complications. J Surg Oncol 2017; 115(3): 337−343.

[9] Tzeng CW, Katz MH, Fleming JB, et al. Morbidity and mortality after pancreatico−duodenectomy in patients with borderline resectable type C clinical classification. J Gastrointest Surg 2014; 18(1): 146−155 [discussion: 155−166] .

[10] Kim Y, Cortez AR, Wima K, et al. Impact of preoperative opioid use after emergency general surgery. J Gastrointest Surg 2018; 22(6): 1098−1103.

[11] Li Y, Stocchi L, Cherla D, et al. Association of preoperative narcotic use with postoperative complications and prolonged length of hospital stay in patients with crohn disease. JAMA Surg 2016; 151 (8): 726−734.

[12] Oken MM, Creech RH, Tormey DC, et al. Toxicity and response criteria of the Eastern Cooperative Oncology Group. Am J Clin Oncol 1982; 5(6): 649−655.

[13] Yates JW, Chalmer B, McKegney FR Evaluation of patients with advanced cancer using the Karnofsky performance status. Cancer 1980; 45(8): 2220−2224.

[14] Wagner D, DeMarco MM, Amini N, et al. Role of frailty and sarcopenia in predicting outcomes among patients undergoing gastrointestinal surgery. World J Gastrointest Surg 2016; 8(1): 27−40.

[15] Beckert AK, Huisingh−Scheetz M, Thompson K, et al. Screening for frailty in thoracic surgical patients. Ann Thorac Surg 2017; 103(3): 956−961.

[16] Reddy SK, Barbas AS, Turley RS, et al. Major liver resection in elderly patients: a multi−institutional analysis. J Am Coll Surg 2011; 212(5): 787−795.

[17] Giovannini I, Chiaria C, Giuliante F, et al. The relationship between albumin, other plasma proteins and variables, and age in the acute phase response after liver resection in man. Amino Acids 2006; 31(4): 463−469.

[18] Valero V 3rd, Amini N, Spolverato G, et al. Sarcopenia adversely impacts postoperative complications following resection or transplantation in patients with primary liver tumors. J Gastrointest Surg 2015; 19(2): 272−281.

[19] Carey EJ, Steidley DE, Aqel BA, et al. Six−minute walk distance predicts mortality in liver transplant candidates. Liver Transpl 2010; 16(12): 1373−1378.

[20] Hofheinz M, Mibs M. The prognostic validity of the timed up and go test with a dual task for predicting the risk of falls in the elderly. Gerontol Geriatr Med 2016; 2. 2333721416637798.

[21] Partridge JS, Fuller M, Harari D, et al. Frailty and poor functional status are common in arterial vascular surgical patients and affect postoperative outcomes. Int J Surg 2015; 18: 57−63.

[22] Korc−Grodzicki B, Sun SW, Zhou Q, et al. Geriatric assessment as a predictor of delirium and other outcomes in elderly patients with cancer. Ann Surg 2015; 261(6):

1085−1090.

［23］Robinson TN, Wu DS, Pointer LF, et al. Preoperative cognitive dysfunction is related to adverse postoperative outcomes in the elderly. J Am Coll Surg 2012; 215(1): 12−17［discussion: 17−18］.

［24］Folstein MF, Folstein SE, McHugh PR. "Mini−mental state". A practical method for grading the cognitive state of patients for the clinician. J Psychiatr Res 1975; 12(3):189−198.

［25］Cleeland CS, Mendoza TR, Wang XS, et al. Assessing symptom distress in cancer patients: the M.D. Anderson Symptom Inventory. Cancer 2000; 89(7): 1634−1646.

［26］Melloul E, Hubner M, Scott M, et al. Guidelines for perioperative care for liver surgery: Enhanced Recovery After Surgery (ERAS) society recommendations. World J Surg 2016; 40(10): 2425−2440.

［27］Shen Y, Hao Q, Zhou J, et al. The impact of frailty and sarcopenia on postoperative outcomes in older patients undergoing gastrectomy surgery: a systematic review and meta−analysis. BMC Geriatr 2017; 17: 188.

［28］Brady M, Kinn S, Stuart P. Preoperative fasting for adults to prevent perioperative complications. Cochrane Database Syst Rev 2003; (4): CD004423.

［29］Practice guidelines for preoperative fasting and the use of pharmacologic agents to reduce the risk of pulmonary aspiration: application to healthy patients undergoing elective proceduresan updated report by the American Society of Anesthesiologists Task Force on preoperative fasting and the use of pharmacologic agents to reduce the risk of pulmonary aspiration★. Anesthesiology 2017; 126(3): 376−393.

［30］Lassen K, Coolsen MM, Slim K, et al. Guidelines for perioperative care for pan−creaticoduodenectomy: Enhanced Recovery After Surgery (ERAS((R))) society recommendations. Clin Nutr 2012;31 (6): 817−830.

［31］Gustafsson UO, Scott MJ, Schwenk W, et al. Guidelines for perioperative care in elective colonic surgery: Enhanced Recovery After Surgery (ERAS((R))) Society recommendations. World J Surg 2013; 37(2): 259−284.

［32］Lavu H, Kennedy EP, Mazo R, et al. Preoperative mechanical bowel preparation does not offer a benefit for patients who undergo pancreaticoduodenectomy. Surgery 2010; 148(2): 278−284.

［33］Lassen K, Kjaeve J, Fetveit T, et al. Allowing normal food at will after major upper gastrointestinal surgery does not increase morbidity: a randomized multicenter trial. Ann Surg 2008; 247(5): 721−729.

［34］Hwang SE, Jung MJ, Cho BH, et al. Clinical feasibility and nutritional effects of early oral feeding after pancreaticoduodenectomy. Korean J Hepatobiliary Pancreat Surg 2014; 18(3): 84−89.

［35］Han−Geurts IJ, Hop WC, Kok NF, et al. Randomized clinical trial of the impact of early enteral feeding on postoperative ileus and recovery. Br J Surg 2007; 94(5): 555−561.

[36] Warner SG, Jutric Z, Nisimova L, et al. Early recovery pathway for hepatectomy: data-driven liver resection care and recovery. Hepatobiliary Surg Nutr 2017; 6(5): 297-311.

[37] Patel SH, Kim BJ, Tzeng CD, et al. Reduction of cardiopulmonary/renal complications with serum bnp-guided volume status management in posthepatectomy patients. J Gastrointest Surg 2018; 22(3): 467-476.

[38] Richardson AJ, Laurence JM, Lam VWT. Use of pre-operative steroids in liver resection: a systematic review and meta-analysis. HPB (Oxford) 2014; 16(1):12-19.

[39] Waldron NH, Jones CA, Gan TJ, et al. Impact of perioperative dexamethasone on postoperative analgesia and side-effects: systematic review and meta-analysis. Br J Anaesth 2013; 110(2): 191-200.

[40] Correa-Gallego C, Tan KS, Arslan-Carlon V, et al. Goal-directed fluid therapy using stroke volume variation for resuscitation after low central venous pressure assisted liver resection, a randomized clinical trial. J Am Coll Surg 2015;221(2): 591-601.

[41] Berri RN, Sahai SK, Durand JB, et al. Serum brain naturietic peptide measurements reflect fluid balance after pancreatectomy. J Am Coll Surg 2012; 214(5): 778-787.

[42] Kehlet H. Postoperative opioid sparing to hasten recovery: what are the issues? Anesthesiology 2005; 102(6): 1083-1085.

[43] Lennon FE, Moss J, Singleton PA. The mu-opioid receptor in cancer progression: is there a direct effect? Anesthesiology 2012; 116(4): 940-945.

[44] Lennon FE, Mirzapoiazova T, Mambetsariev B, et al. The Mu opioid receptor promotes opioid and growth factor-induced proliferation, migration and Epithelial Mesenchymal Transition (EMT) in human lung cancer. PLoS One 2014; 9(3): e91577.

[45] Gupta K, Kshirsagar S, Chang L, et al. Morphine stimulates angiogenesis by activating proangiogenic and survival-promoting signaling and promotes breast tumor growth. Cancer Res 2002; 62(15): 4491-4498.

[46] Biki B, Mascha E, Moriarty DC, et al. Anesthetic technique for radical prostatectomy surgery affects cancer recurrence: a retrospective analysis. Anesthesiology 2008; 109(2): 180-187.

[47] Exadaktylos AK, Buggy DJ, Moriarty DC, et al. Can anesthetic technique for primary breast cancer surgery affect recurrence or metastasis? Anesthesiology 2006; 105(4): 660-664.

[48] Wang K, Qu X, Wang Y, et al. Effect of mu agonists on long-term survival and recurrence in nonsmall cell lung cancer patients. Medicine 2015; 94(33): e1333.

[49] Zimmitti G, Soliz J, Aloia TA, et al. Positive impact of epidural analgesia on oncologic outcomes in patients undergoing resection of colorectal liver metastases. Ann Surg Oncol 2016; 23(3): 1003-1011.

[50] Aloia TA, Kim BJ, Segraves-Chun YS, et al. A randomized controlled trial of

postoperative thoracic epidural analgesia versus intravenous patient-controlled analgesia after major hepatopancreatobiliary surgery. Ann Surg 2017;266(3): 545-554.

[51] Jorgensen H, Wetterslev J, Moiniche S, et al. Epidural local anaesthetics versus opioid-based analgesic regimens on postoperative gastrointestinal paralysis, PONV and pain after abdominal surgery. Cochrane Database Syst Rev 2000; (4): C D001893.

[52] Popping DM, Elia N, Marret E, et al. Protective effects of epidural analgesia on pulmonary complications after abdominal and thoracic surgery: a meta-analysis. Arch Surg 2008; 143(10): 990-999 [discussion: 1000] .

[53] Uchida I, Asoh T, Shirasaka C, et al. Effect of epidural analgesia on postoperative insulin resistance as evaluated by insulin clamp technique. Br J Surg 1988; 75(6): 557-562.

[54] Johns N, O'Neill S, Ventham NT, et al. Clinical effectiveness of transversus abdominis plane (TAP) block in abdominal surgery: a systematic review and meta-analysis. Colorectal Dis 2012; 14(10): e635-642.

[55] De Oliveira GS Jr, Castro-Alves LJ, Nader A, et al. Transversus abdominis plane block to ameliorate postoperative pain outcomes after laparoscopic surgery: a meta-analysis of randomized controlled trials. Anesth Analg 2014; 118(2): 454-463.

[56] Niraj G, Kelkar A, Jeyapalan I, et al. Comparison of analgesic efficacy of subcostal transversus abdominis plane blocks with epidural analgesia following upper abdominal surgery. Anaesthesia 2011; 66(6): 465-471.

[57] Pirrera B, Alagna V, Lucchi A, et al. Transversus abdominis plane (TAP) block versus thoracic epidural analgesia (TEA) in laparoscopic colon surgery in the ERAS program. Surg Endosc 2018; 32(1): 376-382.

[58] Koffron AJ, Auffenberg G, Kung R, et al. Evaluation of 300 minimally invasive liver resections at a single institution: less is more. Ann Surg 2007; 246(3): 385-392 [discussion: 392-394] .

[59] Dagher I, O'Rourke N, Geller DA, et al. Laparoscopic major hepatectomy: an evolution in standard of care. Ann Surg 2009; 250(5): 856-860.

[60] Buell JF, Thomas MT, Rudich S, et al. Experience with more than 500 minimally invasive hepatic procedures. Ann Surg 2008; 248(3): 475-486.

[61] Boggi U, Amorese G, Vistoli F, et al. Laparoscopic pancreaticoduodenectomy: a systematic literature review. Surg Endosc 2015; 29(1): 9-23.

[62] Wakabayashi G, Cherqui D, Geller DA, et al. Recommendations for laparoscopic liver resection: a report from the second international consensus conference held in Morioka. Ann Surg 2015; 261(4): 619-629.

[63] Ito K, Ito H, Are C, et al. Laparoscopic versus open liver resection: a matched- pair case control study. J Gastrointest Surg 2009; 13(12): 2276-2283.

[64] Yin Z, Fan X, Ye H, et al. Short- and long-term outcomes after laparoscopic and open hepatectomy for hepatocellular carcinoma: a global systematic review and meta-

analysis. Ann Surg Oncol 2013; 20(4): 1203-1215.

［65］Fancellu A, Rosman AS, Sanna V, et al. Meta-analysis of trials comparing minimally-invasive and open liver resections for hepatocellular carcinoma. J Surg Res 2011; 171(1): e33-45.

［66］Parks KR, Kuo YH, Davis JM, et al. Laparoscopic versus open liver resection: a meta-analysis of long-term outcome. HPB (Oxford) 2014; 16(2): 109-118.

［67］Ratti F, Cipriani F, Reineke R, et al. Impact of ERAS approach and minimally-invasive techniques on outcome of patients undergoing liver surgery for hepatocellular carcinoma. Dig Liver Dis 2016; 48(10): 1243-1248.

［68］Liang X, Ying H, Wang H, et al. Enhanced recovery care versus traditional care after laparoscopic liver resections: a randomized controlled trial. Surg Endosc 2018: 32(6): 2746-2757.

［69］Wong-Lun-Hing EM, van Dam RM, van Breukelen GJ, et al. Randomized clinical trial of open versus laparoscopic left lateral hepatic sectionectomy within an enhanced recovery after surqerv programme (ORANGE Ⅱ study). Br J Surg 2017: 104(5): 525-535.

［70］Niess H, Werner J. Indications and contraindications for laparoscopic pancreas surgery. In: Conrad C, Gayet B, editors. Laparoscopic liver, pancreas, and biliary surgery. 1st edition. New York: John Wiley & Sons, Ltd; 2017. p. 337-348.

［71］Kooby DA, Hawkins WG, Schmidt CM, et al. A multicenter analysis of distal pancreatectomy for adenocarcinoma: is laparoscopic resection appropriate? J Am Coll Surg 2010; 210(5): 779-785, 786-787.

［72］Correa-Gallego C, Dinkelspiel HE, Sulimanoff I, et al. Minimally-invasive vs open pancreaticoduodenectomy: systematic review and meta-analysis. J Am Coll Surg 2014; 218(1): 129-139.

［73］Kagedan DJ, Ahmed M, Devitt KS, et al. Enhanced recovery after pancreatic surgery: a systematic review of the evidence. HPB (Oxford) 2015; 17(1): 11-16.

［74］Balzano G, Zerbi A, Braga M, et al. Fast-track recovery programme after pan-creatico-duodenectomy reduces delayed gastric emptying. Br J Surg 2008; 95(11): 1387-1393.

［75］Li L, Jin J, Min S, et al. Compliance with the enhanced recovery after surgery protocol and prognosis after colorectal cancer surgery: a prospective cohort study. Oncotarget 2017; 8(32): 53531-53541.

［76］ERAS Compliance Group. The impact of enhanced recovery protocol compliance on elective colorectal cancer resection: results from an international registry. Ann Surg 2015; 261(6): 1153-1159.

［77］Day RW, Cleeland CS, Wang XS, et al. Patient-reported outcomes accurately measure the value of an enhanced recovery program in liver surgery. J Am Coll Surg 2015; 221(6): 1023-1030.e1-2.

［78］Abola RE, Bennett-Guerrero E, Kent ML, et al. American Society for Enhanced

Recovery and perioperative quality initiative joint consensus statement on patient-reported outcomes in an enhanced recovery pathway. Anesth Analg 2018; 126(6): 1874-1882.

[79] Aloia TA, Zimmitti G, Conrad C, et al. Return to intended oncologic treatment (RIOT): a novel metric for evaluating the quality of oncosurgical therapy for malignancy. J Surg Oncol 2014; 110(2): 107-114.

[80] Tzeng C-WD, Cao HST, Lee JE, et al. Treatment sequencing for resectable pancreatic cancer: influence of early metastases and surgical complications on multimodality therapy completion and survival. J Gastrointest Surg 2014; 18(1): 16-25.

14. 加速外科康复：

泌尿外科

Ava Saidian, MD　Jeffrey Wells Nix, MD

关键词

ERAS，加速外科康复，临床护理路径，围手术期护理

要点：

- 循证围手术期护理路径是通过全面规范的围手术期护理来促进患者康复的。
- 泌尿外科循证围手术期护理路径从有效缩短根治性前列腺切除术患者的住院时间开始，现已扩展到部分肾切除术和根治性膀胱切除术。
- 通过标准化的护理路径的主要方案可显著缩短住院时间。
- 泌尿外科需要进一步研究这些方案的成本效益，包括住院费用和更快、更有效的患者康复对门诊经济的影响。

引言

　　ERAS 路径由一种标准化的循证围手术期护理方案发展而来。在泌尿外科，临床管理路径的必要性和效益已得到验证。在 20 世纪 90 年代早期到中期的美国，治疗前列腺癌的根治性耻骨后前列腺切除术平均住院时间约为 6 天[1]。当时，围手术期护理的目标主要是通过缩短住院时间来降低成本，因为这是患者成本的主要驱动因素之一。1994 年，Vanderbilt 研究小组发表了他们在实施了开放式前列腺切除术的前列腺癌患者中使用协同护理路径的经验，该方法显著降低了患者的平均住院时间（5.7 ~ 3.6 天），且不增加围手术期并发症。随着 ERAS 的进一步完善，超过 90% 的开放式前列腺切除术后患者可在术后 3 天出院[2]。当时的护理方案是随时间渐进调整的，而且，当时的一些基本原则（如多模式镇痛、尽早下床活动、尽早开始进食等），现代 ERAS 也认可。在全国范围内，对比 20 世纪 90 年代初与 21 世纪初的监测、流行病学研究和最终结果数据发现，接受开放式前列腺切除术的患者住院时

间减少了约 3 天[3]。此后 10 年间，随着微创前列腺切除术的出现，更缩减了住院时间。2002 年，通过美国全国住院患者样本估算，约有 1.4% 的前列腺切除术患者采用的是微创术式。2008 年，这一数字已经上升到 40% 以上。那段时间内，许多中心都开展了 ERAS，使得微创和开放式前列腺切除术的住院患者住院时间显著下降到 2 天内[4]。除了前面提到的方法，ERAS 路径也逐渐加入更多关键的内容，如取消口服肠道准备、控制麻醉药品的使用和制订酮咯酸的用药计划[5]。

ERAS 路径在泌尿科肿瘤方面的应用始于根治性耻骨后前列腺切除术，但近年来大部分研究都集中在膀胱癌的根治性膀胱切除术上。对于肌肉浸润性膀胱癌或高危非肌肉浸润性膀胱癌患者，根治性膀胱切除术联合盆腔淋巴结清扫是治疗的金标准。根治性膀胱切除术是研究 ERAS 路径治疗膀胱癌的完美案例。这是一个复杂的手术，在老年患者群体中围手术期并发症发生率高、并发症多、临床费用高。2010 年，美国膀胱癌的年度成本估计接近 40 亿美元，预计到 2020 年将增加到 50 亿美元以上。膀胱癌患者从诊断到死亡的医疗保险总费用最高，其中并发症的治疗费用占很大一部分[6]。2002—2003 年，一批卓越的研究中心开始围绕 ERAS 元素来改进膀胱切除术围手术期护理效果。Pruthi 及同事采用了早期开始进食、尽早拔出鼻胃管和咀嚼口香糖等加速康复方案，将平均住院时间控制在 5 天内[7]。相比之下，2006—2014 年的美国全国住院患者样本数据显示，美国膀胱切除术患者的平均住院时间为 10.7 天。膀胱切除术患者的整体预后仍需要进一步改善[8]。2010—2015 年 6500 多例根治性膀胱切除术的美国外科医师协会国家手术质量改进计划数据显示，平均住院时间仍为 9.2 天，再入院率为 21.4%[9]。

ERAS 与包括泌尿外科在内的众多外科学科可以共享相关的主要过程。通常，适用于泌尿外科手术流程的 ERAS 组成部分是非特异性的，一些关键组成部分在某些流程中会有不同的应用。研究者描述了这些组成部分在泌尿外科的整体应用情况，包括相关的特定因素（表 14-1）。

术前

患者宣教和咨询

对患者及其家属进行全面的宣教可有效改善术后恢复效果并减少并发症。宣教应包括口头和书面内容，涵盖 ERAS 路径、住院时长、出院计划及麻醉计划的细节。综合教育和提供咨询服务可以减少手术焦虑，并可缩短围手术期的恢复时长[6]。术前宣教是根治性膀胱切除术和尿流改道术非常关键的组成部分，因为对尿流改道的

表14-1 泌尿外科ERAS组成部分		
	ERAS组成部分	在泌尿外科的独特应用
术前	患者宣教和咨询	详细了解尿路分流和期望
	患者选择与医疗优化	多数膀胱切除术患者存在一定程度的营养不良
	口腔、肠道准备	膀胱切除术患者的口腔、肠道准备无益处
		前列腺切除术患者无高水平证据
	术前禁食和碳水化合物负荷	无
	阿维莫泮管理	膀胱切除术患者首次排便时间提前，住院时间缩短，肠梗阻发生率较低
	麻醉前用药	无
术中	抗生素建议	净化处理过程；建议使用第二代或第三代头孢菌素
	麻醉注意事项	无
	外科手术方式	与开放式手术相比，机器人辅助手术降低了住院时间
	围手术期输液管理	对于根治性膀胱切除患者，GDFT可以降低肠梗阻和术后恶心、呕吐的发生率
	预防术中体温过低	无
	切除部位引流	腹膜引流在接受机器人辅助根治性前列腺切除术患者中是不必要的，即使联合盆腔淋巴结清扫
术后	鼻胃管管理	根治性膀胱切除术后常规拔除鼻胃管
	留置尿管	前列腺癌根治术患者在拔管前应做膀胱造影，吻合口瘘高危患者应考虑延长置管时间
		耻骨上导管相比尿道导管短期内可能存在好处，但是长期无功能差异
		人工新膀胱：建议经常冲洗任何形成的人工新膀胱。没有指南建议在术后留置尿管的时间，但是，大多数人建议至少2周
	早期下床活动	早期下床活动可以预防血栓、减少肺部并发症和降低发生肠梗阻的风险
	早期开始进食	在泌尿外科方面没有专门研究
	术后疼痛管理	阿片类药物和阿维莫泮的使用可有效降低根治性膀胱切除患者的住院时间

误解会对患者的生活质量及术后过程产生负面影响，导致出院延迟[6]。美国泌尿外科协会和创面造口管理护士协会发表联合声明，建议进行尿道造口术（可能的手术结果）的患者应在术前请有经验的临床医生进行造口标记。如果条件允许，最好是一个在造口部位选择方面受过专门培训的手术者进行造口标记[10]。

患者选择和医疗优化

术前医疗优化可使所有患者受益。术前医疗优化通常包括制订饮食和运动方案、优化健康条件（如高血压、糖尿病），以及减少有害健康的行为（如戒酒和戒烟）[11]。一般围手术期指南都建议患者至少在术前 8 周开始戒烟[12]。

营养不良是手术并发症的常见危险因素。在接受癌症手术的患者中，超过 14 天的食物摄入不足，会使死亡率、治疗成本、住院时间和并发症均增加[13]。新辅助化疗已成为一种癌症治疗方法，但令人担忧的是，接受该治疗方法的部分患者营养不良发生率正在上升[13]。由于接受泌尿外科手术的患者也包括癌症患者，因此营养筛查是泌尿外科 ERAS 一种重要的术前工具。营养风险评分评估体重减轻量、食物摄取量和体重指数，特别适用于术前对患者进行营养不良评估。营养风险评分是辨别营养相关手术风险的实用工具[14]。对手术患者进行评估也可促进治疗方法的改进。在一项随机对照试验中，口服营养补充剂与单纯膳食建议用于有营养不良和术前体重减轻的结直肠手术患者，结果发现，接受口服营养补充剂的患者感染率较低[13]。

多种因素（年龄增加、多模式新辅助化疗、癌症等）可导致根治性膀胱切除患者营养不良的风险增加。预估高达 87% 的膀胱切除术患者存在一定程度的营养不良[15]，此类患者群体中，手术期间的营养不良是围手术期死亡的独立危险因素，且与并发症发生率增加相关[16]。最近的一项随机对照试验强烈建议，增强根治性膀胱切除患者的免疫营养有助于减少术后感染[14]。

口腔、肠道准备

传统上，接受肠道切除手术的患者需要进行口腔、肠道准备[17]。一级证据表明，结直肠手术前缺乏常规术前肠道准备。关于回肠尿流改道根治性膀胱切除术的 3 个大型研究具有相同的结果[18-20]。这些研究表明，无论有无肠道准备，其并发症发生率、住院时间或首次排便时间均无差异。在接受根治性前列腺切除术的患者中，直肠损伤的发生率总体小于 1%，这种损伤可发生在前列腺或后部精囊的剥离过程中。以下情况直肠损伤率较高，如既往有慢性前列腺炎病史、既往接受过经尿道前列腺切除术、有盆腔放疗史，或有局部进展性疾病史[21]。原发治疗和放疗后的局部复发性前列腺癌常采用挽救性前列腺切除术。该手术的直肠损伤率通常为 15% ~ 20%[22]。大多数现代治疗模式的直肠损伤率在 5% 以内。虽然这一比率仍然高于预期设置，但总体上已非常低。有专家建议对这些患者采用机械性肠道准备，但没有高水平的证据验证其必要性[21]。

术前禁食和碳水化合物负荷

需要全身麻醉的患者，通常是从术前午夜后开始禁食和水。尚未有证据表明，患者术前 2 小时摄入液体和术前 6 小时摄入固体食物，会增加麻醉相关并发症的风险[11]。事实上，围手术期在术前 2~3 小时口服富含复合碳水化合物的清流食，可能对患者有益[23]。

阿维莫泮管理

阿维莫泮是一种阿片拮抗剂，可减弱麻醉剂对胃肠道的不良影响[24]。阿维莫泮已广泛应用于接受根治性膀胱切除术和尿流改道的泌尿外科患者。在这一患者群体中，一项随机对照试验显示，与安慰剂相比，在围手术期服用阿维莫泮的患者首次排便时间更早、住院时间更短、肠梗阻发生率比较低[25]。

麻醉前用药

作为麻醉方案的一部分，大型泌尿外科手术的患者通常会接受抗焦虑药物治疗。长效苯二氮䓬类药物与老年患者认知副作用有关。这些药物也可能延迟术后活动，破坏 ERAS 方案的进行。ERAS 指南推荐使用短效抗焦虑药物[11]。

术中

抗生素建议

在美国，泌尿外科手术遵循美国国家外科感染预防项目规定的指导方针，抗生素在手术切皮前 1 小时内使用[9]。机器人辅助的根治性前列腺切除术和根治性膀胱切除术，以及其他泌尿外科手术，都属于清洁 – 污染切口手术操作，指南推荐使用第二代或第三代头孢菌素[11, 26]。帕萨迪纳机器人辅助膀胱切除术共识小组（The Pasadena Consensus Panel for robotic cystectomy）补充说明，男性患者可延长至术前 24 小时开始应用抗生素，女性患者可延长至术前 48 小时开始应用抗生素[27]。

麻醉注意事项

目前，还没有从 ERAS 角度评估泌尿外科患者的特定麻醉方案的前瞻性试验。许多临床护理路径使用了不同的镇痛技术来减少阿片类药物的使用。

外科手术方式

许多 ERAS 路径和手术加速康复方案都与微创手术方式有关。然而，在泌尿外科围手术期的研究方面，尚未有随机对照试验来对比开放式手术、腹腔镜手术和机器人辅助手术。就根治性耻骨后前列腺切除术而言，美国大部分都是由机器人完成的。

机器人辅助根治性膀胱切除术是一种相对较新的外科技术，2003 年首次报道了可行性研究[28]。最近成立的国际机器人膀胱切除联盟（International Robotic Cystectomy Consortium，IRCC）更好地阐明了该程序及其风险和益处。2014 年，开放式手术专家们和使用机器人辅助根治性膀胱切除术的专家们召开帕萨迪纳机器人辅助膀胱切除术共识小组会议，并制定了该手术的最佳操作流程。

开放式手术和机器人辅助手术中肿瘤质量检测类似，如切缘阳性和淋巴结转移率。机器人辅助方式可有效减少住院时长[11]。

围手术期输液管理

个体化的目标导向液体疗法（GDFT）是 ERAS 路径的关键组成部分。ASA 评分（美国麻醉医师协会用于分类麻醉患者的评分工具）较高和可变管理阈值较低的患者最有可能受到影响；然而，在泌尿学方面缺乏高质量的研究。在一项研究根治性膀胱切除患者输液管理的随机对照试验中，GDFT（通过食管探针）的策略可减少术后肠梗阻和恶心、呕吐[29]。由于手术类型（如膀胱切除术、前列腺切除术、尿流改道术）不同，手术的重要部分（排尿量：液体状态的关键指标）无法通用，因此，需要进行更多的泌尿外科研究。

预防术中体温过低

ERAS® 协会建议在手术室中对患者的温度进行合理的监测和管理，以保持体温正常。在泌尿外科 ERAS 路径的研究中，没有具体研究将其作为单一项目进行评估[11]。

切除部位引流

腹腔引流是许多泌尿外科手术（如根治性前列腺切除术、膀胱切除术、肾部分切除术及许多重建手术）的标准做法，对于接受机器人辅助前列腺切除术和扩大盆腔淋巴结清扫术的患者，放置腹腔引流管可以防止形成淋巴囊肿症或尿性囊肿症。然而，在一项 521 例患者的连续腹部超声随访研究中，机器人辅助根治性前列腺切除术联合盆腔淋巴清扫术后淋巴囊肿症状并不常见（3%）。在另一项随机对照试验中，将 189 例接受机器人辅助根治性前列腺切除术的前列腺癌患者，随机分为盆腔引流组和无盆腔引流组，结果发现两组患者的不良事件没有差异[30]。该试验中的大多数患者都接受了扩大盆腔淋巴结清扫术。研究者认为，大多数接受扩大盆腔淋巴结清扫术的机器人辅助根治性前列腺切除术患者，不需要盆腔引流。

腹腔引流也常用于开放式肾部分切除术或机器人辅助肾部分切除术，因为在深部肿瘤切除术时可能会造成肾集合系统损伤和漏尿。许多研究表明，在现代治疗模式下，漏尿的发生率非常罕见，并且没有必要进行常规的引流管放置[31-33]。

根治性膀胱切除术的 ERAS® 协会指南提到，已经证明结直肠术后不进行腹腔引流是安全的，但膀胱切除术缺乏相应的证据[11]。

术后

鼻胃管管理

大多数泌尿外科手术术后会立即拔除鼻胃管。对于尿流改道根治性膀胱切除术患者，通常会保留鼻胃管至肠功能恢复。然而，越来越多的证据证实此举不必要，因而越来越倾向于早期拔除鼻胃管。一篇关于33项随机对照试验腹部手术患者的Cochrane荟萃分析指出，术后没有必要预防性放置鼻胃管，其不能预防并发症[11]。ERAS®协会指南及帕萨迪纳机器人辅助膀胱切除术共识小组建议，术后避免常规留置鼻胃管[11, 27]。

留置尿管

留置尿管是泌尿外科手术中特别重要的内容，也是ERAS路径独特的组成部分。对于根治性耻骨后前列腺切除术，在切除前列腺后需要进行膀胱尿道吻合术。由于尿管通常会留置很长一段时间，因此在拔除尿管之前需要进行膀胱造影，以确保吻合口没有渗漏。大多数术者在拔尿管前不再进行膀胱造影；但是，在很多情况下，膀胱造影是有价值的，但这依然存在争议。Tillier和同事[34]最近的一项研究对所有前列腺切除术后患者进行了膀胱造影，结果发现膀胱尿道吻合口渗漏率为20%。这一比率与以往5%~20%的研究报告一致。他们注意到15%的患者存在2级或3级吻合口渗漏，仅4%的患者出现3级吻合口渗漏。这项研究的有趣之处在于，他们持续对第二组患者进行膀胱造影，无论吻合处膀胱造影有无渗漏，都在早期移除尿管。这个队列研究强调早期拔除尿管的膀胱尿道渗漏风险和后续对功能的影响。无论膀胱造影结果如何，早期拔除尿管组在手术后6个月出现急性尿潴留、排尿投诉及需要尿道切除的风险增加，在膀胱造影中发现渗漏最严重（2级和3级）的男性风险最高。在膀胱造影没有发现渗漏的男性中，两个队列研究之间的结果无差异。术前有前列腺增生和有下尿路症状史的男性，膀胱造影显示膀胱尿道渗漏风险最高。虽然需要进一步的研究，但是泌尿科医生应该在尿管拔除前对患者进行膀胱造影，只对手术结束时吻合口完整性存在隐患的患者及在本研究中被确定为较高风险的患者（即有前列腺增生和先前存在的显著下尿路症状者）采用更长的尿管留置时间[34]。前列腺切除术后尿管需要留置的时间（2天到2周）存在争议。最近的一项荟萃分析研究了根治性耻骨后前列腺切除术后使用尿道导管或耻骨上导管作为最佳引流策略的作用。该研究没有发现两种方法的差异，除了相比尿管导管高达术后7天所经历的麻烦或不舒适，耻骨上导管在统计学上存在显著优势。调查人员得出结论，总的来说，引流方法无差别，但耻骨上导管引流对于减轻术后的短期不适可能更有利[35]。更重要的是，在评估引流方式与长期功能结果时，两者似乎没有区别。

人工新膀胱的根治性膀胱切除术还需要术后放置尿管。目前，还没有前瞻性随机研究来探讨拔除尿管的最佳时间。帕萨迪纳机器人辅助根治性膀胱切除术共识小组建议，为了去除黏液，需要经常冲洗人工新膀胱（从手术当晚开始）[27]。在机器人辅助膀胱切除术的 ERAS 中，虽然欧洲泌尿外科学会（EUA）工作组未能就拔除尿管的最佳时机达成共识，但是 70% 的委员表示，他们的患者尿管至少放置 14 天[15]。

早期下床活动

正如大多数 ERAS 路径一样，泌尿外科中无专门的研究来评估早期下床活动的总体情况或以孤立的方式评估特定干预的效果。然而，早期下床活动可预防血栓、降低肺部并发症及患肠梗阻的风险，因此是泌尿外科 ERAS 路径中的常见做法[11]。

早期开始进食

早期开始进食一直是泌尿外科早期 ERAS 路径的主要组成部分。目前尚无研究表明，早期开始进食与泌尿外科手术的特定结果有直接关系。然而，一项腹部大手术的荟萃分析指出，早期开始进食可降低围手术期发病率和死亡率[14]。因为肠外营养对禁食时间小于 7 天的患者有显著风险且无益处[16]，所以应从肠内进食补充营养。

术后疼痛管理

任何 ERAS 路径中，重要的是最大限度地减少阿片类药物的使用，减少其延迟恢复的副作用。泌尿外科减少阿片类药物的方案使用了麻醉辅助手段，如硬膜外导管、鞘内导管麻醉、区域阻滞，静脉注射利多卡因、氯胺酮。通过靠近伤口的导管持续输注局麻药及其他药物，用来减轻术后疼痛，可减少对阿片类药物的需要。联合使用这些辅助手段和阿维莫泮可减少与根治性膀胱切除术相关的影响住院时间的关键因素。

总结

未来 ERAS 路径的主要驱动因素是继续改善患者的围手术期护理，同时通过标准化和减少并发症来降低成本。这些方案需要外科医生和麻醉师的大力合作。未来的泌尿外科治疗方案可能包括尝试将机器人辅助根治性前列腺切除术和机器人辅助肾部分切除术，从一个平均住院日变为门诊手术，从而继续降低成本，提高恢复率。

因为许多数据是从结直肠手术推断出来的，所以根治性膀胱切除术需要更多的研究。在老年、病情较重的患者中，该手术仍有较高的并发症发病率。更快、更有效的恢复对门诊经济的影响是未来研究的关键部分。

参考文献

［1］ Koch MO, Smith JA, Hodge EM, et al. Prospective development of a cost-efficient program for radical retropubic prostatectomy. Urology 1994; 44: 311-318.

［2］ Chang SS, Cole E, Smith JA, et al. Safely reducing length of stay after open radical retropubic prostatectomy under the guidance of a clinical care pathway.Cancer 2005; 104: 747-751.

［3］ Jacobs BL, Zhang Y, Tan H-J, et al. Hospitalization trends after prostate and bladder surgery: implications of potential payment reforms. J Urol 2013; 189: 59-65.

［4］ Hofer MD, Meeks JJ, Cashy J, et al. Impact of increasing prevalence of minimally invasive prostatectomy on open prostatectomy observed in the national inpatient sample and national surgical quality improvement program. J Endourol 2013; 27: 102-107.

［5］ Nelson B, Kaufman M,Broughton G, et al.Comparison of length of hospital stay between radical retropubic prostatectomy and robotic assisted laparoscopic prostatectomy. J Urol 2007; 177: 929-931.

［6］ Maloney l, Parker DC, Cookson MS, et al. Bladder cancer recovery pathways: a systematic review. Bladder Cancer 2017; 3: 269-281.

［7］ Pruthi RS, Nielsen M,Smith A, et al. Fast track program in patients undergoing radical cystectomy: results in 362 consecutive patients. J Am Coll Surg 2010; 210: 93-99.

［8］ Groeben C, Koch R, Baunacke M, et al. Urinary diversion after radical cystectomy for bladder cancer: comparing trends in the US and Germany from 2006 to 2014.Ann Surg Oncol 2018;66:156-158.

［9］ Johnson SC, Smith ZL, Golan S, et al.Temporal trends in perioperative morbidity for radical cystectomy using the National Surgical Quality Improvement Program database. Urol Oncol 2017; 35: 659.e13-19.

［10］ bdryden.WOCN Society and ASCRS position statement. 2015.p.1-10.

［11］ Cerantola Y, Valerio M, Persson B, et al.Guidelines for perioperative care after radical cystectomy for bladder cancer: ERAS society recommendations. Clin Nutr 2013; 32: 879-887.

［12］ Thomsen T, Villebro N, Møller AM.Interventions for preoperative smoking cessation. Edited by Cochrane Tobacco Addiction Group. Cochrane Database Syst Rev 2014; (120): CD002294.

［13］ Sandrucci S, Beets G, Braga M, et al.Perioperative nutrition and enhanced recovery after surgery in gastrointestinal cancer patients. A position paper bv the ESSO task force in collaboration with the ERAS society (ERAS coalition). Eur J Surg Oncol

2018; 44(4): 509−514.

[14] Zainfeld D,Dialadat H.Enhanced recovery after urologic surgery−Current applica−tions and future directions.Edited by CR Schmidt. J Surg Oncol 2017;116:630−637.

[15] Collins JW, Patel H，Adding C, et al. Enhanced recovery after robot−assisted radical cystectomy: EAU Robotic Urology Section Scientific Working Group Consensus View. Eur Urol 2016;70:649−660.

[16] Cerantola Y, Valerio M, Hubner M, et al.Are patients at nutritional risk more prone to complications after major urological surgery? J Urol 2013; 190: 2126−2132.

[17] Rollins KE, Javanmard−Emamghissi H, Lobo DN. Impact of mechanical bowel preparation in elective colorectal surgery: a meta−analysis. World J Gastroenterol 2018; 24: 519−536.

[18] Hashad MME,Atta M. Elabbady A, et al. Safety of no bowel preparation before ileal urinary diversion. BJU Int 2012; 110: E1109−1113.

[19] Large MC, Kiriluk KJ, DeCastro GJ, et al. The impact of mechanical bowel preparation on postoperative complications for patients undergoing cystectomy and urinary diversion. J Urol 2012; 188: 1801−1805.

[20] Xu R,Zhao X, Zhong Z, et al. No advantage is gained by preoperative bowel preparation in radical cystectomy and ileal conduit: a randomized controlled trial of 86 patients. Int Urol Nephrol 2010; 42: 947−950.

[21] Taneja SS, Shah O. Complications of urologic surgery. New York: Elsevier; 2017.

[22] Russo P. Salvage radical prostatectomy after radiation therapy and brachytherapy. J Endourol 2000; 14: 385−390.

[23] Sarin A, Chen L−L, Wick EC. Enhanced recovery after surgery−Preoperative fast−ing and glucose loading−A review. Edited byCR Schmidt. J Surg Oncol 2017; 116: 578−582.

[24] Delaney CP, Craver C, Gibbons MM, et al. Evaluation of clinical outcomes with alvimopan in clinical practice. Ann Surg 2012; 255: 731−738.

[25] Lee CT, Chang SS, Kamat AM, et al.Alvimopan accelerates gastrointestinal recovery after radical cystectomy: a multicenter randomized placebo−controlled trial.Eur Urol 2014; 66: 265−272.

[26] Montorsi F, Wilson TG, Rosen RC, et al. Best practices in robot−assisted radical prostatectomy: recommendations of the pasadena consensus panel. Eur Urol 2012; 62: 368−381.

[27] Wilson TG, Guru K, Rosen RC, et al. Best practices in robot−assisted radical cys−tectomy and urinary reconstruction: recommendations of the pasadena consensus panel. Eur Urol 2015; 67: 363−375.

[28] Jeong W, Kumar R,Menon M.Past, present and future of urological robotic surgery. Investig Clin Urol 2016; 57: 75−83.

[29] Pillai P, McEleavy I, Gaughan M, et al. A double−blind randomized controlled clin−ical trial to assess the effect of Doppler optimized intraoperative fluid management on

outcome following radical cystectomy. J Urol 2011; 186: 2201−2206.

［30］Chenam A, Yuh B, Zhumkhawala A, et al.Prospective randomised non−inferiority trial of pelvic drain placement vs no pelvic drain placement after robot−assisted radical prostatectomy. BJU Int 2018; 121: 357−364.

［31］Erlich T, Abu−Ghanem Y, Ramon J, et al. Postoperative urinary leakage following partial nephrectomy for renal mass: risk factors and a proposed algorithm for the diagnosis and management. Scand J Surg 2017; 106: 139−144.

［32］Tachibana H, Iida S, Kondo T, et al. Possible impact of continuous drainage after minimally invasive partial nephrectomy. Int Urol Nephrol 2015; 47: 1763−1769.

［33］Kriegmair MC, Mandel P, Krombach P, et al. Drain placement can safely be omitted for open partial nephrectomy: results from a prospective randomized trial.Int J Urol 2016; 23: 390−394.

［34］Tillier C, van Muilekom HAM,Bloos−van der Hulst J, et al. Vesico−urethral anastomosis (VUA) evaluation of short− and long−term outcome after robot−assisted laparoscopic radical prostatectomy (RARP): selective cystogram to improve outcome.J Robot Surg 2017; 11: 441−446.

［35］Jian Z, Feng S, Chen Y, et al.Suprapubic tube versus urethral catheter drainage after robot−assisted radical prostatectomy: a systematic review and meta−analysis. BMC Urol 2018; 18: 1.

15. 加速外科康复在外科专科的应用：

妇科肿瘤学

Haller J. Smith, MD   Charles A. Leath III, MD, MSPH, FACS   John Michael Straughn Jr, MD

关键词

加速外科康复，妇科手术，ERAS，外科创新

要点

- 加速外科康复是一种可改善妇科肿瘤围手术期护理的医疗措施，应当纳入常规医疗标准。
- 包括妇科肿瘤专家、麻醉师和护理人员在内的多学科合作是成功制定方案的关键。
- 为检测依从性和评估效果，应由专业部门制定具体的加速外科康复目标。

背景

ERAS® 协会是一个成立于 2010 年的非营利性机构，由加速外科康复研究小组（ERAS Study Group）衍生而来。在 2001 年的一次营养学研讨会上，Ken Fearon 教授和 Olle Ljungqvist 教授相遇，随后两人共同成立 ERAS 研究小组[1]。ERAS 研究小组旨在审查已知的理想的围手术期护理措施和围手术期护理中实际执行的措施。最终确立关于循证医学下的 4 个临床实践宗旨：教育、研究、监测和循证研究的实施，用以指导围手术期的护理决策从而改善临床结果[1]。

早期 ERAS 大多应用于结直肠手术中。2011 年发表的一篇 Cochrane 系统评价通过纳入已发表和可分析的 4 个随机对照试验，共报告了 237 名患者的结果，用于评价 ERAS 应用于结直肠手术的新兴领域[2]。

这项研究表明，虽然获取的信息量相对有限，但分析的数据结果是 ERAS 组患者并发症减少（RP=0.5；95%CI 为 0.35～0.72），住院时间缩短，大约为 2.94 天

（95%CI 为 –3.69 ～ –2.19），再入院率不变[2]。

　　妇科肿瘤学加速外科康复指南于 2016 年开始广为传播[3, 4]，在此之前即使没有正式使用 ERAS 这个名称，大家也一直关注 ERAS 的原则。最早在妇科肿瘤术后出版物提出 ERAS 之一的是来自荷兰的 de Groot 及同事[5]。书中评价了其他单中心专业协会主动接受 ERAS 原则的可能性。他们提出在这项研究的干预前后，虽然结直肠手术会使用 ERAS 方案，但 ERAS 原则通常是非自发的被动接受，这表明在妇科手术中需要的是一种结构化的方法来最大限度地提高患者的利益[5]。

　　De Groot 之后，Nelson 及同事[6]发表了一篇关于已发表的加速康复路径的系统评价，旨在明确当前妇科肿瘤外科的基础性知识与局限性。在这篇系统评价中共有 7 个异质性试验，都包括对照组及加速康复组。Chase 及其同事[7]的大样本量研究中未包括对照组。这些试验评估了术前、术中和术后的因素，重点是术前教育、避免肠道准备、多模式镇痛、体液平衡、早期活动、饮食和排气排便管理、引流管和尿管的拔除，以及阿片类药物限制性镇痛。总之，与没有接受 ERAS 的患者相比，接受 ERAS 的患者经口进食时间相似或较短、住院时间缩短、术后并发症相似或较少、再手术率相似或较少、住院费用较低。这些研究指出，评价的过程及合规性是确保计划成功的关键因素[6]。

　　妇科肿瘤外科专业 ERAS 推荐于 2016 年 2 月发表，其中包括 2 项指南：术前和术中联合指南（第一部分）[3]、术后指南（第二部分）[4]。指南不仅纳入妇科肿瘤外科围手术期实施的具体领域，还纳入证据质量分级和推荐强度（Grading of Recommendations, Assessment, Development and Evaluation，GRADE）系统。GRADE 系统不仅包含极低级、低级、中级、高级的证据质量分级，而且还包含弱或强的二元推荐强度。尽管证据级别是可变的，但根据评估和报告指南的 GRADE 系统，大多数证据等级为中级或高级，除 1 个领域外，其他所有领域都是高推荐等级。术前和术中指南的要点如表 15–1 所示。

表15-1　术前和术中妇科肿瘤高质量证据、强烈推荐的ERAS要点	
手术相关的时间段	干预措施
术前	术前4周戒烟
术前	术前筛查贫血并治疗
术前	术前2小时饮清流食，术前6小时摄入固体食物
术前/术中	对有发生VTE风险的患者同时应用机械预防和药物预防
术前	术前停止口服避孕药，采用其他形式避孕
术前/术中	预防性抗生素在切皮前60 min内给予，并根据手术时间的延长和失血量的增加而增加剂量
术前/术中	根据需要备皮
术前/术中	备皮首选氯己定（洗必泰）
术前/术中	根据资源和技术首选微创手术
术中	避免常规使用鼻胃管胃肠减压
术中	使用自动加温装置进行术中保温
术中	保持体液平衡，避免过多或过少补液。

VTE：静脉血栓。

来源：Nelson G, Altman AD, Nick A, et al. Guidelines for pre- and intra-operative care in gynecologic/oncology surgery: Enhanced Recovery After Surgery (ERAS®) Society recommendations-Part I. Gynecol Oncol 2016; 140(2)：313-322. 已授权。

　　同一小组的另一份报告使用了相同的研究方法和 GRADE 标准的术后指南[4]。与术前和术中指南相比，术后指南在证据级别和推荐等级方面差异较大。在 ERAS 之前，与公认的外科措施相反的干预开始受到评估和质疑，如进食时间、引流管的使用、鼻胃管胃肠减压和尿管拔除时间[4]。虽然术后管理的许多领域仍需要更多的研究，但是目前大量的术后指南被评为高质量证据，强烈推荐。表 15-2 提供了符合高质量证据和强烈推荐标准的术后指南。

术后护理	干预措施
预防VTE	使用弹力袜和空气波压力治疗仪
预防VTE	腹部和/或盆腔恶性肿瘤患者进行开腹手术后，应延长使用预防性药物至28天
营养	建议术后24小时恢复正常饮食
营养/血糖管理	降低机体代谢，减少胰岛素抵抗和血糖升高的发生
营养/血糖管理	围手术期将血糖维持在低于180～200 mg/dL会优化手术效果
镇痛	使用多模式镇痛
镇痛	多模式镇痛药物首选非甾体抗炎药和对乙酰氨基酚
镇痛	48小时使用低浓度的局麻药和阿片类药物进行胸段硬膜外镇痛

表15-2　术后妇科肿瘤高质量证据、强烈推荐的ERAS要点

VTE：静脉血栓。

来源：Nelson G, Altman AD, Nick A, et al. Guidelines for postoperative care in gynecologic/ oncology surgery: Enhanced Recovery After Surgery (ERAS®) Society recommendations–Part II. Gynecol Oncol 2016; 140(2): 323–332. 已授权。

ERAS 方案的实施

虽然有大量可用的 ERAS 资料（包括妇科肿瘤专科指南[3, 6, 8, 9]），但是开发新的 ERAS 方案仍然需要专门的系统方法[5]。Nelson 及同事[9]不仅提供了包括每一步干预措施的使用框架，而且还提供了实施过程中每个干预问题的补充解释。

我们认为任何 ERAS 方案的建立和实施，尤其妇科肿瘤的 ERAS 方案，都依赖以下原则：ERAS 执行团队设立专业负责人、明确方案目标、建立专业部门对接，以及设立实施过程中评估依从性和结局转归的资料库。

在开始制定针对特定疾病的 ERAS 方案前，必须建立一个多学科团队。该团队应包括麻醉师，妇科肿瘤医生，术前、手术室和苏醒室护士，以及门诊和住院护理团队成员。此外，应选定团队负责人，负责领导团队的各个部分。

在开始实施 ERAS 方案之前，需要先确定可实现且有意义的目标。一般来说，妇科手术 ERAS 旨在缩短住院时间，术后尽早进食以预防术前分解代谢，改善围手术期疼痛控制，降低再手术率与再入院率，降低住院费用，同时改善患者体验[6]。理想情况下，应该查询电子病历系统来自动收集、整理并获得这些数据。重要的是，这些目标需要被严格定义，以便成功监测依从性和治疗效果。所以在使用电子病历

系统时，需要及时审查以确保测量数据被记录，且保证数据的准确性。信息技术方面的专业知识对准确的过程监测和方案评估至关重要。

除了制定 ERAS 方案的目标外，具体实施方案的制定也较为复杂，需要多次审核和修改。随着多个机构广泛采用 ERAS 方案，现可轻易获得方案和相关评价文章，内部方案的制定也相对简单。尽管如此，制定的过程中仍需要全面审核方案——从最初的住院和/或门诊患者就诊，到出院和术后的随访。

在制定和实施 ERAS 方案之后是审核过程。实施者有必要对患者的结局和对方案的依从性进行审核。当充分且正确地评估衡量标准时，低于预定标准的部分就会被识别和修正。即在方案某个特定执行部分，或被识别出来的被执行部分低于标准时都有必要进行修正。最初的 ERAS 系统使用的是 ERAS® 协会交互审核系统[6, 10]。

根据以上原则，我们确定相关成员并组建核心 ERAS 团队。该团队根据 ERAS® 协会指南并发表评价文章，确定在我们单位中最适合使用的条目。我们单位使用协议的主要组成部分如下所示。

术前部分

患者教育

成功的 ERAS 方案的关键组成部分之一是实施全面的术前患者教育和对患者提供咨询服务。这一步可让患者做好康复准备，并为术后护理设定切合实际的期望，包括住院时间和术后疼痛控制。宣教内容应通俗易懂，且围手术期所有医疗团队成员都应提供一致的宣教内容。在实施中，患者教育由外科医生发起，并由临床护理人员详细审查。向患者提供一本小册子，其中介绍围手术期团队的所有成员，以及术前和出院后的注意事项，并统计术后住院期间患者每天需求的细目。在术前评估、患者咨询、门诊治疗时，由麻醉师和住院护理人员加强教育。

此外，患者还会收到包含两个教育视频的电子邮件，一个视频提供妇科手术的相关信息，另一个视频提供具体的 ERAS 内容。没有电脑的患者可在医院观看这些视频。我们大约 55% 的患者在门诊除了接受宣教外，还观看了这两个视频。

术前液体摄入和碳水化合物负荷

虽然美国麻醉医师协会 1999 年建议术前 2 小时内可摄入清流食，但是术前午夜后禁食的做法依然很普遍[11]。这种严格的禁食不仅会导致患者脱水，而且可能延长胰岛素抵抗时间，从而引发高血糖，增加术后并发症。术前碳水化合物负荷可以解决这个问题，此外还可提高患者满意度、缓解恶心症状[12]。我们指导患者正常进食到午夜，然后可继续口服清流食至手术前 2 小时。除了血糖控制较差的糖尿病患者外，其他患者均饮碳水化合物饮料，如运动饮料。因为患者被要求至少在手术前 2 小时到达，这一策略确保了患者在手术当天摄入葡萄糖，且不会延误手术。

术前多模式镇痛

在接受妇科手术的患者中，研究显示术前多模式镇痛可以降低疼痛评分和阿片类药物的需求，并减少炎症降低应激反应[13, 14]。加巴喷丁可显著降低子宫切除术患者的术后恶心、疼痛和阿片类药物的需求[15]。有多种可用方案，我们小组采用的是联合使用非甾体抗炎药、对乙酰氨基酚和加巴喷丁。无禁忌证的健康患者在术前口服对乙酰氨基酚 1000 mg、加巴喷丁 800 mg 和塞来昔布 400 mg。老年患者或肾肝功能受损的患者可适当减少或保持这些剂量。术前尽可能避免使用苯二氮䓬类药物和阿片类药物。

术中部分

维持正常体温

术中体温过低会造成多种不良后果，包括增加伤口感染、凝血障碍和心血管事件的风险[3]。在术中使用食管探头（esophageal probe）持续监测患者体温[5]，并常规使用保温毯，维持体温在 96.8°F（36℃）或以上。

预防术后恶心、呕吐

患者在术前评估、咨询和治疗时使用标准算法评估术后出现恶心和呕吐的风险，并将其分为低、中、高风险。低风险患者在拔管前 15~30 min 静脉注射 4 mg 恩丹西酮。中等风险患者，加用地塞米松 4 mg 静脉给药。高风险患者同时接受恩丹西酮和地塞米松治疗，均在术前放置东莨菪碱透皮贴片，并开始对所有治疗时间持续超过 1 小时的患者持续输注丙泊酚。

GDFT

ERAS 重要原则之一是在围手术期维持有效血容量[3]。设置手术室补液的基本参数，避免术中容量超负荷。基本参数为 800 mL/h，可根据需要进行调整来维持足够的心输出量。由于高盐负荷，术中不再使用生理盐水，取而代之的是乳酸林格液或其他等渗液（如血浆溶解液）。低血压患者根据需要使用白蛋白或血管升压药治疗。

非阿片类药物辅助疼痛控制

在麻醉时为所有患者注射地塞米松 0.1 mg/kg 理想体重（最大剂量 8 mg），以减轻炎症，改善术后疼痛。对于糖尿病患者可减少或维持该剂量，以避免术后高血糖。此外，在术中为患者输注利多卡因。虽然术中应在很大程度上避免使用阿片类药物，但是如果有必要使用阿片类药物，建议首选芬太尼，因为其作用时间短；术中避免使用吗啡和氢吗啡酮。

避免预防性使用鼻胃管

以往一直认为，在接受妇科手术的患者中常规放置鼻胃管会减少术后肠梗阻，降低术后呕吐相关的误吸风险，并防止吻合口渗漏。证据表明，鼻胃管并不会降低其他并发症的风险，反而会增加患肺炎的风险，延长住院时间，引发患者不适[16]。基于这些发现，即使进行肠切除手术，也不会在术中常规放置鼻胃管。若术中放置鼻胃管减压，则建议在手术结束前将其取出。

术后部分

术后多模式镇痛

与术前多模式镇痛类似，术后使用多模式镇痛可以减轻疼痛，并减少阿片类药物的使用。对乙酰氨基酚和非甾体抗炎药联合使用比单独使用任何一种药物都有更好的效果[17]。在我们的实践中，肝肾功能正常的健康患者术后可立即开始定时服用对乙酰氨基酚。术后 24 小时内，根据年龄、体重和肾小球滤过率，每 6 小时静脉注射 15 mg 或 30 mg 酮咯酸一次，随后过渡到每 6 小时口服 200 ~ 600 mg 布洛芬一次。对于不能服用非甾体抗炎药的患者，每 8 小时口服 50 ~ 100 mg 曲马多一次。

区域镇痛是 ERAS 方案的关键部分，可显著减少阿片类药物的使用。研究证明，胸段硬膜外镇痛、鞘内注射吗啡、躯干神经阻滞（如腹横肌平面阻滞）或局麻药伤口浸润都有益处[4]。在实施 ERAS 方案之前，我们经常对接受开腹手术的患者使用胸段硬膜外镇痛。虽然硬膜外镇痛对疼痛控制有效，但是我们发现它会延迟术后活动，增加尿管的使用[18]。随着 ERAS 方案的实施，区域镇痛可选择鞘内注射吗啡。

与胸段硬膜外镇痛不同，鞘内注射吗啡不会限制术后活动，尿潴留风险低并能有效减轻术后疼痛长达 48 小时[19]。因脊柱内固定、凝血功能障碍或其他禁忌证无法接受鞘内吗啡注射的患者，可使用腹横肌平面阻滞。经静脉自控镇痛适应于无法接受任何区域镇痛的患者。自我们的 ERAS 方案实施以来，只有不到 15% 的患者需要经静脉自控镇痛来缓解术后疼痛。

虽然在我们的方案中没有使用局麻伤口浸润，但其他组已经发现注射长效局麻药（如脂质体布比卡因），可有效减少接受大手术的妇科肿瘤患者术后阿片类药物的使用[20]。这可能是本文描述的其他类型区域镇痛的有效替代。

早期进食

传统观点认为，妇科患者的术后进食方案包括从不经口饮食到流质饮食的逐步推进；只有患者肠功能恢复后，才能正常饮食。虽然这种逐渐恢复经口进食的做法源于担心早期进食会增加术后并发症（如肠梗阻或伤口并发症）的发生率，但是这种做法没有循证证据支持[21]。事实上，大量数据表明，虽然早期进食可能会增加术后早期恶心的发生率，但是不会增加肠梗阻或肺部并发症的发生率，而且还会降低感染风险，缩短住院时间[16, 22-24]。因此，建议妇科手术患者在术后 24 小时内恢复正常饮食[4]。在我们的实践中，患者在术后立即补充液体，并在 24 小时内恢复到可耐受的正常饮食。为补充患者术后早期的能量，每餐都有营养奶昔。此外，基于证据，我们鼓励患者术后咀嚼口香糖，加速肠道功能的恢复[25, 26]。

维持体液平衡

基于早期进食的建议，大多数患者术后不需要超过 24 小时的静脉补液[4]。静脉输液管会限制活动[27]，超负荷液体会导致肺水肿，增加肠梗阻的风险，延长住院时间[8]。我们 ERAS 患者术后立即开始使用 40 mL/h 乳酸林格液，若出现低血容量可适当增加剂量。静脉滴注仅适合血流动力学显示低血容量或严重少尿的患者使用。所有耐受口服液体的患者术后第一天均停止静脉输液。

早期活动

术后早期下床活动可以减少肺部并发症，预防肌肉萎缩，预防血栓栓塞等并发症[4]。我们为患者提供结构化的术后活动计划，并在术前咨询中进行了初步讨论，在术后进行加强。预计手术当天患者可进行床椅转移，并在房间内走动。从术后第一天到出院当天，每天至少离床 8 小时，每天在病房外步行 4 次。

尽早拔除导尿管

子宫切除术后长时间使用导尿管会增加尿路感染的风险，并会减少患者活动。因此，作为 ERAS 方案的一部分，建议在术后 24 小时内拔除导尿管[4, 27]。除非患者膀胱损伤需要长时间导尿管引流，否则我们通常会在术后第一天早上为患者拔除导尿管。

出院计划

对于大多数患者而言，可以术后第二天出院，因此术后第一天就应该开始制订出院计划。护士每天记录患者体重、洗澡（淋浴）和离床活动情况。当患者恢复正常饮食、正常排气排便且疼痛被充分控制时，可要求其出院。出院时复查患者麻醉史和术后麻醉性镇痛药的使用情况，并提供麻醉处方。在美国，依诺肝素是一种适用于癌症或有高凝血风险患者的 21 天处方药。所有患者都会在出院后 72 小时内接到电话，评估术后问题或并发症。患者可在出院后 28 天内与外科医生预约复查。

妇科肿瘤的转归

ERAS 方案日臻完善，近期证据表明，患者结局得到改善、阿片类药物的使用量减少。Modesitt 与同事[28]为他们的妇科肿瘤患者制定了两种不同的 ERAS 方案，这两种方案都使用了术前、术中和术后的 ERAS 管理路径：①对于开放式手术，使用局麻的完整 ERAS 管理路径；②对于接受阴道镜微创手术的患者，使用无局麻的简易版 ERAS 路径。一项前后研究设计比较了临床结局、住院费用和患者满意度。在完整的 ERAS 方案中，136 名患者与 211 名常规对照组进行比较：①中位数住院天数减少（2.0 天 vs 3.0 天；$P=0.007$），总并发症减少（21.3% vs 40.2%；$P=0.004$）；②中位数术中吗啡当量减少（0.3 mg vs 12.7 mg；$P < 0.001$）和术后即刻疼痛评分下降（3.7 vs 5.0；$P < 0.001$）。研究人员得出结论，妇科 ERAS 方案的实施大幅减少了吗啡用量、缩短了开放式手术的住院时间、提高了患者满意度、降低了住院费用[28]。

2017 年，Dickson 及同事[29]发表一项前瞻性随机对照试验，将 ERAS 方案与在妇科肿瘤服务处接受开腹手术的女性的常规术后护理进行对比。预计每组 50 个样本量，以达到 80% 的功效来检验 2 天住院时间的差异（从 5 天减少到 3 天）。共纳入 103 名符合条件的患者，其中对照组 52 名患者，ERAS 组 51 名患者。有趣的是，研究人员发现两组患者的住院时间无差异（两组的中位数均为 3.0 天；P=0.36）。ERAS 患者在手术当天（10.0 吗啡当量 vs 5.5 吗啡当量；P=0.09）和术后第一天（10.0 吗啡当量 vs 7.5 吗啡当量；P=0.05）使用的麻醉性镇痛药较少。作者报告称，两组在步行、胃肠功能、并发症或再入院方面没有差异，并得出结论，采用正式的 ERAS 方案并没有显著改善临床结局[29]。同行评议指出，这是一项定义不明确的前瞻性试验，因为几乎没有实施 ERAS 的元素，未测量依从性，且对照组也可能使用了 ERAS 元素。

2016 年 11 月，我们在 Alabama 大学伯明翰分校启动了 ERAS 项目，其中包括所有接受择期开腹手术的患者。在前 13 个月，纳入 213 名患者。最初，我们每月召开一次会议，审查来自机构财务数据库的数据，和从电子病历系统导入的包含依从性和结果指标的 ERAS 专业记录板块。6 个月后，过渡到与其他 ERAS 项目（包括结直肠外科和泌尿外科）每季度举行一次会议。自妇科肿瘤 ERAS 方案实施以来，我们观察到预期住院时间指数下降到 0.82 以下，除了 4 个月外，每个月的再入院率小于 6%。在步行、正常饮食、预防深静脉血栓形成、多模式镇痛和阻滞的使用方面，依从性和记录一直很好。

我们在 Alabama 大学伯明翰分校进行了一项回顾性队列研究，评估 ERAS 方案对接受择期开腹手术的妇科肿瘤患者疼痛控制的影响。ERAS 患者与实施 ERAS 前一年的对照组进行了比较。尽管 ERAS 显著降低了未服用麻醉性镇痛药的患者术后疼痛评分，减少出院时所需药量，但在长期麻醉性镇痛药使用者中，这两种结果均无差异。尽管在长期麻醉性镇痛药使用者中术后疼痛无明显改善，但 ERAS 缩短了住院时间，对该群体仍有好处[30]。

总结

最新数据表明，ERAS 是接受开腹手术妇科肿瘤患者的护理标准。类似的 ERAS 元素可用于提高接受微创手术患者的幸福感和满意度。随着美国对阿片类药物危机的日益关注，患者更愿意接受术后避免使用可能导致依赖或滥用的麻醉性镇痛药。ERAS 方案的实施可以帮助我们为许多患者提供非阿片类药物。

参考文献

［1］ ERAS Society. Available at: http://erassociety.org/about/history/. Accessed February 25, 2018.

［2］ Spanjersberg WR, Reurings J, Keus F, et al. Fast track surgery versus conventional recovery strategies for colorectal surgery. Cochrane Database Syst Rev 2011; (2): CD007635.

[3] Nelson G, Altman AD, Nick A, et al.Guidelines for pre− and intra−operative care in gynecologic/oncology surgery: Enhanced Recovery After Surgery (ERAS(R))Society recommendations−Part I.Gynecol Oncol 2016; 140(2): 313−322.

[4] Nelson G, Altman AD, Nick A, et al. Guidelines for postoperative care in gynecologic/oncology surgery: Enhanced Recovery After Surgery (ERAS(R)) Society recommendations−Part II. Gynecol Oncol 2016; 140(2): 323−332.

[5] de Groot JJ, van Es LE, Maessen JM, et al. Diffusion of Enhanced Recovery principles in gynecologic oncology surgery: is active implementation still necessary?Gynecol Oncol 2014; 134(3): 570−575.

[6] Nelson G, Kalogera E, Dowdy SC. Enhanced recovery pathways in gynecologic oncology. Gynecol Oncol 2014; 135(3): 586−594.

[7] Chase DM, Lopez S, Nguyen C, et al. A clinical pathway for postoperative management and early patient discharge: does it work in gynecologic oncology? Am J Obstet Gynecol 2008; 199(5): 541.e1−7.

[8] Kalogera E，Dowdy SC. Enhanced recovery pathway in gynecologic surgery: improving outcomes through evidence−based medicine. Obstet Gynecol Clin North Am 2016; 43(3): 551−573.

[9] Nelson G,Dowdy SC, Lasala J, et al. Enhanced recovery after surgery (ERAS(R)) in gynecologic oncology − Practical considerations for program development.Gynecol Oncol 2017; 147(3): 617−620.

[10] ERAS Interactive Audit System (EIAS). 2014.Available at: http:/www.erassociety. org/index.php/eras−care−system/eras−interactive−audit−system Accessed February 25, 2018.

[11] Practice guidelines for preoperative fasting and the use of pharmacologic agents to reduce the risk of pulmonary aspiration: application to healthy patients undergoing elective procedures: a report by the American Society of Anesthesiologist Task Force on Preoperative Fasting. Anesthesiology 1999; 90(3): 896−905.

[12] Sarin A, Chen LL, Wick EC. Enhanced recovery after surgery−Preoperative fasting and glucose loading−A review.J Surg Oncol 2017; 116(5): 578−582.

[13] Chen JQ,Wu Z, Wen LY, et al. Preoperative and postoperative analgesic techniques in the treatment of patients undergoing transabdominal hysterectomy: a preliminary randomized trial. BMC Anesthesiol 2015; 15: 70.

[14] Steinberg AC, Schimpf MO, White AB, et al. Preemptive analgesia for postoperative hysterectomy pain control: systematic review and clinical practice guidelines. Am J Obstet Gynecol 2017;217(3):303−313.e6.

[15] Alayed N, Alghanaim N, Tan X, et al.Preemptive use of gabapentin in abdominal hysterectomy: a systematic review and meta−analysis. Obstet Gynecol 2014; 123(6): 1221−1229.

[16] Fanning J, Valea FA. Perioperative bowel management for gynecologic surgery. Am

J Obstet Gynecol 2011; 205(4): 309−314.

[17] Ong CK, Seymour RA, Lirk P, et al. Combining paracetamol (acetaminophen) with nonsteroidal antiinflammatory drugs: a qualitative systematic review of analgesic efficacy for acute postoperative pain. Anesth Analg 2010; 110(4): 1170−1179.

[18] Chen LM, Weinberg VK, Chen C, et al. Perioperative outcomes comparing patient controlled epidural versus intravenous analgesia in gynecologic oncology surgery. Gynecol Oncol 2009; 115(3): 357−361.

[19] Levy BF, Scott MJ, Fawcett W, et al.Randomized clinical trial of epidural, spinal or patient−controlled analgesia for patients undergoing laparoscopic colorectal surgery. Br J Surg 2011; 98(8): 1068−1078.

[20] Kalogera E, Bakkum−Gamez JN, Weaver AL, et al.Abdominal incision injection of liposomal bupivacaine and opioid use after laparotomy for gynecologic malignancies. Obstet Gynecol 2016; 128(5): 1009−1017.

[21] Fanning J,Andrews S. Early postoperative feeding after major gynecologic surgery: evidence−based scientific medicine. Am J Obstet Gynecol 2001; 185(1): 1−4.

[22] Charoenkwan K, Matovinovic E. Early versus delayed oral fluids and food for reducing complications after major abdominal gynaecologic surgery. Cochrane Database Syst Rev 2014; (12): CD004508.

[23] Pearl ML, Valea FA, Fischer M, et al. A randomized controlled trial of early postoperative feeding in gynecologic oncology patients undergoing intra−abdominal surgery. Obstet Gynecol 1998; 92(1): 94−97.

[24] Schilder JM, Hurteau JA, Look KY, et al. A prospective controlled trial of early postoperative oral intake following major abdominal gynecologic surgery. Gynecol Oncol 1997; 67(3): 235−240.

[25] Pereira Gomes Morais E, Riera R, Porfirio GJ, et al. Chewing gum tor ennancing early recovery of bowel function after caesarean section. Cochrane Datapase Syst Rev 2016; (10): CD011562.

[26] Mei B, Wang W, Cui F, et al. Chewing gum for intestinal function recovery after colorectal cancer surgery: a systematic review and meta−analysis. Gastroenterol Res Pract 2017; 2017: 3087904.

[27] Liebermann M,Awad M, Dejong M, et al.Ambulation of hospitalized gynecologic surgical patients: a randomized controlled trial. Obstet Gynecol 2013; 121(3): 533−537.

[28] Modesitt SC, Sarosiek BM,Trowbridge ER, et al. Enhanced recovery implementation in major gynecologic surgeries: effect of care standardization. Obstet Gynecol 2016; 128(3): 457−466.

[29] Dickson EL,Stockwell E, Geller MA，et al. Enhanced recovery program and length of stay after laparotomy on a gynecologic oncology service: a randomized controlled trial. Obstet Gynecol 2017; 129(2): 355−362.

[30] Smith HJ,Boitano TL,Leath CA Ⅲ , et al. Impact of ERAS on postoperative pain control in chronic narcotic users. Presented at the Society of Gynecologic Oncology Annual Meeting on Women's Cancer,New Orleans, LA 2018.

16. 加速外科康复及未来的发展方向

Amit Merchea, MD   David W. Larson, MD, MBA

关键词

加速外科康复，加速康复，预康复，围手术期外科之家，远程医疗

要点

- 尽管 ERAS 方案的应用正在成为主流，越来越多的专科开始将其视为标准护理，但同时也必须持续关注患者的依从性和整个围手术期。
- 这一点非常重要，因为 ERAS 通过实践将大部分围手术期护理转移到医院之外。
- 无论采用何种方法，基本目标都应该是相同的，即提供高价值的、基于循证医学的护理。

引言

自 20 世纪 90 年代末 Henrik Kehlet 首次提出 ERAS 的概念以来[1]，有关 ERAS 方案的采用和推广在临床和经济上都被证明是有益的[2-4]。方案一直坚持的目标是最大限度地减少手术应激的影响，以维持术后患者的正常生理状态。临床的主要影响可分为三个不同但又相互关联的阶段：术前阶段、术中阶段和术后阶段。

尽管 ERAS 方案在许多专科中都有普及，但如何实现方案的高依从性仍然是我们面临的严峻挑战[5, 6]。随着方案变得越加复杂化，以及方案的制定、实施者及受众等次要影响因素的影响，方案的实施被进一步推迟[7]。改善合规性、消除障碍和更好地整合各护理阶段的干预措施与程序最终构成了 ERAS 未来发展方向的重点。笔者认为，这里面的中心思想主要是要做到维护好跨专业方案的核心原则（避免使用阿片类药物、注意低血容量、早期下床活动、尽早进食等）、制订术前康复计划、实施围手术期治疗，以及使用最新的技术报告成果。

跨专科扩散

结直肠手术是最早实施 ERAS 方案的专科之一。自 21 世纪初以来，临床的主

要专科（包括妇科/妇科肿瘤科、泌尿科、肥胖治疗科/前肠科、骨科等）就已建立某种形式的 ERAS，并采取了基于循证证据的特定干预措施[8-14]。

尽管 ERAS 的基本原理和基本要素在各个专业都是一致的，但特定专业的干预措施（如胰十二指肠切除术中引流管位置放置的局限性、减肥术中的术前减重目标、骨科中新型镇痛药/麻醉剂的使用、胸外科术前关于呼吸的物理治疗）可能会改进这些专业内的特定结果指标[15]。然而，日益复杂的方案最终是否会导致目标的延迟实现及缺乏依从性仍存在争议[7]。此外，这些日益复杂的方案中单个因素的影响、贡献和依从性的数据有限[16]。

随着 ERAS 观念的进一步推广，越来越有必要把执行战略的重点放在已经得到认可和科学确立的实践上。这将进一步解决之前 Kehlet 所描述的"知行差距"问题[7]。Kehlet 曾认为，随着新的干预措施和技术创新在 ERAS 方案中的使用，未来的研究工作必须建立在当前的理论与循证基础之上[16, 17]。

预康复

身体调理阶段主要集中在术后的恢复期。然而，患者术前机体功能或身体能力的限制已被证明会增加术后复发率及死亡率，从而延长整体的恢复时间[18]。在癌症患者中尤其如此，采用新的辅助治疗可能会导致健康和体能状态进一步恶化[19]。预康复是指预先提高生理功能和心理能力，以促进患者术后恢复的过程。预康复的三大支柱分别是运动、营养和减轻心理压力。这些康复方法的预期效果与 ERAS 相辅相成，可能会对改善许多共同的结果有所帮助。但是，康复治疗领域的高级别研究数据又与此相矛盾。

Valkenet 与同事最早发表了 1 篇包括有 12 篇综述文章的研究综述，其研究方向为关于术前康复运动对心脏、骨科和腹部血管手术术后并发症的影响[20]。这篇综述表明，术前康复运动与心脏和腹部手术患者术后并发症的减少和出院时间的提前有关，但与骨科手术患者无关。

Lemanu 与同事对类似的手术程序进行了另一项系统回顾性研究，发现对运动处方及干预措施依从性低的患者，几乎没有临床术后改善的证据[21]。该组研究对象的异质性及缺乏依从性可能是出现负面结果的因素。与此相反，另一项专门针对全身预康复（包括全身的肌肉骨骼和心血管失调）的研究，共回顾了 21 篇综述，发现术后疼痛有所缓解、住院时长减少和身体功能有所改善。然而，研究受试者的异质性和研究质量问题仍被公认为有所偏倚[22]。

最近的随机试验研究也发表了与我们讨论主题有关的内容。Gillis 和同事共同制订了一个多模式的运动计划，把补充蛋白质的营养咨询和放松锻炼作为预康复组的部分措施，并将其与标准康复组进行对比[23]。试验结果显示预康复组能更有效地增加术前行走能力，并且有很大一部分患者在术后 8 周达到或高于基线运动能力（84% vs 62%；P =0.049）。

总的来说，预康复治疗的循证医学证据尚处于起步阶段，根据现有文献，很难给出明确的建议：即将这部分预康复治疗的措施作为 ERAS 方案中较重要的一部分。然而，似乎也有理由得出这样的结论：早期康复治疗与 ERAS 有许多共同或重叠的目标。二者干预措施的联合（在特定的 ERAS 方案路径下进行早期康复治疗）被证明可能会比单独的任何一种有着更好的效果[24]。笔者认为，未来的研究应该以调查这种和其他特定手术的早期康复干预为导向。

围手术期外科之家

围手术期外科之家（PSH）的概念是为了应对医疗保健的高成本和不同质量水平问题而发展起来的。PSH 的核心宗旨是改善患者体验、提高整体护理质量并降低医疗成本。尽管 ERAS 可在术前、术中和术后即时发挥作用，但 PSH 可拓宽整个护理阶段，促进基于团队的多学科合作，并补充 ERAS 方法途径[25]。进一步的讨论认为，由于 ERAS 的效果相对缓慢，对各要素的依从性也不一致，单独的 ERAS 方案可能不足以持续改善患者的护理[26]。

尚缺乏使用 PSH 的数据，需要设计以患者为中心的方法进行深入的研究。负责任的医疗机构日益发挥重要作用，绩效薪酬与捆绑支付的作用日益增强，对在非一体化医疗保健体系中实现高价值医疗（高质量和低成本）造成了进一步的压力[27]。这种高价值的护理超过了受 ERAS 影响的围手术期，也包括受 PSH 影响的扩展领域。这似乎是特别正确的，因为 ERAS 的路径已经改变了许多患者的康复方式，由住院康复变为门诊康复。随着医疗健康经济压力的增加，PSH 是否会得到更加普遍的应用仍有待观察。

随访技术与患者预后

随着 ERAS 的发展，出现了大量的移动技术设备，可以更好地促进患者康复和进行报告跟踪。计算机技术的进步和智能设备的广泛应用，使得利用远程医疗进行术后随访、使用可穿戴设备对患者进行检测和报告结果成为可能[15, 28]。这些新发展也可能对术前阶段产生积极影响，因为会增加这些患者获得更多医疗保健的机会，并把专科护理带到可能缺乏的地区[29]。

最近的一项荟萃分析显示，远程医疗对患者出院后的医疗行为是安全、有效并且经济的。然而，研究所纳入的受试者都受到样本量小和显著选择性偏差的阻碍，且大多数研究都是在动态或低风险环境中进行的[30]。

Katz 和同事报告了他们具有前瞻性的远程医疗出院计划的经验[31]。在该计划中，接受胰腺切除术的患者在术后共有 2 次线上访视。大多数（80%）患者确信他们的术后护理通过线上访问得到了提高，大约 30% 的患者根据线上访问时的发现完成了一些干预措施。

Martinez-Ramos 和同事研究了把移动电话作为移动应用的远程医疗，将患者的术后图像传输给护理团队[32]。他们发现，大约有 70% 的患者仅通过术后图像检查就能充分解决他们的心理担忧，只有不到 5% 的患者被要求较原计划提前返回医院。研究得出的结论是远程医疗提高了门诊随访的效率，避免了非必要的医院就诊。最近，Pecorelli 和同事也发表了他们研究的初步结果，该研究主要用于评估对患者健康教育和自我报告的移动应用程序的有效性和适用性[28]。他们对 45 名患者进行了研究，其中处方查询的完成率很高（达 89%），大多数（89%）患者认为这在某种程度上帮助了他们恢复。这种新方法的成功报道，以及我们的能力强调了这些技术进一步发展所存在的机遇。未来这类移动应用程序的努力方向应该指向改善临床路径及依从性，并且要不断向供应商提供使用反馈。

其他研究小组也考虑使用可穿戴传感器/设备来监测患者的术后身体活动[33]。尽管报告中提到相应变量（包括生命体征和身体运动程度）有所进步，但此类可穿戴设备的广泛运用及整合仍然受到限制。然而，对临床医生来说，通过这类智能设备来提供患者的身体数据，用以监测患者的恢复情况和明确哪些患者需要干预，是有明显益处的[34]。

使用远程医疗或可穿戴设备，可以在很多方面补充 ERAS 方案。在术前阶段，可以收集有关患者活动的数据，并可以识别需要更多术后护理的潜在风险患者。获得患者住院和术后的数据可以辅助医生做出出院决策与计划。最后，使用新型的医患互动工具有助于对患者进行术后评估。

总结

总之，尽管 ERAS 方案的应用正在成为主流，越来越多的专业开始将其视为标准护理，但同时也必须持续关注患者的依从性和整个围手术期。这一点非常重要，因为 ERAS 通过实践将大部分围手术期护理转移到医院之外。无论采用何种方法，基本目标都应该是相同的，即提供高价值、基于循证医学的护理。最后，只能说这可促进 Kehlet 和 Joshi 两位所描述的 ERAS 的总体目标——"无风险和无痛苦手术"的实现[17]。

参考文献

［1］Kehlet H. Multimodal approach to control postoperative pathophysiology and rehabilitation.Br J Anaesth 1997; 78(5): 606−617.

［2］Kehlet H, Wilmore DW. Evidence−based surgical care and the evolution of fast−track surgery. Ann Surg 2008; 248(2): 189−198.

［3］Ljungqvist O,Scott M, Fearon KC. Enhanced recovery after surgery: a review. JAMA Surg 2017; 152(3): 292−298.

［4］Larson DW, Lovely JK, Cima RR, et al. Outcomes after implementation of a multi−modal standard care pathway for laparoscopic colorectal surgery. Br J Surg 2014; 101(8): 1023−1030.

［5］McLeod RS, Aarts MA, Chung F, et al. Development of an enhanced recovery after surgery guideline and implementation strategy based on the knowledge−to−action cycle. Ann Surg 2015; 262(6): 1016−1025.

［6］ERAS Compliance Group.The impact of enhanced recovery protocol compliance on elective colorectal cancer resection: results from an international registry. Ann Surg 2015; 261(6): 1153−1159.

［7］Kehlet H. Enhanced Recovery After Surgery (ERAS): good for now, but what about the future? Can J Anaesth 2015; 62(2): 99−104.

［8］Nelson G, Altman AD, Nick A, et al. Guidelines for pre− and intra−operative care in gynecologic/oncology surgery: Enhanced Recovery After Surgery (ERAS(R)) Society recommendations−Part Ⅰ.Gynecol Oncol 2016; 140(2): 313−322.

［9］Nelson G, Altman AD, Nick A, et al. Guidelines for postoperative care in gyneco−logic/oncology surgery: Enhanced Recovery After Surgery (ERAS(R)) Society recommendations−Part Ⅱ. Gynecol Oncol 2016; 140(2): 323−332.

［10］Cerantola Y, Valerio M,Persson B, et al. Guidelines for perioperative care after radical cystectomy for bladder cancer: Enhanced Recovery After Surgery(ERAS((R))) society recommendations. Clin Nutr 2013; 32(6): 879−887.

［11］Lassen K, Coolsen MM, Slim K, et al.Guidelines for perioperative care for pan−creaticoduodenectomy: Enhanced Recovery After Surgery (ERAS(R)) Society recommendations. World J Surg 2013; 37(2): 240−258.

［12］Lemanu DP, Srinivasa S, Singh PP, et al.Optimizing perioperative care in bariatric surgery patients. Obes Surg 2012; 22(6): 979−990.

［13］Jones NL,Edmonds L, Ghosh S, et al. A review of enhanced recovery for thoracic anaesthesia and surgery. Anaesthesia 2013; 68(2): 179−189.

［14］Ibrahim MS, Twaij H, Giebaly DE, et al. Enhanced recovery in total hip replace−ment: a clinical review. Bone Joint J 2013; 95−B(12): 1587−1594.

［15］Abeles A, Kwasnicki RM,Darzi A. Enhanced recovery after surgery: current research insights and future direction. World J Gastrointest Surg 2017; 9(2): 37−45.

［16］Slim K, Kehlet H. Commentary: fast track surgery: the need for improved study design. Colorectal Dis 2012; 14(8): 1013−1014.

［17］Kehlet H, Joshi GP. Enhanced recovery after surgery: current controversies and concerns. Anesth Analg 2017; 125(6): 2154−2155.

［18］Wilson RJ,Davies S, Yates D, et al. Impaired functional capacity is associated with all−cause mortality after major elective intra−abdominal surgery. Br J Anaesth 2010; 105(3): 297−303.

［19］West MA,Loughney L, Lythgoe D, et al.Effect of prehabilitation on objectively measured physical fitness after neoadjuvant treatment in preoperative rectal cancer patients: a blinded interventional pilot study. Br J Anaesth 2015; 114(2): 244−251.

［20］Valkenet K, van de Port IG, Dronkers JJ, et al.The effects of preoperative exercise therapy on postoperative outcome: a systematic review. Clin Rehabil 2011; 25(2): 99−111.

［21］Lemanu DP, Singh PP, MacCormick AD, et al.Effect of preoperative exercise on cardiorespiratory function and recovery after surgery: a systematic review. World J Surg 2013; 37(4): 711−720.

［22］Santa Mina D, Clarke H, Ritvo P, et al. Effect of total−body prehabilitation on postoperative outcomes: a systematic review and meta−analysis. Physiotherapy 2014; 100(3): 196−207.

［23］Gillis C, Li C,Lee L, et al.Prehabilitation versus rehabilitation: a randomized con−trol trial in patients undergoing colorectal resection for cancer. Anesthesiology 2014; 121(5): 937−947.

［24］Carli F, Silver JK, Feldman LS, et al. Surgical prehabilitation in patients with cancer: state−of−the−science and recommendations for future research from a panel of subject matter experts. Phys Med Rehabil Clin N Am 2017; 28(1): 49−64.

［25］King AB, Alvis BD, McEvoy MD. Enhanced recovery after surgery, perioperative medicine,and the perioperative surgical home: current state and future implications for education and training. Curr Opin Anaesthesiol 2016; 29(6): 727−732.

［26］Pearsall EA,Meghji Z, Pitzul KB, et al.A qualitative study to understand the barriers and enablers in implementing an enhanced recovery after surgery program.Ann Surg 2015; 261(1): 92−96.

［27］Desebbe O, Lanz T,Kain Z, et al.The perioperative surgical home: an innovative, patient−centred and cost−effective perioperative care model. Anaesth Crit Care Pain Med 2016; 35(1): 59−66.

［28］Pecorelli N, Fiore JF Jr, Kaneva P, et al. An app for patient education and self−

audit within an enhanced recovery program for bowel surgery: a pilot study assessing validity and usability. Surg Endosc 2018; 32(5): 2263−2273.

[29] Canon S, Shera A, Patel A, et al. A pilot study of telemedicine for post−operative urological care in children. J Telemed Telecare 2014; 20(8): 427−430.

[30] Gunter RL, Chouinard S, Fernandes−Taylor S, et al.Current use of telemedicine for post−discharge surgical care: a systematic review. J Am Coll Surg 2016; 222(5): 915−927.

[31] Katz MH, Slack R, Bruno M, et al.Outpatient virtual clinical encounters after com−plex surgery for cancer: a prospective pilot study of "TeleDischarge".J Surg Res 2016; 202(1):196−203.

[32] Martinez−Ramos C, Cerdan MT, Lopez RS. Mobile phone−based telemedicine system for the home follow−up of patients undergoing ambulatory surgery.Telemed J E Health 2009; 15(6): 531−537.

[33] Appelboom G, Camacho E, Abraham ME, et al. Smart wearable body sensors for patient self−assessment and monitoring. Arch Public Health 2014; 72(1): 28.

[34] Appelboom G, Yang AH, Christophe BR, et al. The promise of wearable activity sensors to define patient recovery.J Clin Neurosci 2014; 21(7): 1089−1093.